湖北高校“十二五”规划教材
高职医学专业系列

药理学

总策划 李友玉
主　编 何　涛 李　伟
副主编 刘晓菊 黄金敏 刘金义

编　者（以姓氏笔画为序）

田秀琼（仙桃职业学院）
刘金义（随州职业技术学院）
刘爱华（荆州职业技术学院）
李　伟（随州职业技术学院）
肖　娟（随州职业技术学院）
何　涛（荆州职业技术学院）
陈志红（襄樊职业技术学院）
施　平（湖北中医药高等专科学校）
殷　焦（襄樊职业技术学院）
颜国祥（仙桃职业学院）
刘志萍（荆州职业技术学院）
刘晓菊（仙桃职业学院）
杨秀兰（荆州职业技术学院）
李　融（仙桃职业学院）
吴建萍（湖北中医药高等专科学校）
余　虹（武汉铁路职业技术学院）
金凤玲（荆楚理工学院）
聂　萍（随州职业技术学院）
黄金敏（荆州职业技术学院）

復旦大學出版社

图书在版编目(CIP)数据

药理学/何涛,李伟主编. —上海:复旦大学出版社,2011.8(2013.9重印)
(高职医学专业系列)
ISBN 978-7-309-08335-4

Ⅰ.药… Ⅱ.①何…②李… Ⅲ.药理学-高等职业教育-教材 Ⅳ.R96

中国版本图书馆CIP数据核字(2011)第158479号

药理学
何 涛 李 伟 主编
责任编辑/魏 岚

复旦大学出版社有限公司出版发行
上海市国权路579号 邮编:200433
网址:fupnet@fudanpress.com http://www.fudanpress.com
门市零售:86-21-65642857 团体订购:86-21-65118853
外埠邮购:86-21-65109143
杭州钱江彩色印务有限公司

开本787×1092 1/16 印张17.25 字数484千
2013年9月第1版第2次印刷
印数6 001—8 100

ISBN 978-7-309-08335-4/R·1218
定价:40.00元

前言

《药理学》为湖北高校“十二五”规划教材(高职医学专业系列),为湖北省高等教育学会组织开展的“师资队伍建设、专业建设、课程建设、教材建设”合作研究的成果,体现了培养高素质技能型医学人才的目标,供高职护理、药学、临床医学、助产、口腔医学技术、医疗美容、康复治疗技术等医药及相关专业学生使用。

本书分理论和实验两部分。为了易教易学,使学生对所有药物有一个系统完整的概念,我们将药理学基本理论部分按系统进行了整合,共分为9篇41章,每章前有学习目标,每章后有思考题。在实验教程部分,介绍了经典实用的药理学实验23个,以提高学生动手能力及观察、分析、处理问题的能力;同时增加了药物的一般知识及处方,以提高学生对药物实际应用的综合能力。结合药理学科的发展和当前临床用药的现状,本书内容上较以往作了适当的增补和调整:鉴于目前临床上利尿药在心血管疾病治疗中占有重要的地位,将利尿药调至其他治疗心血管疾病药之前;增加了治疗阿尔茨海默病药、抗艾滋病药及诊断用药;在镇痛药之后增加了对吸毒者的脱毒治疗;删去了解毒药,将有机磷农药中毒及解救放于拟胆碱药中介绍。

本书的药物主要遴选自国家食品药品监督管理局编写的《国家基本药物》及临床疗效确切的新特药物。药名统一采用2010年版《中华人民共和国药典》。医学术语采用自然科学名词审定委员会公布的科技名词,并参考了多部高等医药院校本、专科教材《药理学》。

本书由荆州职业技术学院、随州职业技术学院、仙桃职业学院、襄樊职业技术学院、湖北中医药高等专科学校、武汉铁路职业技术学院、湖北省教育科学研究所等科研单位和高职院校的研究人员与骨干教师共同完成,是集体智慧的结晶。

本书继承了湖北高职“十一五”规划教材的成果,在编写过程中,参考、借鉴了许多同行的研究成果和文献资料,得到了湖北省教育科学研究所、湖北省高等教育学会和各参与院校、单位以及许多专家、学者和朋友们的大力支持与关注,得到了复旦大学出版社的大力支持,在此一一表示感谢。

由于我们水平有限,加之时间紧张,书中难免有疏漏和错误,在此,恳请广大师生和专家提出宝贵意见,以便我们今后进行修订,使之不断提高和完善。

编　者

2011年6月

目 录

第一篇 总 论

第二篇 作用于外周神经系统药

第三篇 作用于中枢神经系统药

第四篇 作用于循环系统及血液系统药

第五篇 作用于内脏系统药

第六篇 作用于内分泌系统药

第七篇 化学治疗药

第八篇　影响免疫功能药及诊断用药

第九篇　实验指导

第一篇

总 论

第一章

绪　论

学习目标

1. 掌握药效学、药动学及药物的基本概念。
2. 理解学习药理学的方法及新药的开发与研究。
3. 了解药理学的发展简史。

第一节　药理学的研究内容与任务

药物(drug)是指可以改变或查明机体生理功能及病理状态,用以预防、治疗、诊断疾病及计划生育的化学物质。

药理学(pharmacology)是研究药物与机体相互作用及作用规律的学科,其研究内容主要包括:① 药物效应动力学(pharmacodynamics):研究药物对机体的作用规律及作用机制的科学,简称药效学;② 药物代谢动力学(pharmacokinetics),研究机体对药物的处置过程以及血药浓度随时间变化规律的科学,简称药动学。药理学研究这两方面的问题,目的在于:① 阐明药物的作用机制,药物与机体相互作用的基本规律和原理,为指导临床合理用药提供基础理论、基本知识和科学的思维方法;② 研究开发新药。发现药物新用途;③ 为其他生命科学的研究探索提供重要的科学依据和研究方法。

药理学是基础医学与临床医学之间的桥梁科学,也是药学与医学之间的桥梁科学,既与生理学、生物化学、病理学、免疫学等医学基础理论有广泛的联系,也与内科学、外科学、儿科学、妇产科学等临床医学密切相关。同时,也与主要研究药物本身的生药学、药物化学、药剂学、制药学等学科密切相关。

第二节　药理学发展简史

1. 本草学时期　在古代,人类为了生存,从生产、生活经验中认识到某些天然物质可以治疗疾病,其中有不少流传至今,例如饮酒止痛,大黄导泄、柳皮退热,我国在公元一世纪前后就著有《神农本草经》,全书收载药物365种,是世界上最早的药物学著作。唐代的《新修本草》是我国也是世界第一部政府颁布的药典。明朝李时珍编著的《本草纲目》是我国传统医学的经典著作，共收载药物1 892种，插图1 160幅，方剂11 000余条，全书共52卷，约190万字，并被译成英、日、朝、德、法、俄、拉丁等7种文字，流传世界各地，为药理学发展作出了杰出的贡献。

2. 近代药理学时期　药理学的发展与现代科学技术的发展密不可分。从19世纪初，由于化学、生物学及生理学的发展，也促进了近代药理学的形成与发展。人们在动植物中提取了有效成分，人工合成化学物质，直至在动物体和离体器官上进行了药理实验。对药物的作用部位、作用性质与治疗效果在整体、器官、细胞水平进行了研究，从而产生了实验药理学，包括器官药理学和细胞药理学。如：德国人F. W. Serturaer从罂粟中分离提纯吗啡，用狗实验有镇痛作用。法国人F. Ma-gendi用青蛙实验，确定了士的宁的作用部位在脊髓。

3. 现代药理学时期　有机化学和实验医学的发展迅速，使药物的研究和发展进入了一个崭新的阶段。20世纪30～50年代是新药发展的快速时期。如人工合成和半合成的新药大量涌现。临床上常用的抗生素、磺胺类药物、抗组胺药、抗肿瘤药、镇痛药及抗高血压药、抗精神失常药、激素类药物等均是在这一时期研制开发的。

随着自然科学技术的发展，药理学与时俱进，已由过去的只与生理学、化学有联系的单一学科发展成为与生物物理学、生物化学、分子生物学以及免疫学和遗传学等多学科密切联系的一门综合学科，使药理学在纵横两方面出现了许多新的分支，如生化药理学、分子药理学、神经药理学、免疫药理学、临床药理学等，特别是分子药理学把对药物的研究从细胞水平引入到分子水平，更深入地阐明了许多药物的作用机制及机体对药物的处置过程。而近年来，因为对药物安全性的高度重视，促进了药理学研究从实验药理向临床药理发展。实践证明，由于动物种属的差异，药物对机体的影响及机体对药物的处置，不同动物之间有较大的差别。用动物实验结果推测人体对药物的反应有一定的局限性和危险性。所以，动物药理已不能作为评价药物安全有效性的最终指标，目前报批各类新药，必须同时呈报临床药理研究结果。

第三节　新药开发与研究

新药(new drugs)是指化学结构、药品成分或药理作用不同于现有药品的药物。已生产的药品改变剂型、改变给药途径、增加新的用途或制成新的复方制剂也属新药的范畴。新药的开发和研究是一个严格而复杂的过程，是不断地发现和提供安全、有效适应疾病治疗的药物源泉，对于保护人民健康具有十分重要的意义。

新药的来源主要包括：① 分离、提取、改造动物和植物药的有效成分；② 合成新的化合物；③ 内源性活性物质的模拟合成及改造；④ 对已合成的化合物进行结构修饰；⑤ 生物技术及基因重组。

新药的评价主要可分为临床前研究、临床研究和药物上市后的调研三个阶段：① 临床前研究是新药从实验过渡到临床应用必不可少的阶段，但由于人和动物对药物的反应性存在着明显的种属差异，且一些难以量化的药物不良反应由于检测手段的限制，难以或无法在动物实验中准确观察，加之临床有效的药物虽都有相应的药理效应，但具有肯定药理效应的药物却不一定都是临床有效的药物，所以，最终必须依靠以人为研究对象的临床药理研究才能对药物作出准确的评估。② 新药临床研究一般分为四期：Ⅰ期临床实验的对象主要是健康志愿者，人数为20～30人，评价内容包括药物耐受性试验与药动学及生物利用度的研究。确定可用于临床的安全有效量与合理给药方案。Ⅱ期临床实验对象为新药的适应证患者，采用随机双盲对照临床实验，病例数不少于100对，主要是对新药的有效性及安全性作出初步评价。Ⅲ期临床实验为扩大的临床实验，在多家医院或全国范围内进行，病例数不少于300例，目的在于对新药的有效性、安全性进行社会性考察，新药通过该期实验后，方能被批准生产、上市。Ⅳ期临床实验是上市后在社会人群范围内继续进行的受试新药安全性和有效性评价，在广泛长期使用的条件下考察疗效和不良反应，也叫售后调研。③ 新药的售后调研是指上市后药物在临床使用过程中所出现的所有关于不良反应资料的搜集、分析和监督控制。此项工作与新药上市后

Ⅳ期临床研究并不相同,但由于两者为上市后新药临床应用的调查研究,故所得结果可以相互借鉴、参考。

第四节　学习药理学的方法

1. 密切联系基础医学理论　药物的作用及其作用机制是建立在基础医学之上的,所以要充分理解和掌握药物的作用、作用机制,必须在学习每类药物前复习有关医学基础理论,以便更系统、全面的掌握有关药物的知识。

2. 注意一般和特殊的关系　在学习药理学的过程中,应注意总结各类药物的异同点,以达到对药物更准确、全面的掌握,例如,同是镇痛药,吗啡可以引起便秘,而哌替啶则不会。不同的药,如镇静催眠药、镇痛药、抗精神失常药、组胺 H_1 受体阻断药都可引起镇静作用。

3. 运用辩证动态及发展的思维方法　在学习药理学时,不仅要考虑到药物对机体的作用,也要考虑到机体对药物的作用,既要考虑药物的治疗作用,也要考虑药物的不良反应,全面分析各种因素对药物效应的影响,正确地掌握药理学的基本理论,为指导临床合理用药打下牢固基础。

4. 重视药理实验　教学性药理实验多为验证性实验,所有药物作用和作用机制的结论,都是从动物或者其他实验中得来的,并在临床医疗实践中得到证实。学生通过自己动手重复某些成功的典型实验,使抽象的概念、规律、结论具体化和形象化,可加深理解及记忆,同时药理学实验还有助于提高学生动手能力、观察理解能力和科学工作能力。

思 考 题

1. 名词解释:药物、药效学、药动学。
2. 药物临床研究分几期?各期的主要任务是什么?
3. 叙述药理学发展简史。

第二章

药物效应动力学

学习目标

1. 掌握药物的作用、作用类型、不良反应及其作用机制；
2. 理解效能、效价强度、半衰期的概念及量效关系；
3. 掌握受体的概念、特征、类型及作用于受体的药物分类。

第一节　药物的作用

一、药物作用与药理效应

药物作用(drug action)是指药物与机体细胞间的初始作用。药理效应(pharmacological effect)是指继发于药物作用之后所引起的机体器官原有功能的变化，如吗啡直接与阿片受体结合是药物作用，而引起的镇痛、镇静及便秘等是其药理效应，所以药物作用是动因，而药理效应是结果。但由于意义相近，常相互通用。

二、药物基本作用

任何药物，其作用都是通过改变机体原有的生理、生化功能而产生的。其基本作用有：

(一) 兴奋作用(excitation)

使原有功能增强的叫兴奋作用，如肾上腺素升高血压，强心苷使心肌收缩力加强。

(二) 抑制作用(inhibition)

使原有的功能减弱的叫抑制作用，如苯巴比妥降低中枢神经系统兴奋性，阿托品抑制腺体的分泌。

不同的药物对同一器官可产生不同的药理效应。如毛果芸香碱使唾液分泌增加；阿托品使唾液分泌减少。同一药物对不同器官既可产生兴奋作用，也可产生抑制作用。如阿托品通过阻断不同部位的 M 受体，可使心率加快，而使内脏平滑肌抑制。同一药物对同一组织也可产生不同的药理效应。如肾上腺素通过激动不同部位血管平滑肌上的不同受体而产生不同的药理效应，对骨骼肌血管产生舒张作用，对皮肤、黏膜、内脏血管平滑肌产生收缩效应。

三、药物作用的类型

（一）局部作用与吸收作用

药物吸收入血以前在用药局部产生的作用称为局部作用，如口服抗酸药中和胃酸的作用，药物从给药部位吸收入血后分布到机体各组织器官而产生的作用称为吸收作用或全身作用，如口服硝苯地平引起的降压作用。

（二）直接作用和间接作用

药物对它接触的细胞、组织或器官所产生的作用称直接作用，例如，肼苯哒嗪对血管平滑肌的松弛作用。直接作用也称原发作用。

药物作用于效应器官后，通过神经反射、体液调节而引起其他组织器官功能的改变称间接作用，也叫继发作用，如硝酸甘油由于扩张血管而使血压下降，可通过窦弓反射使心率加快。

（三）药物作用的选择性

由于机体不同组织器官对药物的敏感性不一样，所以大多数药物在治疗剂量时只对某组织器官有明显的作用，而对其他组织器官无作用或无明显作用，如洋地黄很小剂量就有正性肌力作用，而对骨骼肌很大剂量也无作用。药物作用的选择性可能与以下因素有关：①药物在某些组织器官分布较多；②药物作用的受体在不同的部位分布不同；③某些组织器官的生化功能不同。药物的选择性具有重要的意义，是临床选药的依据。但药物作用的选择性是相对的，而不是绝对的，如果超出一定的剂量，就有可能扩大作用的范围。一般，选择性高的药物针对性强，不良反应少，但应用范围窄，而选择性低的药针对性差，不良反应多，但应用的范围广。

四、药物作用的结果

（一）治疗作用（therapeutic effect）

治疗作用也称疗效，指药物作用的结果有利于改变患者的生化功能或病理过程，使患病机体恢复正常。根据治疗作用的效果，可将治疗作用分为：

1. 对因治疗（etiological treatment）　用药目的在于消除病因，能彻底治愈疾病称对因治疗，如抗生素杀灭体内致病菌。

2. 对症治疗（symptomatic treatment）　能缓解症状的治疗叫对症治疗，如用降压药使升高的血压恢复正常。

对因治疗消除病因，达到根治疾病的目的，而对症治疗虽然不能根除病因，但能缓解症状，在某些情况下，如休克、惊厥、心力衰竭、呼吸暂停等情况下，对症治疗比对因治疗更为迫切。有时严重的症状可以作为二级病因，使疾病进一步恶化，如高热引起惊厥，疼痛引起休克，此时对症治疗又可看成对因治疗。所以，祖国医学提倡“急则治标，缓则治本，标本兼治”，这些是临床实践应遵循的原则。

（二）不良反应

凡与用药目的无关，并给患者带来不适或痛苦的反应统称为不良反应。主要有以下几种：

1. 副反应（side reaction）　药物在治疗剂量时引起的与治疗目的无关的作用，亦称副作用。它能给患者带来不适及痛苦，其产生的药理基础是药物的选择性低，作用广泛，当利用其某一作用治疗疾病时，其他作用就成为药物的副作用，故副反应是可预知的，可通过合并用药减轻或避免。随治疗目的的改变，药物治疗作用与副作用可以互变。

2. 毒性反应（toxic reaction）　指用药剂量过大，时间过长，或机体对药物敏感性增加而产生的对机体有损害的反应，一般比较严重。毒性反应是可以预知的，可避免发生。

短期内引起的毒性反应称为急性毒性反应，多损害循环、呼吸及神经系统功能。长期用药，药物在体内蓄积过多而引起的毒性反应称慢性毒性反应，多损害肝、肾、骨髓、内分泌等功能，致癌、致畸胎、致突变反应也属于慢性毒性范畴。所以在用药过程中一定要掌握好剂量及疗程，避免毒性反应的发生。

3. 后遗效应(residual effect)　指停药后,体内血药浓度降至阈浓度以下时残存的生物效应。例如服用巴比妥类催眠药后,次晨出现的疲乏、困倦等现象。

4. 变态反应(allergic reaction)　指药物引起的病理性免疫反应,亦称过敏反应。致敏物质可以是药物、药物代谢产物 ,或药物制剂中的杂质或辅料。过敏反应的发生主要见于少数过敏体质的人,且与剂量无关,其反应程度因人而异,轻则皮疹、发热,重则造血系统抑制、肝肾损害,甚至发生过敏性休克。因不可预知,临床实践中医护人员对易发生过敏反应的药物要做皮肤过敏试验。

5. 特异质反应(idiosyncrsay)　少数特异质患者对某些药物引起的特定反应,现已知这是一类先天性遗传异常所致的反应。例如,葡萄糖-6-磷酸脱氢酶缺乏的患者应用伯氨喹等药物时发生的溶血反应。

6. 停药反应(withdrawal reaction)　指突然停药后,原有疾病加剧的现象。例如,长期服用可乐定降血压,停药次日血压将明显升高。

7. 药物依赖性(drug dependence)　指长期用药后躯体与精神产生的一种对药物难以舍弃的特殊状态。分为:①机体依赖性(physical dependence)又称生理依赖性,指反复连续用药,使机体处于一种病理的适应状态,一旦停药,这种适应被打破,可产生一系列强烈的生理功能的改变而导致严重的身体损害,即药物戒断症状。生理依赖性常伴随强烈的用药愿望和强迫性的觅药行为。②精神依赖性(psychic dependence)又称心理依赖性,指难以自控地去获得某些药物以维持一种暂时的自信、放松、欣快的状态,以获得心理上的满足和精神上的舒适。

对药物产生依赖性的患者,为了得到药物想尽办法,严重者甚至会不择手段地企图达到目的,以致丧失道德和人格、毁灭自己、破坏家庭、危害社会,所以对易产生依赖性的药物,要按相应的法规及制度妥善保管,限制用药。

第二节　药物的量效关系

药物的量效关系(dose-effect relationship)是指药物效应的强弱与其剂量的大小或血药浓度高低之间的关系,即量效关系。用效应强度为纵坐标,药物剂量或药物浓度为横坐标作图则得量效曲线(dose-effect curve),按观察指标的不同,可分为量反应和质反应两种类型。

一、量反应型量效关系

药物的效应强度可用数字或量分级表示,如心率、血压、呼吸、尿量等,这种反应类型为量反应。以上述某一药理效应为纵坐标,剂量为横坐标作图,其量效曲线为一先陡后缓继而平直的曲线(图 2-1A)。说明药物效应强度随剂量增加而相应增加,直至出现最大效应,也称效能(efficacy),用 Emax 表示。此时再增加药量,药效也不增加,只会引起毒性反应。若将横坐标的药物剂量或浓度改为对数剂量或对数浓度,则曲线呈对称的“S”形(图 2-1B)。

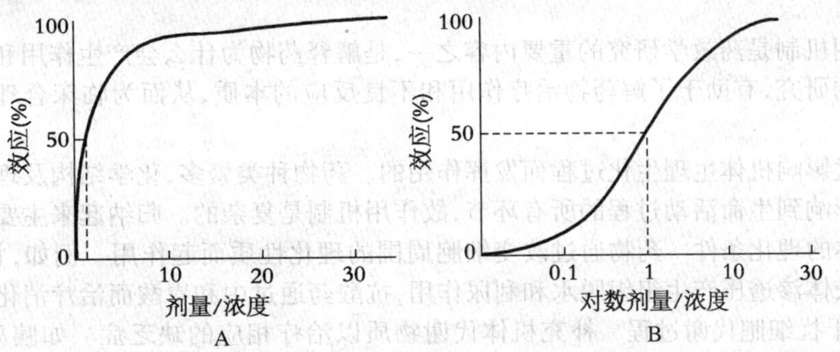

图 2-1　量反应型量效关系曲线

依据量效关系,还可以得出以下概念:①最小有效量:指能引起药理效应的最小剂量。②治疗量:最小有效量和极量之间的剂量,为临床常用的量,也叫常用量。③极量:又称最大治疗量,能产生最大疗效,又不至于中毒的量,是安全用药的极限。④中毒量:超过极量而引起毒性反应的量。⑤致死量:导致中毒而死亡的剂量。最小有效量和极量之间的范围称为安全范围。药物的安全范围越大,用药越安全。

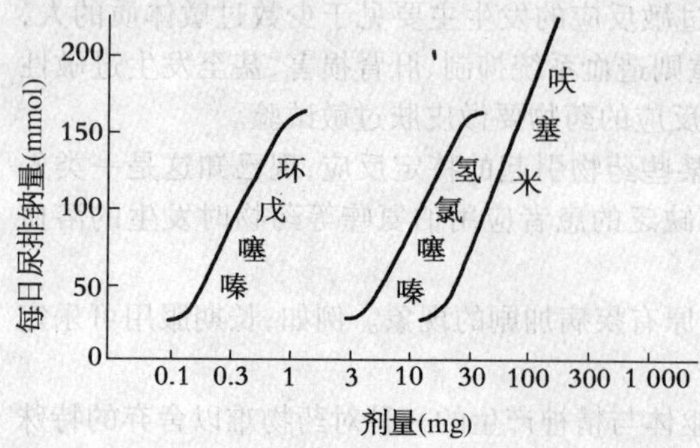

图 2-2　一组利尿药的效价强度与效能比较

量反应型量效曲线中,横坐标的位置能说明药物的效价强度(potency)。它表示某药达到一定效应时所需要的相对剂量或浓度,其值越小则强度越大,能引起相同效应的药物,它们的最大效应和效价强度并不一定相同。即最大效应大的药物其效价强度不一定强,反之亦然。例如利尿药以每日排钠量为效应指标进行比较,呋塞米的效能比氢氯噻嗪强,但氢氯噻嗪的效价强度大于呋塞米(图 2-2),所以临床评价药物时要两种指标综合考虑。

二、质反应型量效关系

药理效应只能用全或无,阳性或阴性表示。如动物毒性实验中的死亡与生存,惊厥与不惊厥等。其研究对象为一个群体,在研究过程中,常将实验动物按用药剂量分组,以阳性反应百分率为纵坐标,以剂量或浓度为横坐标作图,也可得到与量反应相似的曲线。如果按照药物浓度或剂量的区段出现阳性反应频率作图得到呈常态分布曲线。如果按照剂量增加的累计阳性反应百分率作图,则可得到典型的"S"形量效曲线(图 2-3)。

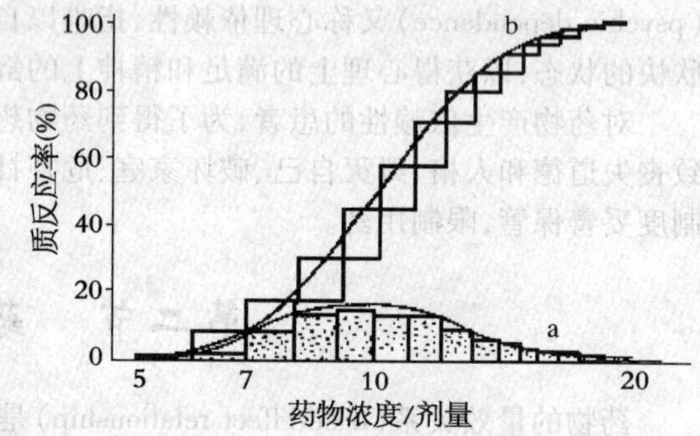

图 2-3　质反应型量效曲线

曲线 a 为区段反应率;曲线 b 为累计反应率

"S"形曲线正中点的阳性率为 50%,故可求得 50% 阳性率时的剂量。根据所用指标不同,可分别得到半数有效量(median effective dose, ED_{50}),即能引起 50% 的实验动物出现阳性反应的药物剂量;如果效应为死亡,则称为半数致死量(median lethal dose LD_{50})。如果某药的 ED_{50} 值越小,而 LD_{50} 越大,说明该药越安全。故通常将 LD_{50} 与 ED_{50} 的比值来表示药物的安全性,称治疗指数(therapeutic index, TI)。

第三节　药物的作用机制

药物的作用机制是药效学研究的重要内容之一,是解释药物为什么会产生作用和如何发生作用。药物作用机制的研究,有助于了解药物治疗作用和不良反应的本质,从而为临床合理用药、新药开发提供基本理论。

药物是通过影响机体生理生化过程而发挥作用的。药物种类繁多,化学结构及理化性质各异,其作用机制几乎影响到生命活动过程的所有环节,故作用机制是复杂的。归纳起来主要有以下几点。

1. 改变机体的理化条件　药物通过改变细胞周围的理化性质而起作用。例如,甘露醇静脉注射通过改变血浆胶体渗透压产生组织脱水和利尿作用,抗酸药通过中和胃酸而治疗消化道溃疡。

2. 参与或干扰细胞代谢过程　补充机体代谢物质以治疗相应的缺乏症。如胰岛素治疗 1 型糖尿病;铁剂治疗缺铁性贫血;维生素 D 治疗佝偻病等。有些药物的化学结构与正常代谢物相似,参与代谢过程却不促进反而干扰正常代谢而发挥药理作用。如氟尿嘧啶与尿嘧啶结构相似,而无尿嘧啶的生理作用。掺入恶性肿瘤细胞的 DNA 及 RNA 中，干扰蛋白质合成而发挥抗癌作用。

3. 影响酶的活性　药物可通过对体内酶的激活、抑制等作用而发挥药理效应。如新斯的明通过抑制胆碱酯酶，用于治疗重症肌无力；卡托普利通过抑制血管紧张素转换酶而抗高血压；而解磷定通过恢复胆碱酯酶的活性而解救有机磷酸酯类中毒。

4. 影响细胞膜离子通道　药物通过影响细胞膜离子通道，促进或抑制细胞外 Na^+、K^+、Ca^{2+} 等离子的跨膜转运而发挥作用。如维拉帕米、奎尼丁阻断心肌细胞膜上的钙通道、钠通道而产生抗心律失常作用。硝苯地平通过阻断钙通道而发挥抗高血压、抗心绞痛作用。

5. 影响免疫功能　有些药物是通过增强或抑制免疫功能而发挥作用的。如环孢素是免疫抑制剂，可用于器官抑制后的排异反应，而白细胞介素-2 则能增强机体免疫功能。

6. 影响激素、神经递质、自体活性物质　激素、神经递质、自体活性物质（如组胺、前列腺素）等不但在维持和调节生理功能方面起到了重要作用，而且具有广泛的药理作用，临床部分药物通过影响这些物质的作用来治疗一些疾病。如大剂量碘剂抑制甲状腺素分泌，用于治疗甲亢。阿司匹林抑制前列腺素的合成，而产生解热镇痛作用。

7. 通过受体发挥作用　很多药物是通过受体而呈现作用，详见本章第四节。

第四节　药物作用的受体机制

受体理论 1878 年由英国药理学家首先提出，以后 100 多年又被许多科学工作者，以辛勤的研究而丰富了其内容。其结果不仅促进了药物作用机制的研究，而且推动了新药的研制和生命科学的发展。

一、受体的概念

受体是存在于细胞膜、细胞质或细胞核中的大分子物质，它能特异性识别体内生物活性物质如递质、激素及药物，并选择性与之相结合，产生特定的生物效应。能与受体特异性结合的生物活性物质或药物被称为配体。

二、受体的特征

1. 高敏性　受体只需与很低浓度的配体结合就能产生显著的效应。

2. 特异性　一种特定受体只能与它特定的配体结合，产生特异的生物效应。

3. 饱和性　受体的数量是一定的，受体与配体结合达到最大值后，再增加配体的剂量，结合不再增加，出现饱和现象。作用于同一受体的配体之间存在竞争性抑制现象。

4. 可逆性　配体和受体的结合是可逆的，配体可以从配体—受体结合物中解离出来，也可被其他特异性配体置换。

三、受体的类型

1. 细胞膜受体　存在于细胞膜的受体根据其蛋白质结构，信号传导过程、效应性质等分为很多种。①离子通道型受体：该受体激动时，离子通道开放，使细胞膜去极化或超极化，产生兴奋或抑制效应。如 N-胆碱受体，γ-氨基丁酸受体。②G 蛋白偶联受体：G 蛋白是尿苷酸结合蛋白的简称，存在于细胞膜内侧，通过激活或抑制腺苷酸环化酶发挥作用，如肾上腺素受体，前列腺素等多肽类受体。③具有酪氨酸激酶活性的受体，能激活细胞内蛋白激酶，控制细胞生长及分化等效应。如胰岛素受体、上皮生长因子受体等。

2. 细胞内受体　存在于细胞质内的受体，如甾体激素受体；存在于细胞核内的受体，如甲状腺受体。

四、作用于受体的药物分类

药物与受体结合产生效应,必须具备两种特性:①药物与受体结合的能力,即亲和力(affinty)。②药物与受体结合后产生效应的能力,即内在活性(intrinsic activity)。由此可将作用于受体的药物分为三类。

1. 激动剂　指与受体既有较强亲和力又有较强内在活性的药物,如肾上腺素激动β受体,产生兴奋心脏的作用。

2. 拮抗剂　指与受体有较强亲和力而无内在活性的药物,亦称阻断剂。拮抗剂与受体结合不但不激动受体,还能对抗激动剂的作用。受体拮抗剂可分为竞争性拮抗剂和非竞争性拮抗剂。竞争性拮抗剂能与激动剂竞争相同受体而产生拮抗效应,通过增加激动剂的剂量与拮抗剂竞争结合部位,仍能使量效曲线的最大效应达到原来的水平。但随着拮抗剂浓度的增加,激动剂的量效曲线平行右移(图2-4A)。

非竞争性拮抗剂与受体结合后,能引起受体构型改变,从而干扰激动剂与受体的结合,对抗激动剂的作用,增加激动剂的剂量也不能使量效曲线的最大效应达到原来水平。随着非竞争性拮抗剂用量增加,激动剂量效曲线逐步下移(图2-4B)。

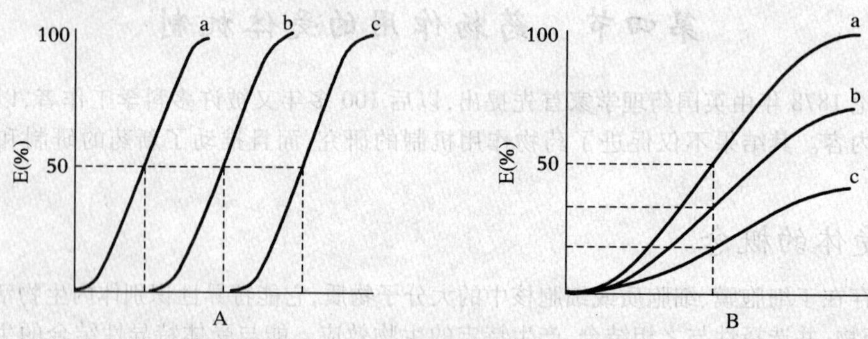

图2-4　激动剂与不同类型拮抗剂合用时的量效曲线图

A. 为竞争性拮抗剂对激动剂量效曲线的影响;B. 为非竞争性拮抗剂对激动剂量效曲线的影响;a为激动剂量效曲线; b、c为存在不同浓度拮抗剂时激动剂量效曲线

3. 部分激动剂　指与受体有较强的亲和力,有较弱的内在活性。单用时可产生较弱的激动效应,当与激动剂合用时,却因占据受体而拮抗激动剂的部分效应,即表现为部分阻断作用。如镇痛新可激动阿片受体,产生较弱的镇痛作用,但与吗啡同用时,可拮抗吗啡的镇痛作用。

思 考 题

1. 药物的基本作用是什么？药物作用和效应有什么区别？
2. 药物作用的结果包括哪些？
3. 何谓药物的副作用,其特点有哪些？
4. 何谓受体,作用于受体的药物是如何分类的？
5. 名词解释:药物、药效学、药动学、药物作用、副作用、后遗效应、变态反应、效能、效价强度、治疗指数。

第三章

药物代谢动力学

学习目标

1. 掌握药物体内过程的特点和影响因素。
2. 理解药酶诱导剂、抑制剂、生物利用度、半衰期的含义。
3. 了解表观分布容积、消除动力学类型及血药稳态浓度的概念。

药物代谢动力学(简称药动学)研究的是药物的体内过程及体内药物浓度随时间变化的规律。药物的体内过程指药物进入机体到药物从机体消除的全过程,包括吸收、分布、代谢、排泄四个部分。药物吸收、分布和排泄均涉及药物的跨膜转运,属于转运过程,而代谢过程中药物的化学结构及性质发生了变化,称为生物转化,亦称代谢。

通过药动学的研究,可以更好地了解药物在体内的变化规律。知晓药物的起效时间、效应强度和持续时间。按照其规律及药物动力学特点可以制定合理的给药方案,对指导临床正确用药,提高疗效和减轻不良反应均有重要意义。

第一节　药物的跨膜转运

药物在体内无论是吸收,还是分布、代谢和排泄,都要多次穿越各种生物膜,这个过程叫药物的跨膜转运。转运的方式有两种:被动转运和主动转运。在药物的转运方面,被动转运比主动转运更为重要。

一、被动转运

被动转运指药物依赖膜两侧浓度差,由浓度高的一侧向浓度低的一侧的跨膜转运,又称顺浓度梯度转运或下山转运。包括简单扩散、易化扩散和滤过。

1. 简单扩散　是大多数药物转运的主要方式。其特点有:①不耗能;②不需要载体;③转运时无饱和现象;④不同药物同时转运时无竞争现象,当膜两侧浓度达到平衡时,膜两侧浓度不再改变。药物的解离度对简单扩散的影响很大,多数药物是弱酸性或弱碱性化合物,药物所处体液环境的 pH 将影响药物解离度,从而影响药物的转运。一般弱酸性药物在碱性环境中解离较多,分子型少,极性增强,脂溶性下降而不易转运。在酸性环境中,解离较少,分子型多,极性小,易于通过各种生物膜。反之亦然。

2. 易化扩散 是指药物借助膜上载体顺浓度差转运的方式,一些非脂溶性物质如葡萄糖、氨基酸等,借助细胞膜上的某些特异性蛋白质、酶而扩散。其特点有:①不耗能;②高度特异性;③饱和现象,即作为载体的酶或离子通道其运载能力有限,如药物浓度过高时,将出现饱和限速现象;④竞争性抑制,即两种药物同时由同一载体转运时,药物之间可以出现竞争性抑制。

3. 滤过 又称水溶性扩散。指直径小于膜孔的小分子物质借助膜两侧的流体静压和渗透压差,被水带至低压侧的过程,如乙醇、乳酸等水溶性物质。

二、主动转运

主动转运指药物借助细胞膜上特殊载体和能量从浓度低的一侧向浓度高的一侧的转运,因此又称为逆浓度梯度转运或上山转运。其特点为:①需要消耗能量。②需要载体,且载体对药物有特异的选择性。③转运受载体转运能力的限制,当载体转运能力达到最大时出现饱和现象。④不同药物同时被同一载体转运时,有竞争性抑制现象。如丙磺舒与青霉素同时使用可竞争同一排泄机制,而使青霉素的排泄减慢,作用时间延长。

第二节 药物的体内过程

药物体内过程各环节间相互联系的动态变化规律如图3-1所示。

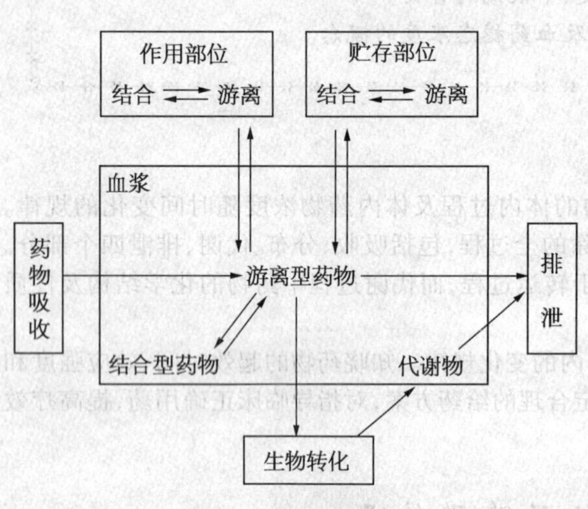

图3-1 药物的体内过程

一、吸收

吸收(absorptiong)指药物自用药部位进入血液循环的过程。各种药物的吸收速度和程度不同,前者主要影响药物发生作用的快慢,后者影响药物作用的强弱,药物的理化性质决定药物吸收的速度及强度,不同的给药途径也影响药物的吸收速度及强度,从而影响药物作用的快慢及强弱。

常用的给药途径有以下几种:

1. 口服 是最常用的给药途径。因为给药方便,经济实惠,且安全。同时,胃肠吸收面积大,pH适中,血流丰富,均有利于药物的吸收。经胃肠吸收的药物先经门静脉入肝,药物经肠壁和肝脏时,会被此处的药酶灭活代谢,使进入全身血液循环的药量减少,这一现象称为首关消除(first-pass elimination)或首关效应(first-pass effect)。另外药物溶解度、胃肠蠕动度、pH值、胃血流量和饮食等因素均会影响口服给药的吸收。

2. 舌下给药 舌下给药不通过门静脉,避免了首关消除,虽吸收面积小,但由于血流丰富,药物直接进入全身循环,发生作用快,用药剂量小,如硝酸甘油舌下给药用于缓解心绞痛。

3. 注射给药 静脉注射避开了吸收屏障而直接入血,剂量准确,速度快,但因其高浓度、快速度达到靶器官,相对较危险。药物水溶液经肌内注射和皮下注射,可以完全吸收。但注射部位血液循环状况影响吸收,局部热敷、按摩可加速吸收。注射给药对护理人员操作技术要求高,如一针见血、无菌操作。同时,护理人员要注意"三查七对",防止发生差错及意外。

4. 吸入给药 肺泡表面积大,肺血流丰富,因此气态及易气化的药物可采取吸入给药。药物直接经肺泡吸收而进入体循环,避开了首关消除。

5. 直肠给药 直肠给药其吸收途径不经肝门静脉,也避免了首关消除,但其吸收面积小,吸收不规则,适用于刺激性强的药物和不能口服药物的患者。

6. 局部用药 局部用药的目的是在皮肤、眼、鼻、咽喉和阴道等部位产生局部作用。为了使某些药物血药浓度维持较长时间,也可采用经皮肤途径给药。

二、分布

分布(distribution)指药物吸收后从血液循环到达各个部位和组织的过程。药物在体内的分布受下列因素的影响。

(一) 血浆蛋白结合率

吸收入血的药物可与血浆蛋白呈可逆性结合,与血浆蛋白结合的称结合型药物,未结合的称游离型药物。结合型药物与游离型药物处于动态平衡之中,结合型药物分子量大,不易跨膜转运,暂时失去药理活性,又不被代谢或排泄,故消除速度较慢,作用维持时间较长。游离型药物分子量小,易转移到作用部位产生药理效应。当血液中游离型药物进入组织被代谢排泄使其消除时,结合型药物立即释放,使血药浓度达到新的平衡。

血浆中蛋白质含量是相对稳定的,与药物的结合部位都是有限的,随着药量增加,结合部位达到饱和后,再增加药量,就会导致游离浓度增加而使药效增强或产生毒性。药物与血浆蛋白结合特异性低,两种药物合用时,可同时竞争与血浆蛋白结合,引起某药血浆浓度增加。尤其是血浆蛋白结合率高的两种药物同用时,可能出现药物毒性反应。药物也可能与内源性代谢产物竞争血浆蛋白结合,如新生儿使用磺胺药时,可因药物竞争胆红素的血浆蛋白结合点而致新生儿黄疸。肝硬化、慢性胃炎等引起血浆蛋白含量降低,会使药物游离浓度增加,而导致药效增强或出现不良反应。

(二) 与组织细胞的亲和力

药物在体内的分布有明显的组织选择性。某一组织中药物分布的多少,主要与药物与该组织的亲和力有关。亲和力大的药物分布多,亲和力小的则分布少。如碘主要集中于甲状腺;钙沉积于骨骼中;氯喹在肝组织中的浓度高于血浆70倍。

(三) 体液的 pH

在生理情况下,细胞外液的pH为7.4,细胞内液pH为7.0。弱酸性药物在细胞外液解离增多,不易从细胞外液转运到细胞内液;相反,弱碱性药物在细胞外液解离度低,在细胞内浓度较高。通过改变血液pH,可改变药物的分布方向。如抢救弱酸性药物巴比妥类中毒,可用碳酸氢钠碱化血液和尿液,不但可促使巴比妥类由脑细胞向血液转移,也可使肾小管重吸收减少,加速药物自尿排出。临床上可利用这一特点,有目的地影响药物分布,达到药物治疗目的。

(四) 器官血流量

人体各组织器官的血流量是不均一的。药物由血液向器官组织的分布速度主要决定于该组织器官的血流量和膜的通透性。血流量大的器官如心、肝、脑、肺、肾等,药物分布较快,药量较大。随后还可向血流量小的组织转移,称为再分布。而肌肉、皮肤、脂肪等组织分布慢,药量少。但脂肪组织面积大,是脂溶性物质的大储库。如静脉注射脂溶性很高的硫喷妥钠,首先分布于血流较多的脑组织,但脂肪组织的数量远多于脑组织,摄取硫喷妥钠的能力很强,故药物迅速转向脂肪组织。

(五) 体内屏障

药物在血液与器官组织之间转运时所受到的障碍称为屏障。与药物的作用联系密切的有:

1. 血-脑脊液屏障 指血-脑之间有种选择性阻止各种物质由血入脑的屏障,它有利于维持中枢神经系统内环境的稳定。大多数药物较难通过,只有脂溶性较大,分子量较小及少数水溶性药物可以通过此屏障。脑膜炎症时,血-脑脊液屏障通透性增加,此时应用大剂量青霉素,可在脑脊液中达到有效治疗浓度。

2. 胎盘屏障 是胎盘绒毛与子宫血窦之间的屏障,其通透性与一般生物膜没有明显差异,仅对脂溶性低,高度解离的药物不易通透,脂溶性药物仍可通过,故妊娠用药要防止药物经胎盘对胎儿造成危害。

三、生物转化

生物转化(biotransformation)指药物在体内发生的化学变化,又称代谢。肝脏是药物代谢的主要器官,其次是肠、肾、肺等器官和血浆。

(一) 代谢方式及其结果

药物的代谢分两步进行。

1. Ⅰ相反应　即氧化、还原和水解反应。此步反应通过引入或脱去功能基团,使原形药生成极性较高的代谢产物。其反应结果有以下三种:①由活性药物转化为无活性的代谢产物,称灭活;②由无活性或活性较低的药物变成有活性或活性强的药物,称活化。如可的松在肝脏转化成有活性的氢化可的松,故肝脏功能不好的人不能直接使用可的松,而要用氢化可的松。③由无毒或毒性小的药物变成毒性代谢产物。如异烟肼转化为乙酰异烟肼对肝细胞有损害作用。

2. Ⅱ相反应　即结合反应。药物经过Ⅰ相反应后的代谢产物与体内水溶性较大的物质,如葡萄糖醛酸、硫酸、醋酸等结合,经结合后药物的活性降低或消失。大多数药物经Ⅱ相反应后极性高,易经肾脏排泄。

(二) 药物代谢酶

药物的代谢需要酶的参与才能完成,分微粒体酶系和非微粒体酶系两类。

1. 微粒体酶系　是促进药物生物转化的主要酶系统,主要存在于肝细胞内质网上,又称肝药酶。其中主要的氧化酶系是P450,由于其与CO结合后的吸收主峰在450 nm处,而又称肝微粒体细胞色素P450酶系。该酶的特点有:①选择性低,具有催化多种药物的能力;②个体差异大,可因年龄、机体状态等不同影响催化活性;③易受化学物质的诱导及抑制。

2. 非微粒体酶系　存在于血浆、细胞质和线粒体中的多种酶系,可对水溶性较大、脂溶性较小的药物及结构与体内正常代谢产物相似的物质进行生物转化,如单胺氧化酶、黄嘌呤氧化酶、胆碱酯酶、乙酰转移酶等。

3. 肝药酶的诱导与抑制　凡能使肝药酶的活性增强或合成加速的药物称为药酶诱导剂,如苯巴比妥、利福平、苯妥英钠,它可加速自身及其他药物的代谢。药物使其自身代谢速度加快称为自身诱导。药物诱导作用是药物连续应用产生耐受性、交叉耐受性的原因。如苯巴比妥用于催眠,久用必须加大剂量才能生效。凡能使药物活性降低或合成减少的药物称药酶抑制剂,如氯霉素、异烟肼、对氨水杨酸等,它能减慢其他药物的代谢,使药效增强。常见的药酶诱导剂和药酶抑制剂如表3-1和表3-2所示。

表3-1　常见的药酶诱导剂及受影响的药物

药酶诱导剂	受影响的药物
巴比妥类	巴比妥类、氯霉素、氯丙嗪、可的松、香豆素类、洋地黄毒苷、地高辛、多柔比星(阿霉素)、雌二醇、保泰松、苯妥英、睾酮
保泰松	氨基比林、可的松、地高辛
利福平	香豆素类、地高辛、糖皮质激素类、口服避孕药、美托洛尔、普萘洛尔、奎尼丁
苯妥英	可的松、地塞米松、地高辛、茶碱
灰黄霉素	华法林

表3-2　常见的药酶抑制剂及受影响的药物

药酶抑制剂	受影响的药物
氯霉素、异烟肼	安替比林、双香豆素、丙磺舒、甲苯磺丁脲
西咪替丁	氯氮䓬、地西泮、华法林
双香豆素	苯妥英
去甲替林、口服避孕药	安替比林

四、排泄

排泄(excretion)指药物或其代谢产物经排泄器官和分泌器官自体内排出体外的过程。多数药物主要由肾排泄,有的也经胆道、乳腺、汗腺、肠道等排泄。排泄和生物转化统称为药物消除。

(一) 肾排泄

药物及其代谢物经肾脏排泄时有两种方式:其一是经肾小球滤过后,再经肾小管重吸收,未被重吸收的药物随尿液排出。其二是药物经肾小管主动分泌到肾小管腔而排出体外。

肾小球毛细血管网的通透性大,除与血浆蛋白结合的药物外,绝大多数游离型药物和代谢物均可滤过进入肾小管。脂溶性高,极性小,分子量小,非解离型的药物和代谢产物易于经肾小管上皮细胞重吸收入血。同时,尿液的pH和尿量也影响药物的排泄。如酸化尿液时,可使碱性药物解离多,极性增强,再吸收减少,加速药物从肾脏的排泄;碱化尿液可使酸性药物解离多,极性增强,再吸收减少,药物从肾脏的排泄加快。尿量增多时,尿液中的药物被稀释,降低与血浆中的浓度差,使通过简单扩散和重吸收的药量下降,也加速药物从体内排泄。

有些药物是经肾小管上皮细胞分泌排泄,属主动转运过程。分有机酸和有机碱两类转运系统,分别转运弱酸性和弱碱性药物,由非特异性载体转运系统完成。因选择性低,同类药物间有竞争性抑制现象。如弱酸性药物丙磺舒可抑制青霉素、吲哚美辛等药物的主动分泌排泄,依他尼酸可抑制尿酸的主动分泌等。这一特性指导临床合理用药有重要意义。

主要由肾脏排泄的药物受肾功能状态影响。肾功能低下时,排泄减慢,容易蓄积中毒。

(二) 胆汁排泄

某些药物经肝转化后,可随胆汁排入十二指肠,然后由粪排出。部分药物达到小肠后被水解,游离药物经肠壁吸收,由肝门静脉重新进入全身循环,称为肠肝循环(hepato-enteric circulation)。有肠肝循环的药物作用时间延长,如洋地黄毒苷、地西泮等药物。

(三) 其他排泄途径

有些药物可以简单扩散的方式由乳汁排泄,乳汁呈酸性,又富含脂质,所以脂溶性高的药物和弱碱性药物,如吗啡、阿托品可自乳汁排泄,故哺乳期的妇女用药应注意。易挥发性药物主要经肺排泄。有些药物也可以从唾液、汗液、泪液等排泄。

第三节　药动学基本概念、参数和意义

一、时量关系及时量曲线

时量关系(time concen-tration relationgship)是指进入体内的药量随时间的推移而发生变化的规律。为了揭示这一规律,对实验动物单次血管外给药,分时取血,测定血药浓度,以时间为横坐标,血药浓度为纵坐标所绘制的血药浓度随着时间变化而升降的曲线,即为时量曲线(time-concentration-curve),亦称药时曲线(图3-2)。药时曲线可分为三个时期:潜伏期、持续期及残留期。潜伏期指用药后到开始出现作用的时间。静脉注射一般无此期。持续期指药物维持有效浓度时间。残留期是指药物浓度已降至最小有效浓度以下,但尚未自体内完全消除的时间。曲线中,升段反映吸收过程,此时消除过程已开始,只是吸收大于消除。其坡度反映吸收的速度。峰值,也称峰浓度,是给药后达到的最高血药浓度,此时吸收速度与消除速度相等。曲线的降段主要反映药物消除过程,此时仍有少量药物吸收,但消除大于吸收,其坡度反映消除的速度。从图中还可测量出最小有效浓度和最小中毒浓度,以此确定安全范围。

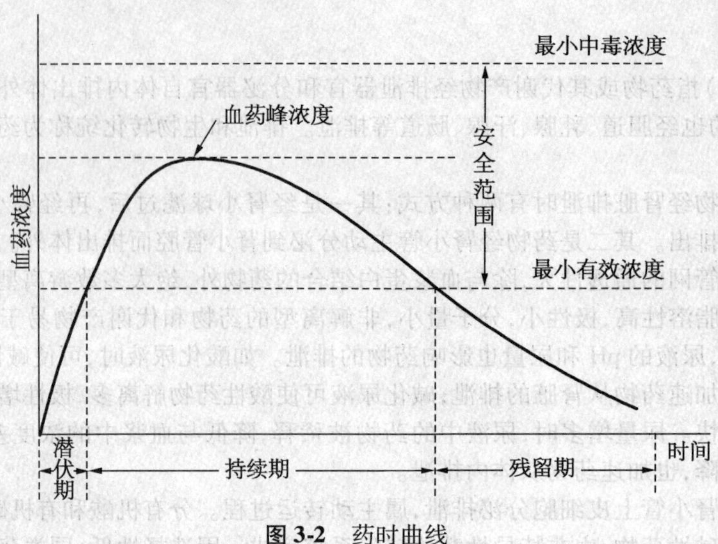

图 3-2 药时曲线

二、生物利用度

生物利用度(bioavailabiey)指非血管途径给药,药物被机体吸收的速度和程度。它反映一个药物能被机体吸收利用的多少,其计算方法为:

$$生物利用度(F)(\%) = \frac{进入血液循环的药量(A)}{给药总量(D)} \times 100\%$$

影响药物生物利用度的因素除给药途径和机体个体差异外,药物颗粒的大小、剂型、充填剂的紧密度、赋形剂的差异、生产工艺的不同都会影响药物的生物利用度。所以,不同剂型的药物,同一剂型不同厂家的药物,同一厂家不同批号的药物,其生物利用度都可能不同,临床用药为保证用药的有效性及安全性,尽可能用同一厂家同一批号的药。

三、表观分布容积

表观分布容积(apparent volume of ditribution,Vd)指假定所给的药物均匀分布于机体所需要的理论容积,其计算公示为:

$$Vd(L) = \frac{体内药量(D,mg)}{血药浓度(C,mg/l)}$$

表观分布容积虽然是一个理论容量,但可以反映药物在体内分布的情况,如一个正常成人 Vd 在 5L 左右时,此容积与血浆的容量相似,表示药物大部分分布于血浆;Vd 为 10 ~ 20L 时,此容积与全身体液的容量相似,表示药物分布于全身体液中。若大于生理总容积,则说明药物分布到了组织器官中。药物分布容积越小,排泄越快;分布容积越大,排泄越慢。Vd 值特别大的药物,一般与肌肉或脂肪组织有较大的亲和力,排泄慢,易于在体内蓄积。

四、药物消除动力学

1. 一级动力学消除(恒比消除) 指体内药物在单位时间内按恒定的比例消除,表明消除的速度与血药浓度高低相关,即血浆药物浓度高,单位时间内消除的药量多;血浆药物浓度低,药物消除量也按比例减少。大多数药物在治疗量时都按一级动力学消除。

2. 零级动力学消除(恒量消除) 指药物在单位时间内以恒定的数量消除,即不论血浆药物浓度高低,单位时间内消除的药量不变。一般药物达到一定高浓度或高剂量,其消除能力饱和时,才按恒量消除消除。当药物下降到机体最大消除能力以下时,再转为恒比消除。

五、半衰期

半衰期(half lifemie, $t_{1/2}$)通常指血浆半衰期,即血浆药物浓度下降一半所需要的时间。它反映了药物在体内消除的速度。

根据半衰期长短不同,可将药物分类。如短效(1～4 h)、中效(4～8 h)、长效(8～24 h)等。据此可确定药物的给药间隔时间。每一种恒比消除的药物,都有恒定的半衰期,例如青霉素,从任何一个血浆浓度降低50%所需的时间均为30 min。恒速静脉滴注或分次恒量给药,经过4～6个半衰期,体内药物消除速度与给药速度基本相等,达到血药稳态浓度。停药后,药物的消除也需要经过4～6个半衰期(表3-3)。

半衰期是一恒定值,不因血药浓度高低而变化,也不受给药途径的影响,但受肝肾功能的影响,肝、肾功能不全者,其半衰期延长,应及时调整用药剂量及给药间隔时间以防止中毒。

六、血药稳态浓度

在临床治疗中,为了达到有效治疗效果,必须使药物达到并在一定时间内维持有效血药浓度于一定水平。恒比消除的药物都有一个恒定的半衰期,一般经过4～6个半衰期后,药物进入体内的药量与体内消除的药量达到平衡,血药浓度维持在一个相对稳定的水平,称为稳态浓度(steady-state concentration, Css)(表3-3)。稳态浓度的高低,取决于恒量给药的剂量,剂量大则稳态浓度高,剂量小则稳态浓度低。

表3-3　恒比消除药物的消除与积累

半衰期	一次给药		连续恒速恒量给药	
	消除总量(%)	体内剩余药量(%)	消除总量(%)	累积量(%)
1	50	50	50	50
2	75	25	75	75
3	87.5	12.5	87.5	87.5
4	93.75	6.25	93.75	93.75
5	96.87	3.13	96.87	96.87
6	98.44	1.56	98.44	98.44
7	99.22	0.78	99.22	99.22

分次静脉注射或血管外恒量给药,随着药物的吸收、分布和消除过程,血药稳态浓度也有一定的波动,药时曲线呈锯齿形上升。给药间隔时间越长,稳态浓度上下波动越大,静脉注射时,血药浓度无波动,直接达到稳态水平(图3-3)。

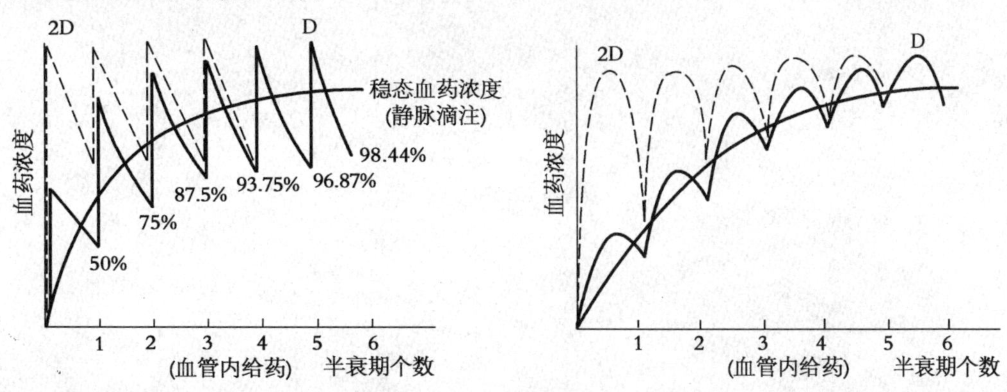

图3-3　连续恒量给药的药-时曲线

虚线部分为首剂加倍时的药-时曲线

病情紧急时，为了使血药浓度迅速达到稳态浓度，用药时可首剂加倍（见图 3-3）。即首次剂量就能达到血药稳态浓度，如抗菌药治疗感染性疾病时，可采用此种用药方案。为了达到更好的治疗效果和减少不良反应，也可通过测定血药浓度对用药剂量进行调整。其公式为：

$$调整剂量(mg/d) = \frac{目标血药浓度(\mu g/ml) \times 现用剂量(mg/d)}{实测血药浓度(\mu g/ml)}$$

思 考 题

1. 药物的体内过程包括哪几个方面，其影响因素有哪些？
2. 何谓药酶诱导剂和药酶抑制剂，它们有何临床意义？
3. 名词解释：吸收、首关消除、肠肝循环、生物转化、药物消除、生物利用度、半衰期。
4. 某催眠药的半衰期为 2 h，用药后，试问患者多少时间会清醒？

第四章

影响药物作用的因素

学习目标

1. 掌握药物给药途径及给药剂量对药物作用的影响和机体方面影响药物作用的因素。
2. 理解协同作用、拮抗作用、相加作用及增强作用的含义。
3. 了解药物在药效学及药动学方面的相互作用。

每种药物都有特定的药理效应，大多数患者在相同的给药条件下都可以产生预期的、相似的治疗效果，但也有少数患者由于各种因素的影响，疗效和不良反应会发生明显的差异，为了提高疗效，减少不良反应，尽量达到治疗目的，就必须掌握可能影响药物疗效和产生不良反应的各种因素。

第一节　药物方面的因素

一、药物的剂量

药物的剂量指用药的分量，在一定范围内，剂量越大，作用越强。超出一定的范围，如极量，则作用不再增加，反而增加药物的毒性。为了保证用药安全，不引起毒性反应，药典明确规定临床药物一般不用极量，更不得超过极量。

二、给药途径

给药途径的不同，药物吸收的量和速度不同，进而影响到药物作用的强弱和出现作用的快慢，少数药物甚至可发生作用性质的变化。例如硫酸镁口服产生导泻作用，当肌内注射时，则产生降压和解痉作用。

常用给药途径中依药理效应出现时间的快慢不同，其顺序为：静脉注射及吸入 > 肌内注射 > 皮下注射 > 直肠给药 > 口服给药。

口服给药是最常用的给药方法，虽然吸收慢，但经济、方便、安全、适用于大多数药物及患者。

静脉注射给药剂量准确、见效快，特别适用于抢救患者；另外，舌下给药、直肠给药及皮肤黏膜给药、椎管内给药均适用于某些药物和某些疾病的治疗，各有其优点。所以临床用药应根据病情需要和制剂特点选择适当的给药途径。

三、用药时间和次数

1. 给药时间　给药时间应根据病情需要和药物特点而定。一般来说饭前服药由于没有胃内容物的干扰,吸收好,起效快。饭后服用吸收差,起效慢。但有刺激性的药物,如阿司匹林宜饭后服用,可减少对胃肠道的刺激。针对治疗目的不同,药物给药时间不同。如催眠药应睡前服,降糖药应餐前给药,有些助消化药应在饭时服用,如胃蛋白酶、淀粉酶等。根据人体昼夜节律,肾上腺皮质激素早上一次给药对肾上腺皮质分泌的抑制作用要小;硝酸甘油抗心绞痛作用早上强于下午,故上午给药更有效;洋地黄治疗心功能不全夜间用药比白天敏感性高数倍;哌唑嗪治疗高血压早上易出现体位性低血压,而下午及晚上则少见。

2. 给药次数　用药次数应根据病情需要及药物在体内的消除速率而定,通常参考药物的半衰期。给药次数决定了给药的间隔时间,而间隔时间又影响到血药浓度波动的范围,间隔时间越短,波动范围越小。一般半衰期长的药给药次数少,半衰期短的药,给药次数多。对毒性大消除慢的药物,应规定一定用量和疗程,避免蓄积中毒。当患者肝肾功能不全时,应减少给药次数。

四、药物的相互作用

药物的相互作用(interactions)指两种或两种以上的药物同时或先后使用时,由于药物间的相互影响,使原有作用增强或减弱的现象。

药物的相互作用主要发生于以下几个方面。

(一)药物在体外的相互作用

在体外配制药物的过程中,特别是配制液体药物时,药物与药物、药物与溶媒、药物与辅料之间发生理化反应可使疗效减弱或消失而毒性增强的现象叫配伍禁忌(incompatibility)。所以临床配制药物时,要认真查对配伍禁忌表,同时要注意:血液、血浆、氨基酸、白蛋白等特殊性质的输液剂,不能加入其他药物。

(二)药物在体内的相互作用

1. 药物在药动学方面的相互作用　药动学方面的相互作用主要指联合用药时,药物在胃肠道的吸收、与血浆蛋白结合、肝脏的代谢及肾脏的排泄受到其他药物的影响,使药物在作用部位浓度改变导致药物效应增强或减弱、作用时间缩短或延长。特别是药物竞争与血浆蛋白结合及药酶抑制剂和诱导剂对药物作用的影响最大。如苯妥英钠与华法林竞争与血浆蛋白结合,使华法林游离浓度增加,甚至引起出血;药酶诱导剂苯巴比妥可促进可的松的代谢,使作用减弱;抗酸药减少氨苄青霉素的吸收;碳酸氢钠促进苯巴比妥的排泄;丙磺舒竞争性减少青霉素从肾小管分泌排泄等。

2. 药物在药效学方面的相互作用　联合用药时,两种或两种以上药物通过作用于同一受体,影响机体同一生理生化过程或者干扰神经递质转运及改变机体电解质平衡而影响药物的作用。其结果主要有以下几种:

(1) 协同作用(synergism):指两药合用时其效应等于或大于两药单用总和。可分为:①相加作用:两药合用时效应等于两药单用效应的总和。如硝酸甘油和普萘洛尔合用治疗心绞痛;②增强作用:两药合用的效应大于两药单用效应的总和。如磺胺甲基异噁唑与甲氧苄啶合用;青霉素与链霉素合用,不仅可使抗菌作用明显增强,而且可延缓耐药性的产生。

(2) 拮抗作用:指两药合用的效应小于其分别作用的总和,又分为:①竞争性拮抗作用:两种药物在共同的作用部位或受体上产生的拮抗作用。如吗啡与纳洛酮合用时,产生的拮抗作用;非竞争性拮抗作用,两种药物不作用于同一部位或受体,这种拮抗现象不被药物的加大剂量所逆转,如阿托品与乙酰唑胺合用时,可减弱后者降低眼压的作用。

临床上药物间的协同作用多用于增强治疗效果,而拮抗作用,多用于减少不良反应或解救药物中毒。

第二节　机体方面的因素

一、生理因素

（一）年龄

从新生儿到老年人的生理功能处于一个逐渐变化的过程，不同年龄对药物的反应差异很大。除了量的不同，有些药物还有质的差异。

1. 儿童　儿童除了其体重较成人轻，其剂量必须减少外，其生理特点也与成人不同，用药时必须特别注意：① 儿童的血-脑屏障及中枢神经系统尚未发育完善，对中枢兴奋剂与抑制剂都非常敏感，容易产生中毒。② 儿童肝脏对某些药物代谢功能不足，肾脏排泄功能尚不完善，因而对药物的排泄和消除较慢，易引起药物作用过强或中毒反应。③ 儿童体液占体重比例较成人大，对水盐代谢和酸碱平衡的调节较成人差等。

2. 老年人　其用药的剂量一般为成人的2/3～1/2，其主要原因是：①老年人的器官功能与代偿能力随年龄的增加而逐渐衰退，如肝脏代谢药物的能力降低，肾脏排泄药物的能力降低，使血药浓度增加，药物作用时间延长。②老年人对某些作用于心血管系统及神经系统的药物反映增强甚至改变，如老年人对升高血压的药特别敏感，而对镇静催眠药又不敏感，甚至出现兴奋、烦躁等现象。

所以不同年龄段的机体用药要充分考虑该年龄段对某些药物反应质和量上的特点，慎重用药。

（二）性别

性别对多数药物的作用并无显著的差别，但在女性月经期、妊娠期、分娩期和哺乳期等特殊生理时期，用药应注意。如月经期及妊娠期，泻药、抗凝血药及对子宫有兴奋作用的药物，可导致月经过多，流产、早产等，应避免应用。妊娠期特别是妊娠头3个月不能应用可致畸的药物。哺乳期妇女用药要避免通过乳汁造成乳儿药物中毒的情况发生。

（三）营养状态

营养不良时，机体脂肪组织减少，血浆蛋白含量降低，肝药酶活性下降，导致药物代谢减慢而增加药物的不良反应。同时营养不良时，机体的应急功能、免疫功能、代谢调节功能均有可能降低，故对营养不良的患者除了补充营养外，还要注意用药剂量适当减少。

二、精神因素

患者的精神因素主要指心理活动变化对药物治疗效果产生的影响。而影响心理活动变化的因素主要有患者的文化素养、疾病性质、人格特征、医护人员的语言、表情、态度、技术操作熟练程度、工作经验等。精神因素影响药物效应的原因在于，精神活动影响机体的神经递质及内分泌激素释放的调节。临床实验证明安慰剂(placobe)对许多慢性疾病，如高血压、头痛、神经官能症等疾病，都有一定的疗效。所以在药物治疗过程中，要考虑到精神因素对药物疗效的影响。

三、遗传因素

受遗传因素的影响，不同个体对药物反应存在量和质方面的差异。在量方面，少数患者对药物特别敏感，小量药物就可引起机体产生明显的药理效应，称高敏性；相反，少数人对药物特别不敏感，初次用药也必须用较大剂量才能产生药理效应，称耐受性。

在质的差异方面，主要表现在对药物体内转化过程的差异，如肝中乙酰基转移酶可分为快乙酰化型和慢乙酰化型两类，不同的个体在服用同样剂量的异烟肼、普鲁卡因胺、磺胺类、对氨水杨酸等药物后，慢乙酰化者血药浓度高，半衰期长，但周围神经炎的发生率较高；而快乙酰化者，血药浓度低，半衰期短，不易发生周围神经炎等不良反应，因此对不同代谢类型的人用药剂量应不同。还有少数人因机体内缺乏高铁血红蛋白还原酶，使用硝酸酯类、磺胺类等药物后，可导致高铁血红蛋白症；还有少数人缺乏葡萄糖-6-磷酸脱氢酶，应用奎宁、伯氨喹、磺胺类、维生素 K 等药物后，可能发生溶血性贫血。

四、病理因素

病理状态时，人体的生理生化功能发生了变化，从而对药物的反应性也发生了变化。如小剂量升压药会给高血压患者带来严重后果；解热镇痛药只对发热患者有效；有机磷酸酯类药物中毒时能耐受较大剂量的阿托品；肝肾功能不全会影响药物的转化和排泄，使药物的半衰期延长，易造成蓄积中毒。相反，如需要在肝脏活化的可的松等药，则会因肝功能下降疗效减弱。另外，有的药物可增加或诱导自身潜在的疾病，如水杨酸类可诱发潜在性溃疡；氢氯噻嗪加重糖尿病等。故用药过程中，要全面了解患者病理情况及药物的特点，避免病理因素影响药物疗效。

思 考 题

1. 影响药物作用的因素有哪些？
2. 名词解释：协同作用、拮抗作用、高敏性、耐受性。
3. 老年人及儿童给药时，除了注意剂量外，还应注意什么问题？

第二篇

作用于外周神经系统药

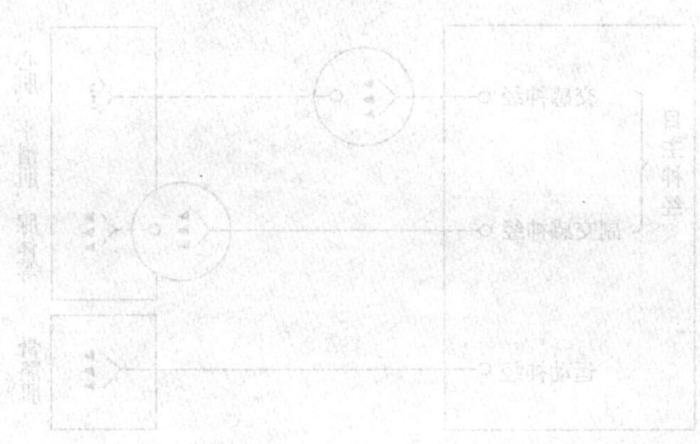

第五章

传出神经系统药理概述

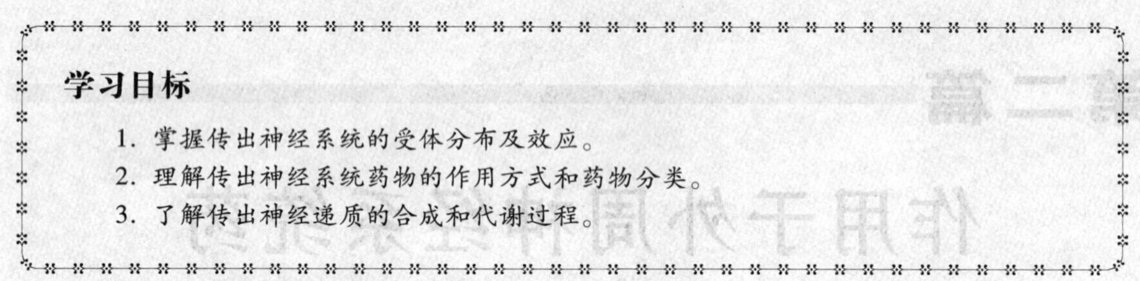

学习目标

1. 掌握传出神经系统的受体分布及效应。
2. 理解传出神经系统药物的作用方式和药物分类。
3. 了解传出神经递质的合成和代谢过程。

传出神经系统包括运动神经及植物神经。植物神经又分交感神经及副交感神经，主要支配心肌、平滑肌、腺体等效应器官，它们从中枢发出后，经神经节更换神经元，然后才到达效应器，因此有节前纤维和节后纤维之分。运动神经自中枢发出后，中途不更换神经元，直接到达骨骼肌（图 5-1）。

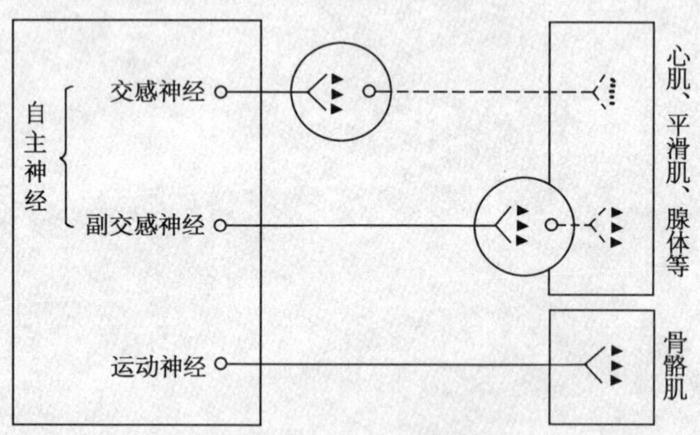

图 5-1 传出神经模式图

——胆碱能神经；－－－去甲肾上腺素能神经；

乙酰胆碱；去甲肾上腺素

第一节 传出神经系统的递质和受体

传出神经系统药物的基本作用靶位在于传出神经系统的递质（transmitter）和受体（receptor）。药物可通过影响递质的合成、贮存、释放、代谢等环节或通过直接与受体结合而产生生物效应。

一、传出神经系统的递质

(一) 递质的概念

神经元之间或神经元与效应器之间的连接处称为突触。突触由突触前膜、突触间隙、突触后膜三部分组成。当神经兴奋冲动到达神经末梢时,经突触前膜释放传递信息的化学物质,称为递质,递质激动突触后膜相应的受体而影响次一级神经元或效应器细胞的活动,这一过程称为化学传递。递质是在相应的神经元内合成,传出神经系统的递质主要有乙酰胆碱(acetylcholine,ACh)和去甲肾上腺素(noradrenaline,NA)。

(二) 传出神经按递质分类

根据神经末梢所释放的递质不同,将传出神经分为胆碱能神经和去甲肾上腺素能神经两大类。

1. 胆碱能神经　能合成乙酰胆碱,兴奋时其末梢释放乙酰胆碱的神经;包括:①运动神经;②全部交感神经和副交感神经的节前纤维;③全部副交感神经的节后纤维;④极少数交感神经节后纤维(支配汗腺和骨骼肌血管)。

2. 去甲肾上腺素能神经　能合成去甲肾上腺素,兴奋时其末梢释放去甲肾上腺素的神经;绝大部分交感神经节后纤维都属于去甲肾上腺素能神经。

(三) 递质的生物合成与代谢

1. 乙酰胆碱

(1) 合成:乙酰胆碱主要在胆碱能神经末梢由胆碱和乙酰辅酶A在胆碱乙酰化酶的作用下合成。

(2) 贮存方式:乙酰胆碱储存在上一级神经元突触的囊泡内。

(3) 释放方式:在神经冲动的作用下通过“胞裂外排”的方式向突触间隙释放。

(4) 递质的消除:主要是被突触间隙的胆碱酯酶(AChE)水解为胆碱和乙酸,其中胆碱可被摄人神经末梢,作为乙酰胆碱再合成的原料。

2. 去甲肾上腺素

(1) 合成:合成的原料是酪氨酸,经酪氨酸羟化酶催化生成多巴,再经多巴脱羧酶催化生成多巴胺,后者进入囊泡中由多巴胺β-羟化酶催化,生成去甲肾上腺素。在肾上腺髓质,去甲肾上腺素可在去甲肾上腺素N-甲基转移酶的催化下转变为肾上腺素(AD)。

(2) 储存方式:去甲肾上腺素贮存于囊泡中。

(3) 释放方式:在神经冲动的作用下通过胞裂外排的方式向突触间隙释放。

(4) 递质的消除:去甲肾上腺素的失活主要依赖于再摄取,释放到突触间隙的去甲肾上腺素约有75%～90%经位于突触前膜上的“胺泵”转运而再摄取,即摄取-1,摄取进入神经末梢的NA可进一步转运进入囊泡中储存,部分未进入囊泡中的NA可被胞质液中线粒体膜上的单胺氧化酶(MAO)破坏。此外,非神经组织如心肌、血管、肠道平滑肌等也能摄取去甲肾上腺素,即摄取-2,经摄取-2摄入组织的去甲肾上腺素很快被细胞内儿茶酚氧位甲基转移酶(COMT)和MAO所破坏。极少部分去甲肾上腺素还可从突触间隙扩散到血液,然后在肝、肾等组织被COMT和MAO所破坏。

二、传出神经系统的受体

传出神经系统受体的命名常根据能与之选择性地相结合的递质或药物而定。

(一) 胆碱受体

能选择性地与乙酰胆碱结合的受体称胆碱受体。由于其对药物的反应不同又可分为:

1. 毒蕈碱型胆碱受体(简称M受体)　能选择性与毒蕈碱(muscarine)结合的受体。主要分布在副交感神经节后纤维所支配的效应器细胞膜上。

2. 烟碱型胆碱受体(简称N受体)　能选择性地与烟碱(nicotine)结合的受体,可分为N1受体N_2受体两种亚型。N_1受体主要分布在自主神经节细胞膜,N_2受体主要分布在骨骼肌细胞膜。

（二）肾上腺素受体

1. α 肾上腺素受体(简称 α 受体)　可分为 α_1 及 α_2 两个亚型。α_1 受体主要分布于突触后膜,α_2 受体则主要分布在突触前膜。

2. β 肾上腺素受体(简称 β 受体)　可分为 β_1、β_2 及 β_3 三个亚型。β 受体主要分布在交感神经节后纤维所支配的效应器细胞膜上。

三、传出神经系统受体的效应

传出神经系统递质与相应受体结合,兴奋受体而引起不同生理效应(表 5-1)。

表 5-1　传出神经系统受体分布及效应

效应器		胆碱能神经兴奋		去甲肾上腺素能神经兴奋	
		受体	效应	受体	效应
心脏	心肌	M	收缩力减弱	β_1	收缩力加强
	传导系统	M	传导减慢	β_1	传导加快
	窦房结	M	心率减慢	β_1	心率加快
血管平滑肌	皮肤黏膜	M	舒张	α	收缩
	内脏			α、β_2	收缩、舒张
	骨骼肌	M	舒张(交感神经)	α、β_2	收缩、舒张
	冠状动脉	M	舒张	β_2	舒张
内脏平滑肌	支气管	M	收缩	β_2	松弛
	胃肠壁	M	收缩	β_2	松弛
	膀胱逼尿肌	M	收缩	β_2	松弛
	胃肠、膀胱括约肌	M	松弛	α	收缩
	胆囊与胆管	M	收缩	β_2	松弛
眼内肌	瞳孔括约肌	M	收缩		
	瞳孔开大肌			α	收缩
	睫状肌	M	收缩(近视)	β_2	松弛(远视)
代谢	糖代谢			α、β_2	肝糖原、肌糖原分解
	脂肪代谢			α、β_1	脂肪分解
自主神经节		N_1	兴奋		
肾上腺髓质		N_1	分泌		
骨骼肌		N_2	收缩	β_2	收缩

（一）胆碱能受体的效应

1. M 样作用　是激动 M 受体后所呈现的作用,表现为心脏抑制,血管扩张,瞳孔缩小、内脏平滑肌收缩,腺体分泌增加等。

2. N 样作用　是激动 N 受体所呈现的作用,表现为神经节兴奋,肾上腺髓质分泌、骨骼肌收缩。

（二）去甲肾上腺素能受体的效应

1. α 型作用　是激动 α 受体所呈现的作用,突触后膜 α 受体激动时表现为皮肤、黏膜、内脏血管收缩,瞳孔散大;突触前膜 α 受体激动时则可抑制去甲肾上腺素的释放,对递质释放起负反馈调节作用。

2. β 型作用　是激动 β 受体所呈现的作用,表现为心脏兴奋,支气管平滑肌松弛,骨骼肌血管、冠状血管扩张,脂肪糖原分解等。

机体多数器官都接受肾上腺素能神经和胆碱能神经的双重支配。在同一器官上,两种神经所产生的效应是互相拮抗的，但在中枢神经系统的调节下，其功能既是拮抗又是统一的，这种对立的统一保证了内脏器官活动的协调性。

第二节　传出神经系统药物的作用方式及分类

一、传出神经系统药物的作用方式

（一）直接作用于受体

许多传出神经系统药物可直接与胆碱受体或肾上腺素受体结合，结合后所产生的效应与神经末梢释放的递质效应相似，称为激动药（agonist）；结合后不产生或较少产生拟似递质的作用，并可妨碍递质与受体结合，产生与递质相反的作用，称为阻断药（blocker）；对激动药而言，则称为拮抗药（antagonist）。

（二）影响递质

1. 影响递质释放　某些药物如麻黄碱和间羟胺可促进去甲肾上腺素释放，而氨甲酰胆碱可促进乙酰胆碱释放，尽管它们均有直接作用于受体的作用。有些药物如可乐定和碳酸锂则可分别抑制外周和中枢去甲肾上腺素释放而产生效应。

2. 影响递质的转运和贮存　有些药物可干扰递质的转运与储存，如利舍平为典型的囊泡摄取抑制剂，从而影响去甲肾上腺素贮存于囊泡。

3. 影响递质的转化　如乙酰胆碱的体内灭活主要依赖于胆碱酯酶水解，因此胆碱酯酶抑制剂可干扰乙酰胆碱代谢，使突触间隙乙酰胆碱堆积，产生拟胆碱作用。

二、传出神经系统药物的分类

传出神经系统药物根据作用性质及对受体的选择性不同，其分类如表5-2所示。

表5-2　传出神经系统药物的分类

分类			药物
拟胆碱药	胆碱受体激动药	M、N受体激动药	乙酰胆碱
		M受体激动药	毛果芸香碱
		N受体激动药	烟碱
抗胆碱药	胆碱酯酶抑制药		新斯的明、毒扁豆碱、加兰他敏、有机磷
	胆碱受体阻断药	M受体阻断药	阿托品、东莨菪碱、山莨菪碱、溴丙胺太林
		N_1受体阻断药	美卡拉明（美加明）
		N_2受体阻断药	琥珀胆碱、筒箭毒碱
拟肾上腺素药	胆碱酯酶复活药		碘解磷定、氯解磷定
	肾上腺素受体激动药	α、β受体激动药	肾上腺素、多巴胺、麻黄碱
		α受体激动药	去甲肾上腺素、间羟胺、去氧肾上腺素
		β受体激动药	异丙肾上腺素、多巴酚丁胺、沙丁胺醇
抗肾上腺素药	肾上腺素受体阻断药	α、β受体阻断药	拉贝洛尔
		α受体阻断药	酚妥拉明、妥拉唑林、酚苄明
		β受体阻断药	普萘洛尔、噻吗洛尔、阿替洛尔、吲哚洛尔

思考题

1. 乙酰胆碱激动M受体及N受体各有哪些表现？
2. 突触后膜α受体和β受体激动时各引起哪些效应？
3. 传出神经系统药物的作用方式有哪些？

第六章

拟胆碱药和抗胆碱药

学习目标

1. 掌握掌握毛果芸香碱、新斯的明、阿托品的药理作用、临床用途、不良反应及防治。
2. 理解有机磷酸酯类中毒的机制、中毒症状、解毒药物、解毒机制、用药注意事项。
3. 了解其他拟胆碱药和抗胆碱药的作用特点和用途。

第一节　拟 胆 碱 药

拟胆碱药是一类药理作用与乙酰胆碱相似的药物，按其作用方式不同，可分为胆碱受体激动药和胆碱酯酶抑制药两大类。

一、M 胆碱受体激动药

毛果芸香碱（pilocarpine，匹鲁卡品）

是从毛果芸香属植物中提出的生物碱，也能人工合成；本品为叔胺类化合物，其水溶液稳定。

【药理作用】

能选择性地激动 M 胆碱受体，产生 M 样作用。对眼和腺体的作用最明显。

1. 眼　滴眼后能引起缩瞳、降低眼压和调节痉挛的作用。

（1）缩瞳：虹膜内有两种平滑肌，一种是瞳孔括约肌，受胆碱能神经支配，上有 M 受体分布，兴奋瞳孔括约肌 M 受体，瞳孔缩小；另一种是瞳孔开大肌，受去甲肾上腺素能神经支配，上有 α 受体分布，兴奋瞳孔开大肌上 α 受体，可使瞳孔扩大。用毛果芸香碱后，可激动瞳孔括约肌的 M 胆碱受体，瞳孔括约肌收缩，表现为瞳孔缩小。

（2）降低眼压：房水是从睫状体上皮细胞分泌及血管渗出而产生，经瞳孔流入前房，到达前房及虹膜角膜角，主要经小梁网（滤帘）流入巩膜静脉窦，最后进入血液循环（图 6-1）。毛果芸香碱可通过缩瞳作用使虹膜向中心拉紧，虹膜根部变薄，从而使处在虹膜周围部分的虹膜角膜角扩大，房水易于通过小梁网及巩膜静脉窦而进入血液循环，使眼压下降。

（3）调节痉挛：使晶状体聚焦，适于视近物的过程称为调节痉挛。眼的调节作用主要依赖于晶状体的曲度变化。晶状体囊富有弹性，受睫状小带的牵拉，而睫状小带又受睫状肌控制，睫状肌由环状和辐射状两种平滑肌纤维组成，其中以胆碱能神经支配的环状肌纤维为主。毛果芸香碱兴奋睫状肌环状肌纤维上的M受体，使睫状肌向瞳孔中心方向收缩，适合于视近物，而看远物则难以使其清晰地成像于视网膜上，故看近物清楚，看远物模糊，这种作用称为调节痉挛。

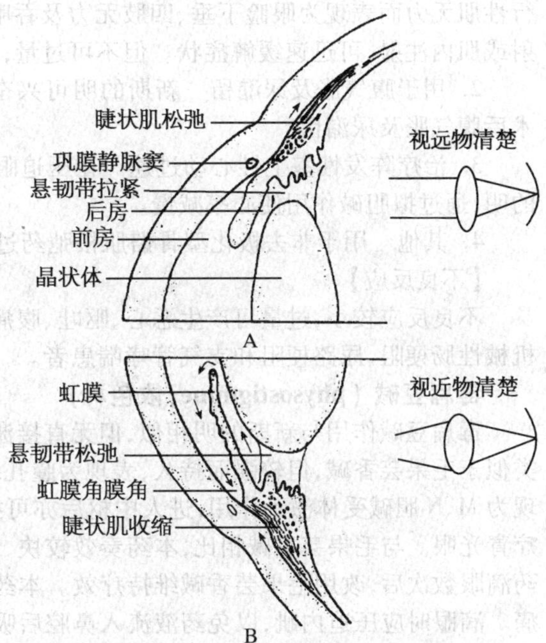

图 6-1　M 胆碱受体激动药和阻断药对眼的作用

A. 胆碱受体阻断药的作用；B. 胆碱受体激动药的作用，箭头表示房水流通及睫状肌收缩或松弛的方向

2. 腺体　毛果芸香碱（10～15 mg 皮下注射）可明显增加汗腺、唾液腺的分泌。此外，其他腺体如泪腺、胃腺、胰腺、小肠腺体和呼吸道腺体分泌亦增加。

3. 平滑肌　除兴奋眼内瞳孔括约肌和睫状肌外，本药还能兴奋肠道平滑肌、支气管平滑肌、子宫、膀胱及胆道平滑肌。

【临床用途】

1. 治疗青光眼　青光眼患者由于房水循环障碍而致眼压过高，可引起头痛、眼痛及视力减退，严重时可致失明。毛果芸香碱可改善房水循环，使房水回流增加，降低眼压从而缓解症状。常用1%～2%溶液滴眼。

2. 治疗虹膜睫状体炎　与扩瞳药交替使用，以防止虹膜睫状体炎造成的粘连。

3. 治疗阿托品类中毒　用于对抗阿托品类药物中毒时所引起的外周症状。

【不良反应及用药注意事项】

滴眼吸收过多后可引起流涎、多汗、恶心、呕吐、腹痛、腹泻、支气管痉挛和呼吸困难等，可用阿托品对抗。应教会患者正确点眼药方法，将患者下眼睑拉成环状，同时以示指按住内眦，再滴药入眼以免药液经鼻黏膜吸收入血，引起全身不良反应。

二、胆碱酯酶抑制药

胆碱酯酶抑制药与乙酰胆碱一样也能与胆碱酯酶结合，但结合较牢固，水解较慢，使胆碱酯酶活性受抑制，从而导致胆碱能神经末梢释放的乙酰胆碱堆积，产生M样作用和N样作用。按药物与胆碱酯酶结合后水解速度的快慢不同，可分为易逆性胆碱酯酶抑制药和难逆性胆碱酯酶抑制药两类。

（一）易逆性胆碱酯酶抑制药

新斯的明（neostigmine）

【体内过程】

为季铵类化合物，其溴化物口服后吸收少且不规则，新斯的明既可被血浆中的胆碱酯酶水解，亦可在肝脏代谢。不易透过血-脑屏障，无明显中枢作用，其溶液滴眼时不易透过角膜进入前房，故对眼的作用较弱。

【药理作用与机制】

新斯的明可抑制胆碱酯酶活性而发挥完全拟胆碱作用，即可激动M、N胆碱受体。其作用特点为对腺体、眼、心血管及支气管平滑肌作用弱，对骨骼肌及胃肠平滑肌兴奋作用较强，尤其对骨骼肌兴奋作用最强，因为它除通过抑制胆碱酯酶而发挥作用外，还能直接激动骨骼肌运动终板上的N_2受体以及促进神经末梢释放乙酰胆碱。

【临床用途】

1. 治疗重症肌无力　重症肌无力为神经-肌接头传递功能障碍的自身免疫性疾病，患者骨骼肌进行性肌无力而表现为眼睑下垂、四肢无力及吞咽困难，重者可致呼吸困难。可口服给药，重者皮下注射或肌内注射，可迅速缓解症状。但不可过量，否则会引起胆碱能危象，导致肌无力症状加重。

2. 用于腹气胀及尿潴留　新斯的明可兴奋胃肠平滑肌及膀胱逼尿肌，促进排气和排尿，适用于术后腹气胀及尿潴留。

3. 治疗阵发性室上性心动过速　在压迫眼球或颈动脉窦等兴奋迷走神经措施无效时，可用新斯的明，通过拟胆碱作用使心率减慢。

4. 其他　用于非去极化型骨骼肌松弛药过量中毒的解救。

【不良反应】

不良反应较小，过量可产生恶心、呕吐、腹痛、肌肉颤动等，其M样作用可用阿托品对抗。禁用于机械性肠梗阻、尿路梗阻和支气管哮喘患者。

毒扁豆碱(physostigmine，依色林)

毒扁豆碱作用与新斯的明相似，但无直接激动受体作用，可进入中枢。眼内局部应用时，其作用类似于毛果芸香碱，但较强而持久，表现为瞳孔缩小，眼压下降。吸收后外周作用与新斯的明相似，表现为M、N胆碱受体激动作用，进入中枢后亦可抑制中枢胆碱酯酶活性而产生作用。临床主要用于治疗青光眼。与毛果芸香碱相比，本药奏效较快，刺激性亦较强，长期给药时，患者不易耐受，可先用本药滴眼数次后，改用毛果芸香碱维持疗效。本药滴眼后可致睫状肌收缩而引起调节痉挛，并可出现头痛。滴眼时应压迫内眦，以免药液流入鼻腔后吸收中毒。本药全身毒性反应较新斯的明严重，大剂量给药时可致呼吸麻痹。

吡斯的明(pyridostigmine，吡啶斯的明)

吡斯的明的作用类似于新斯的明，起效缓慢，作用时间较长。主要用于治疗重症肌无力，亦可用于治疗麻痹性肠梗阻和术后尿潴留。不良反应与新斯的明相似，但M胆碱受体效应较弱。

加兰他敏(gananthamine)

加兰他敏作用与新斯的明类似，但其抑制胆碱酯酶作用较弱。可用于重症肌无力、脊髓灰白质炎后遗症等治疗，也可用于非去极化型骨骼肌松弛药过量引起的中毒。

(二) 难逆性胆碱酯酶抑制药——有机磷酸酯类

常用的杀虫药对硫磷(1605)、内吸磷(1059)、甲拌磷(3911)、敌敌畏(DDVP)、乐果，敌百虫等，均属有机磷酸酯类化合物，简称有机磷。这类药物抑制胆碱酯酶后不易水解，胆碱酯酶活性难以恢复，故毒性较大，在生产和使用过程中应加强防护。

【中毒机制】

有机磷酸酯类可经消化道、呼吸道、皮肤等处吸收，由于其与胆碱酯酶牢固结合，形成难以水解的磷酰化胆碱酯酶，使胆碱酯酶失去水解乙酰胆碱的能力，造成体内乙酰胆碱大量积聚而引起一系列中毒症状。若不及时抢救，胆碱酯酶可在几分钟或几小时内“老化”，此时即使用胆碱酯酶复活药，也难以恢复酶的活性，必须等待新生的胆碱酯酶出现，才可水解乙酰胆碱，此过程可能需要几周时间。

【中毒症状】

1. 外周症状　包括：①M样症状：是蓄积的乙酰胆碱过度地激动外周M受体而致，表现为恶心、呕吐、腹痛、腹泻、小便失禁、瞳孔缩小、视物模糊、心动过缓、出汗、呼吸道分泌物增多、肺部出现啰音、呼吸困难、发绀等；②N样症状：是蓄积的乙酰胆碱过度地激动N受体引起自主神经节兴奋、肾上腺髓质分泌增加及骨骼肌兴奋等所致，表现为血压升高、骨骼肌纤维震颤或抽搐等，骨骼肌过度兴奋后可转为麻痹。

2. 中枢症状　是由于中枢神经系统内乙酰胆碱蓄积而过度地作用于中枢胆碱受体，使中枢功能失调(先兴奋后抑制)。早期兴奋，表现为烦躁不安、失眠、瞻妄、惊厥等；后期抑制，出现昏迷、血压下降、呼吸抑制、循环衰竭。

一般而言，轻度中毒的临床表现以M样症状为主；中度中毒者同时出现M样及N样症状；重度中毒者，除M样症状及N样症状加重外，还出现明显中枢症状。

【中毒的治疗】

发现有机磷中毒后，应立即换掉沾毒的衣物，将患者撤离中毒环境，迅速采取下列相应措施进行治疗。

1. 消除毒物　对由皮肤吸收者，应用温水和肥皂清洗皮肤；对口服中毒者，应首先抽出胃液和毒物，并用2%的碳酸氢钠溶液或1%的食盐水或0.02%的高锰酸钾溶液反复洗胃，直至洗出液中无农药味，然后给予硫酸镁导泻。眼部染毒，可用2%碳酸氢钠溶液或生理盐水冲洗数分钟。敌百虫口服中毒时不用碱性溶液洗胃，因其在碱性溶液中可转化为毒性更强的敌敌畏。

2. 用解毒药物　可选用M受体阻断药与胆碱酯酶复活药(详见本章第二节)。

3. 其他措施　根据患者情况，可再配合能改善循环或维持呼吸的适当措施，缓解症状，促进康复。

第二节　抗　胆　碱　药

一、胆碱受体阻断药

(一) M受体阻断药

阿托品(atropine)

【体内过程】

口服吸收迅速，1 h后血药浓度达峰值，生物利用度为50%。半衰期为4 h，作用可维持为3～4 h。阿托品亦可经黏膜吸收，但皮肤吸收差。吸收后可广泛分布于全身组织，可透过血-脑屏障及胎盘屏障。肌内注射后12 h内有85%～88%药物经尿排出，其中原形药物约占1/3，其余为水解物和与葡萄糖醛酸结合的代谢产物。

【药理作用】

阿托品与M胆碱受体结合后，由于其本身内在活性小，一般不产生激动作用，却能阻断乙酰胆碱或胆碱受体激动药与M受体结合，竞争性地拮抗乙酰胆碱或胆碱受体激动药对M胆碱受体的激动作用。阿托品的作用广泛，各器官对之敏感性亦不同。随着剂量增加可依次出现腺体分泌减少，瞳孔扩大和调节麻痹，胃肠道及膀胱平滑肌抑制，心率加快，大剂量可出现中枢症状。

1. 抑制腺体分泌　对唾液腺与汗腺的作用最敏感，在用0.5 mg阿托品时，即可见唾液腺及汗腺分泌减少。剂量增大，抑制作用更为显著。同时泪腺及呼吸道腺体分泌也明显减少。较大剂量也减少胃液分泌，但对胃酸分泌影响较小，因胃酸分泌还受体液因素如胃泌素等的调节。

2. 对眼的作用

(1) 扩瞳：阿托品松弛瞳孔括约肌，使去甲肾上腺素能神经支配的瞳孔扩大肌功能占优势，使瞳孔扩大。

(2) 眼压升高：由于瞳孔扩大，使虹膜退向四周外缘，因而虹膜角膜角间隙变窄，阻碍房水回流入巩膜静脉窦，造成眼压升高。

(3) 调节麻痹：阿托品能使睫状肌松弛而退向外缘，从而使睫状小带拉紧，晶状体变为扁平，其折光度减低，只适合看远物，而不能将近物清晰地成像于视网膜上，造成看近物模糊不清，称为调节麻痹。

3. 松弛内脏平滑肌　此作用与内脏平滑肌的功能状态有关，对正常状态平滑肌影响较小，而对处于痉挛状态的平滑肌作用显著。对胃肠平滑肌、膀胱逼尿肌作用较好，对胆管、输尿管和支气管平滑肌作用较弱，对子宫平滑肌作用更弱。

4. 对心脏的作用　治疗量的阿托品(0.4～0.6 mg)在部分患者常可见心率短暂性轻度减慢，一般每分钟减少4～8次。这种心率减慢并不伴随血压与心排血量的变化。较大剂量的阿托品(1～2 mg)则解除迷走神经对心脏的抑制，可引起心率加快，也可拮抗迷走神经过度兴奋所致的传导阻滞和心律失常。

5. 对血管与血压的影响　治疗量阿托品对血管与血压无显著影响，主要因为许多血管缺乏胆碱能神经支配。大剂量的阿托品可引起皮肤血管舒张，扩血管作用机制未明，但与其抗 M 胆碱作用无关，可能是机体对阿托品引起的体温升高后的代偿性散热反应，也可能是阿托品直接舒血管作用。

6. 中枢神经系统　较大剂量（1 ~ 2 mg）可轻度兴奋延脑和大脑，2 ~ 5 mg 时中枢兴奋明显加强，中毒剂量（10 mg 以上）可见明显中枢中毒症状，也可由兴奋转入抑制，出现昏迷及呼吸麻痹。

【临床用途】

1. 解除平滑肌痉挛　适用于各种内脏绞痛，对胃肠绞痛，膀胱刺激症状如尿频、尿急等疗效较好，但对胆绞痛或肾绞痛疗效较差，常需与阿片类镇痛药合用。

2. 抑制腺体分泌　用于全身麻醉前给药，以减少呼吸道腺体及唾液腺分泌，防止分泌物阻塞呼吸道及吸入性肺炎的发生。也可用于严重的盗汗及流涎症。

3. 眼科　包括：①虹膜睫状体炎：0.5% ~ 1% 阿托品溶液滴眼，可松弛虹膜括约肌和睫状肌，使之充分休息，有助于炎症消退；同时还可预防虹膜与晶状体的粘连，为防止粘连尚可与缩瞳药交替作用。②验光配眼镜：眼内滴入阿托品可使睫状肌松弛，具有调节麻痹作用，此时由于晶状体固定，可准确测定晶状体的屈光度。但阿托品作用持续时间较长，其调节麻痹作用可维持 2 ~ 3 d，临床少用，由作用较弱的后马托品取代，仅在儿童验光时仍用，因儿童的睫状肌调节功能较强，需用阿托品发挥其充分的调节麻痹作用。

4. 缓慢型心律失常　阿托品可用于治疗迷走神经过度兴奋所致窦房阻滞、房室阻滞等缓慢型心律失常。在急性心肌梗死的早期，尤其是发生在下壁或后壁的急性心肌梗死，常有窦性或房室结性心动过缓，严重时可引起低血压及迷走神经张力过高，导致房室传导阻滞。阿托品可恢复心率以维持正常的心脏动力学，从而改善患者的临床症状。但阿托品剂量需谨慎调节，剂量过大则引起心率加快，而增加心肌耗氧量，并有引起室颤的危险。

5. 抗休克　对暴发型流行性脑脊髓膜炎、中毒性菌痢、中毒性肺炎等所致的感染中毒性休克患者，可用大剂量阿托品治疗，能解除血管痉挛，舒张外周血管，改善微循环。但对休克伴有高热或心率过快者，不用阿托品。

6. 解救有机磷酸酯类中毒　阿托品为治疗急性有机磷酸酯类中毒的特异性、高效能解毒药物。能迅速对抗体内乙酰胆碱的 M 样作用。应尽量早期给药，并根据中毒情况采用较大剂量，直至 M 胆碱受体兴奋症状消失或出现阿托品轻度中毒症状（阿托品化）。对中度或重度中毒患者，必须采用阿托品与胆碱酯酶复活药合用。

【不良反应】

阿托品具有多种药理作用，临床上应用其中一种作用时，其他的作用则成为副作用。常见不良反应有口干、视力模糊、心率加快、瞳孔扩大及皮肤潮红等。但随着剂量增大，其不良反应可逐渐加重，甚至出现明显中枢中毒症状，呼吸加深加快，出现谵妄、幻觉、惊厥等，严重中毒时，可由中枢兴奋转入抑制，产生昏迷和呼吸麻痹等。

【禁忌证】

青光眼及前列腺肥大者禁用阿托品，后者可能加重排尿困难。老年人慎用。

山莨菪碱（anisodamine）

山莨菪碱是我国从茄科植物唐古特莨菪中提出的生物碱，其人工合成品称 654-2，作用与阿托品相似而稍弱，但其对血管痉挛的解痉作用选择性相对较高。主要用于感染性休克，也可用于内脏平滑肌绞痛。不良反应和禁忌证与阿托品相似，但其毒性较低。

东莨菪碱（scopolamine）

东莨菪碱的外周作用与阿托品相似，仅在作用强度上略有差异，其中抑制腺体分泌作用较阿托品强，扩瞳及调节麻痹作用较阿托品稍弱，对心血管系统作用较弱。

东莨菪碱在治疗剂量时即可引起中枢神经系统抑制，表现为困倦、遗忘、疲乏、少梦、快速动眼睡眠(REM)相缩短等。此外尚有欣快作用,因此易造成药物滥用。东莨菪碱在麻醉前给药时,如患者同时伴有严重疼痛时,偶可发生与阿托品相似的兴奋不安,幻觉及谵妄等中枢症状。东莨菪碱主要用于麻醉前给药,因其不但能抑制腺体分泌,而且具有中枢抑制作用,因此优于阿托品。尚可用于晕动病,防晕作用可能与其抑制前庭神经内耳功能或大脑皮层功能有关,可与苯海拉明合用以增加疗效,本品以预防给药效果较好,如已出现晕动病的症状,如恶心、呕吐等,再用药则疗效差,也可用于妊娠呕吐及放射病呕吐。此外,东莨菪碱对帕金森病也有一定疗效,可改善患者的流涎、震颤和肌肉强直等症状,可能与其中枢抗胆碱作用有关。

禁忌证同阿托品。

后马托品(homatropine)

与阿托品比较,其扩瞳作用维持时间明显缩短,故适合于一般的眼科检查。

溴丙胺太林(propantheline bromide,普鲁本辛)

普鲁本辛是一种临床常用合成解痉药,口服吸收不完全,食物可妨碍其吸收,故宜在饭前0.5~1 h服用,作用时间约为6 h。本品对胃肠道M胆碱受体的选择性较高,治疗量即可明显抑制胃肠平滑肌,并能不同程度地减少胃液分泌。可用于胃、十二指肠溃疡、胃肠痉挛和泌尿道痉挛,也可用于遗尿症及妊娠呕吐。不良反应类似于阿托品,中毒量可因神经肌肉接头传递阻滞而引起呼吸麻痹。

(二)N_1 受体阻断药——神经节阻断药

神经节阻滞药能选择性地与神经节细胞的N胆碱受体结合,竞争性地阻滞乙酰胆碱与受体结合,使乙酰胆碱不能引起神经节细胞除极化,从而阻滞了神经冲动在神经节的传递。过去曾用于治疗高血压,但由于其不良反应多,现已少用。

(三)N_2 受体阻断药——骨骼肌松弛药

N_2 受体阻断药是一类作用于神经-肌接头膜的 N_2 胆碱受体妨碍神经冲动的传递,使骨骼肌松弛的药物,故亦称为骨骼肌松弛药,简称肌松药。按其作用机制不同,可将其分为两类,即除极化型肌松药和非除极化型肌松药。

1. 除极化型肌松药 这类药物与神经-肌肉接头后膜的 N_2 胆碱受体结合,产生与乙酰胆碱相似但较持久的除极化作用,使神经肌肉-接头后膜的N胆碱受体不能对乙酰胆碱起反应(处于不应状态),骨骼肌因而松弛。

琥珀胆碱(succinylcholine,司可林)

【药理作用】

静脉注射10~30 mg琥珀胆碱后,即可见短暂的肌束颤动,尤以胸腹部肌肉明显。1 min后即转为松弛,2 min时肌松作用最明显,5 min内作用消失。肌松作用从颈部肌肉开始,逐渐波及肩胛、腹部和四肢。肌松部位以颈部和四肢肌肉最明显面、舌、咽喉和咀嚼肌次之,而对呼吸肌麻痹作用不明显。

【临床用途】

静脉注射作用快而短暂,且本品对喉肌松弛作用较强,适用于气管内插管、气管镜、食管镜检查等短时操作,静脉滴注适用于较长时间手术。

【不良反应及用防治】

(1) 术后肌肉酸痛:琥珀胆碱产生肌松作用前有短暂肌束颤动,肌束颤动的危害是损伤肌梭,约有25%~50%患者诉说术后肩胛部、胸腹部肌肉疼痛,一般3~5 d可自愈。

(2) 血钾升高:由于肌肉持久性除极化而释放钾离子,使血钾升高。故烧伤、广泛软组织损伤、恶性肿瘤、肾功能损害及脑血管意外的患者,应禁用本药,以免产生高钾性心脏骤停。

(3) 眼压升高:药物使眼外肌短暂收缩,引起眼压升高,故禁用于青光眼、白内障晶状体摘除术。

(4) 过量可致呼吸肌麻痹:新斯的明不能对抗,故用药时必须备有呼吸机。

(5) 其他:尚有增加腺体分泌,促进组胺释放等作用;特异质反应尚可表现为恶性高热。严重肝功能不全、营养不良和电解质紊乱者慎用。

2. 非除极化型肌松药

筒箭毒碱(tubocurarine)

筒箭毒碱能与乙酰胆碱竞争神经-肌肉接头的 N_2 胆碱受体,能竞争性阻断乙酰胆碱的除极化作用,使骨骼肌松弛,其作用特点是肌松前无肌束震颤。吸入性全麻药能增加其肌松作用;胆碱酯酶抑制药可对抗其肌松作用,故过量时可用适量的新斯的明解救。临床主要用于外科麻醉辅助用药,但因药物来源有限且副作用较多,现已较少应用。

二、胆碱酯酶复活药

胆碱酯酶复活药是一类能使被有机磷酸酯类抑制的胆碱酯酶恢复活性的药物。常用药物有碘解磷定、氯解磷定和双复磷。

碘解磷定(pralidoxime iodide,解磷定)

【药理作用】

碘解磷定进人体内后,与胆碱酯酶生成磷酸化胆碱酯酶和解磷定的复合物,后者进一步裂解为磷酰化解磷定,同时胆碱酯酶游离出来,恢复其水解乙酰胆碱的活性。此外,碘解磷定也能与体内游离有机磷酸酯类直接结合,成为无毒的磷酰化碘解磷定,由尿排出,从而阻止游离的毒物继续抑制胆碱酯酶活性。

【临床用途】

本药对不同有机磷酸酯类中毒疗效存在差异,如对内吸磷、马拉硫磷和对硫磷中毒疗效较好,对敌百虫、敌敌畏中毒疗效稍差,而对乐果中毒则无效。碘解磷定对骨骼肌的作用最为明显,能迅速控制肌束颤动,对自主神经系统功能的恢复较差。对中枢神经系统的中毒症状也有一定改善作用。

由于碘解磷定不能直接对抗体内积聚的乙酰胆碱的作用,故应与阿托品合用。

【不良反应】

一般治疗量时,不良反应少见。剂量过大或静脉注射速度过快时,可产生轻度乏力、视力模糊、复视、眩晕、头痛、恶心、呕吐和心率加快等。由于本药含碘,可引起口苦、咽痛和注射部位的刺激性。

氯解磷定(pralidoxime chloride)

其药理作用和临床应用与碘解磷定相似,但溶解度较大,水溶液较稳定,可肌内注射或静脉注射给药。副作用较碘解磷定小,偶见轻度头痛、头晕、恶心、呕吐和视力模糊等。由于其使用方便,不良反应较少,临床上较为常用。

常用药物制剂与用法

1. 氯卡巴胆碱 滴眼剂:0.5% ~1.5%,滴眼用。注射剂:0.25 mg/1 ml,皮下注射,0.25 ~0.5 mg/次。

2. 硝酸毛果芸香碱 滴眼剂或眼膏:1% ~2%,滴眼,用药次数按需要决定,晚上或需要时涂眼膏。

3. 溴化新斯的明 片剂:15 mg;15 mg/次,3 次/日。

4. 甲基硫酸新斯的明 注射剂:0.5 mg/1 ml、1 mg/2 ml;皮下或肌内注射,0.25 ~1.0 mg/次,1 ~3 次/日。

5. 溴化吡啶斯的明 片剂: 60 mg;60 mg/次,3 次/日。

6. 水杨酸毒扁豆碱 滴眼剂或眼膏:0.25%,用药次数按需要决定,溶液变红色后不可用。

7. 氢溴酸加兰他敏 片剂:5 mg;10 mg/次,3 次/日。注射剂:2.5 mg/1 ml、5 mg/1 ml;肌内注射,2.5 ~10 mg/次,1 次/日。

8. 硫酸阿托品 片剂:0.3 mg;0.3 ~0.6 mg/次,3 次/日。注射剂:0.5 mg/1 ml、1 mg/1 ml、5 mg/1 ml;皮下、肌内或静脉注射,0.5 ~1 mg/次。滴眼剂:0.5%、1%;滴眼。极量:口服 1 mg/次,3 mg/d;皮下和静脉注射,2 mg/次。

9. 氢溴酸东莨菪碱 片剂:0.3 mg;0.3 ~0.6 mg/次,3 次/日。注射剂:0.3 mg/1 ml、0.5 mg/1 ml;肌内注射或皮下注射,0.3 ~0.5 mg/次。

10. 氢溴酸山莨菪碱 片剂:5 mg、10 mg;5 ~10 mg/次,3 次/日。注射剂:10 mg/1 ml、20 mg/1 ml;肌内注射或静脉注射,5 ~10 mg/次。

11. 氢溴酸后马托品　滴眼剂：1% ~ 2%，滴眼。

12. 溴丙胺太林　片剂：15 mg；15 mg/次，3 次/日。

13. 氯琥珀胆碱　注射剂：50 mg/1 ml；静脉注射，1 ~ 2 mg/kg。

14. 氯筒箭毒碱　注射剂：10 mg/1 ml；静脉注射，首次 6 ~ 9 mg，重复时用量减半。

15. 氯解磷定　注射剂：0.25 g/2 ml、0.5 g/2 ml；肌内注射或静脉注射，轻度中毒者 0.25 ~ 0.5 g/次，必要时2 h 后重复注射 1 次；中度中毒 0.75 ~ 1 g 肌内注射或静脉注射，每 2 h 可注射 0.5 g，至病情好转；重度中毒者，首次静脉注射 1 g，30 ~ 60 min 如无好转可再注射 0.75 ~ 1 g，以后改为 0.25 ~ 0.5 g/h，好转后酌情减量或停药。

16. 碘解磷定　注射剂：0.5 g/20 ml；治疗有机磷中毒用量根据中毒程度而定。

思　考　题

1. 比较毛果芸香碱与阿托品对眼的作用、作用机制及用途有何不同？
2. 阿托品的药理作用、临床用途及不良反应是什么？
3. 比较东莨菪碱和阿托品的中枢作用有何异同点？
4. 琥珀胆碱和筒箭毒碱过量中毒时是否都可用新斯的明解救？为什么？
5. 有机磷酸酯类中毒的机制、表现及治疗药物是什么？

第七章

拟肾上腺素药和抗肾上腺素药

学习目标

1. 掌握肾上腺素、异丙肾上腺素、去甲肾上腺素、多巴胺、麻黄碱的药理作用、临床用途、不良反应与防治。
2. 理解酚妥拉明和普萘洛尔的药理作用、临床用途及不良反应。
3. 了解其他拟肾上腺素药和抗肾上腺素药的作用特点和用途。

第一节　拟肾上腺素药

拟肾上腺素药是一类化学结构和药理作用与肾上腺素、去甲肾上腺素相似的药物，与肾上腺素受体结合后可激动受体，产生肾上腺素样的作用，又称肾上腺素受体激动药。根据其对肾上腺素受体的选择性不同将这类药物分为α、β受体激动药，α受体激动药和β受体激动药。

一、α、β受体激动药

肾上腺素(adrenaline,AD)

肾上腺素是肾上腺髓质的主要激素，药用肾上腺素可从家畜肾上腺提取，或人工合成。本品性质不稳定，遇光易分解，在中性及碱性液中迅速被氧化呈粉红色或棕色而失效。

【体内过程】

口服后在碱性肠液及肠黏膜和肝内易被破坏，吸收很少，不能达到有效血药浓度。皮下注射因能收缩血管，故吸收缓慢，作用维持1 h左右；肌内注射的吸收远较皮下注射为快，但作用维持较短，为10～30 min。肾上腺素在体内的摄取与代谢途径与去甲肾上腺素相似。

【药理作用】

肾上腺素能激动α和β受体，产生α型和β型作用。

1. 兴奋心脏　肾上腺素能激动心肌、传导系统和窦房结的β_1受体，使心肌收缩力加强，传导加快，心率加快，心输出量增加。肾上腺素还能舒张冠状血管，改善心肌的血液供应，作用迅速。其不利的一面是在心肌兴奋性提高的同时，促进心肌代谢，使心肌耗氧量增加，如剂量大或静脉注射过快，可引起心律失常，出现期前收缩，甚至引起心室纤颤。

2．舒缩血管　肾上腺素主要作用于小动脉及毛细血管前括约肌，对大动脉和静脉作用较弱。作用的差异取决于各部位血管平滑肌上肾上腺素受体的种类和密度，激动α受体可使皮肤黏膜、内脏血管收缩；激动β_2受体可使骨骼肌血管、冠状血管舒张；对脑和肺血管收缩作用十分微弱，有时由于血压升高而被动地舒张。

3．影响血压　皮下注射治疗量或低浓度静脉滴注时，由于心脏兴奋，心输出量增加，故收缩压升高；由于骨骼肌血管舒张作用抵消或超过了皮肤黏膜血管收缩作用的影响，故舒张压不变或下降，此时脉压差加大（图7-1）；较大剂量静脉注射时，由于缩血管反应使收缩压和舒张压均升高。此外，肾上腺素尚能作用于肾小球旁器细胞β_1受体，使肾素分泌增加，升高血压。

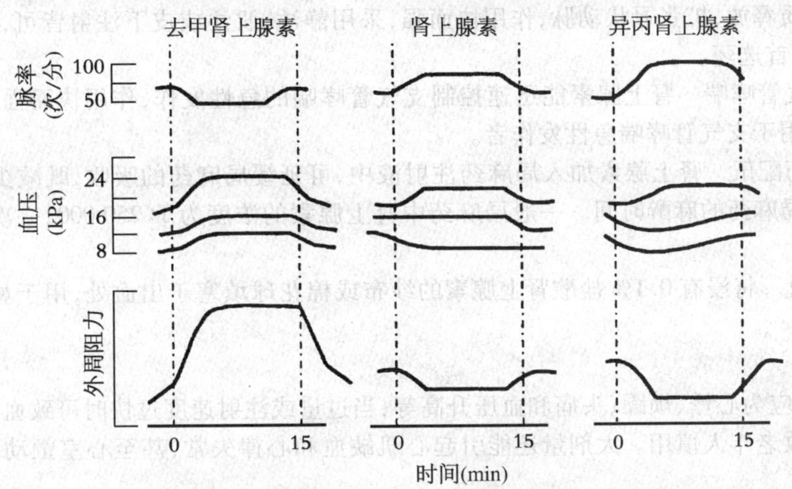

图7-1　肾上腺素受体激动药对心血管系统作用比较示意图

血压：上：收缩压；中：平均动脉压；下：舒张压

若事先给予α受体阻断药（如酚妥拉明），选择性地阻断了与血管收缩有关的α受体，取消了肾上腺素的收缩血管作用，而使β受体激动产生的血管舒张作用得以充分地表现出来，将肾上腺素的升压作用翻转为降压，这个现象称为“肾上腺素升压作用的翻转”（图7-2）。

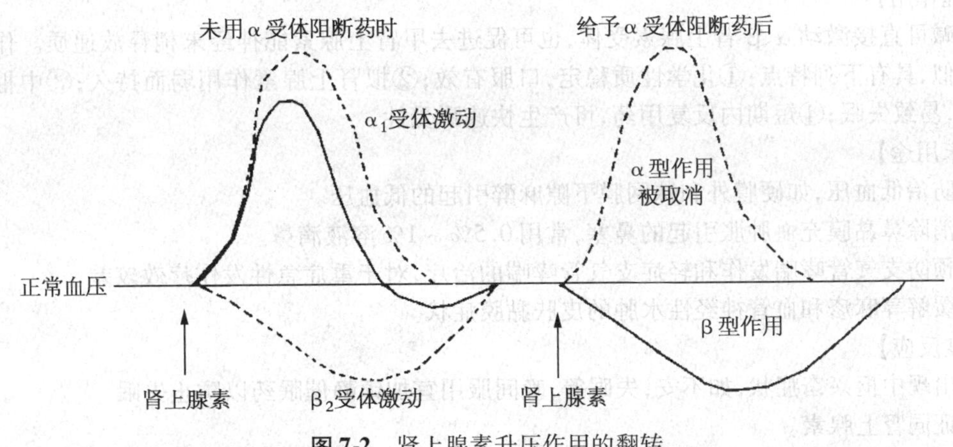

图7-2　肾上腺素升压作用的翻转

4．扩张支气管　能激动支气管平滑肌的β_2受体，发挥强大的舒张作用，使支气管扩张。并能抑制肥大细胞释放过敏性物质如组胺等，还可使支气管黏膜血管收缩，降低毛细血管的通透性，有利于消除支气管黏膜水肿。

5．促进代谢　通过激动β_2受体使糖原分解、脂肪分解，使血糖和血中游离脂肪酸含量均升高，并增加组织耗氧量。

【临床用途】

1. 抢救心脏骤停　用于溺水、麻醉和手术过程中的意外、药物中毒、传染病和心脏传导阻滞等所致的心脏骤停。对电击所致的心脏骤停也可用肾上腺素配合心脏除颤器或利多卡因等除颤，一般用心室内注射，同时必须进行有效的人工呼吸、心脏挤压和纠正酸中毒等。

2. 过敏性休克　药物或输液等引起的过敏性休克，因小血管扩张和毛细血管通透性增强，引起循环血量降低，血压下降，同时伴有支气管平滑肌痉挛，出现呼吸困难等症状。肾上腺素激动 α 受体，收缩小动脉和毛细血管前括约肌，降低毛细血管的通透性；激动 β 受体可改善心功能，缓解支气管痉挛，减少过敏介质释放，扩张冠状动脉，作用快而强，采用静注、肌注或皮下注射皆可，应用方便，为治疗过敏性休克的首选药。

3. 治疗支气管哮喘　肾上腺素能迅速控制支气管哮喘的急性发作，作用快而强，但由于本品不良反应严重，仅用于支气管哮喘急性发作者。

4. 与局麻药配伍　肾上腺素加入局麻药注射液中，可延缓局麻药的吸收，既减少吸收中毒的可能性，又可延长局麻药的麻醉时间。一般局麻药中肾上腺素的浓度为 1∶250 000，一次用量不要超过 0.3 mg。

5. 局部止血　将浸有 0.1% 盐酸肾上腺素的纱布或棉花球填塞于出血处，用于鼻黏膜和牙龈出血等。

【不良反应】

主要不良反应为心悸、烦躁、头痛和血压升高等，当过量或注射速度过快时可致血压剧升，有发生脑出血的危险，故老年人慎用。大剂量还能引起心肌缺血和心律失常，甚至心室颤动，故应严格掌握剂量。

【禁忌证】

禁用于高血压、脑动脉硬化、器质性心脏病、糖尿病和甲状腺功能亢进症等。

麻黄碱(ephedrine)

麻黄碱是从中药麻黄中提取的生物碱，2 000 年前的《神农本草经》即有麻黄能“止咳逆上气”的记载；麻黄碱现已人工合成，性质稳定。

【药理作用】

麻黄碱可直接激动 α、β 肾上腺素受体，也可促进去甲肾上腺素能神经末梢释放递质。作用与肾上腺素相似，具有下列特点：①化学性质稳定，口服有效；②拟肾上腺素作用弱而持久；③中枢兴奋作用较显著，易致失眠；④短期内反复用药，可产生快速耐受性。

【临床用途】

(1) 防治低血压，如硬膜外和蛛网膜下隙麻醉引起的低血压。

(2) 消除鼻黏膜充血肿胀引起的鼻塞，常用 0.5% ~1% 溶液滴鼻。

(3) 预防支气管哮喘发作和轻症支气管哮喘的治疗，对于重症急性发作疗效较差。

(4) 缓解荨麻疹和血管神经性水肿的皮肤黏膜症状。

【不良反应】

有时出现中枢兴奋症状，如不安，失眠等，晚间服用宜加镇静催眠药以防止失眠。

禁忌证同肾上腺素。

多巴胺(dopamine，DA)

多巴胺是去甲肾上腺素生物合成的前体，药用的是人工合成品。

【体内过程】

口服后易在肠和肝中破坏而失效，在体内迅速经 MAO 和 COMT 催化而代谢失效，故作用时间短暂，一般采用静脉滴注给药；因多巴胺不易透过血-脑屏障，故无中枢作用。

【药理作用】

多巴胺主要激动α、β和多巴胺受体。

1. 心脏 多巴胺可作用于心脏β_1受体,使心肌收缩力加强,心输出量增加。一般剂量对心率影响不明显,较少引起心悸和心律失常,但大剂量可使心率加快。

2. 血管和血压 多巴胺可激动血管平滑肌的α受体和多巴胺受体。小剂量以激动多巴胺受体为主,使肾、肠系膜血管和冠状血管舒张;大剂量以激动α受体为主,导致血管收缩,外周阻力增加,血压升高。

3. 肾脏 多巴胺在低浓度时能舒张肾血管,使肾血流量增加,肾小球的滤过率也增加,用大剂量时,可使肾血管明显收缩;此外多巴胺还具有排钠利尿作用。

【临床用途】

1. 抗休克 用于各种休克,如感染中毒性休克、心源性休克及出血性休克等,尤其适用于伴肾功能衰竭的休克患者。用药时需注意补充血容量,纠正酸中毒。

2. 急性肾衰竭 与利尿药合并应用于急性肾衰竭。

【不良反应】

一般较轻,偶见恶心、呕吐。如剂量过大或滴注太快可出现心动过速,心律失常和肾血管收缩引致肾功能下降等,一旦发生,应减慢滴注速度或停药。

二、α受体激动药

去甲肾上腺素(noradrenaline,NA)

是体内去甲肾上腺素能神经的递质,也可由肾上腺髓质少量分泌。药用的是人工合成品,化学性质不稳定,常用其重酒石酸盐。

【体内过程】

在肠内易被碱性肠液破坏,皮下注射时,因血管剧烈收缩,不仅吸收很少,且易发生局部组织坏死,故禁止皮下及肌内注射,宜静脉给药;进入体内后迅速被COMT和MAO破坏而失活,故作用短暂,静脉注射后仅维持几分钟,一般采用静脉滴注给药以维持有效血药浓度。

【药理作用】

对α受体具有强大激动作用,对心脏β_1受体作用较弱,对β_2受体几无作用。

1. 收缩血管 通过激动血管的α受体而较普遍地使血管收缩,但使冠状血管舒张,这主要是心脏兴奋、心肌的代谢产物腺苷增加所致。

2. 兴奋心脏 激动心脏的β_1受体可兴奋心脏,但作用较肾上腺素为弱。用于整体时因血压升高反射性地兴奋迷走神经而减慢心率的效应超过其直接加快心率的作用,故可使心率减慢。

3. 升高血压 心脏兴奋使收缩压升高,血管收缩使外周阻力明显增高,故收缩压和舒张压都升高(见图7-1),其升压作用强,不被α受体阻断药所翻转。

【临床用途】

1. 抗休克 主要用于神经性休克早期血压骤降时,用小剂量去甲肾上腺素短时间静脉滴注,以保证心、脑等重要器官的血液供应。也用于休克经补足血容量后血压仍不能回升者或外周阻力明显降低及心输出量减少者。去甲肾上腺素的应用仅是暂时措施,如长时间或大剂量应用使动脉血压增加过高时,心输出量的增加反而不明显甚至下降,可扩大心肌梗死范围,并加重微循环障碍。

2. 制止上消化道出血 取本品1~3 mg适当稀释后口服,可使食管或胃黏膜血管收缩,产生止血效果。

【不良反应及防治】

1. 局部组织缺血坏死 静脉滴注时间过长、浓度过高或药液漏出血管,可引起局部缺血坏死,如发现外漏或注射部位皮肤苍白,应停止注射或更换注射部位,进行热敷,并用普鲁卡因或α受体阻断药如酚妥拉明作局部浸润注射,以对抗去甲肾上腺素的缩血管作用,防止组织坏死。

2. 急性肾衰竭　滴注时间过长或剂量过大,可使肾脏血管剧烈收缩,产生少尿、无尿和肾实质损伤,故用药期间尿量至少保持在每25 ml/h以上。

【禁忌证】

禁用于高血压、动脉硬化症、器质性心脏病及少尿、无尿、严重微循环障碍的患者。

间羟胺(metaraminol,阿拉明)

间羟胺主要激动α受体,对β_1受体作用较弱,也能促进肾上腺素能神经末梢释放递质,连续用药可产生快速耐受性。与肾上腺素相比,其收缩血管、升高血压作用弱而持久;不易引起心律失常和少尿;给药方便,可肌内注射或静脉注射。临床上作为去甲肾上腺素的代用品,用于各种休克早期。

去氧肾上腺素(phenylephrine,新福林)

去氧肾上腺素是人工合成品,作用机制与间羟胺相似,主要激动α_1受体,作用与去甲肾上腺素相似但较弱,一般剂量时少具或不具β型作用。在产生与去甲肾上腺素相似的收缩血管升高血压的作用时,使肾血流的减少比去甲肾上腺素更为明显。作用维持时间较久,除可静脉滴注外也可肌内注射,可用于防治脊椎麻醉或全身麻醉的低血压;由于明显减少肾血流量,现已很少用于抗休克。

去氧肾上腺素还能兴奋瞳孔扩大肌的α_1受体,使瞳孔扩大,作用较阿托品弱,持续时间较短,一般不引起眼压升高(老年人前房角狭窄者可能引起眼压升高)。用其1%~2.5%溶液滴眼,在眼底检查时作为快速短效的扩瞳药。

三、β受体激动药

异丙肾上腺素(isoprenaline)

【体内过程】

口服易在肠黏膜与硫酸基结合而失效,气雾剂吸入给药作用较快,2~5 min起效,维持0.5~2 h。吸收后主要在肝及其他组织中被COMT所代谢,不易透过血-脑屏障。异丙肾上腺素较少被MAO代谢,也较少被去甲肾上腺素能神经所摄取,因此其作用维持时间较肾上腺素、去甲肾上腺素略长。

【药理作用】

对β受体有很强的激动作用,对β_1和β_2受体选择性很低。

1. 对心脏的作用　对心脏β_1受体具有强大的激动作用,与肾上腺素相比,异丙肾上腺素加快心率、加速传导的作用较强,心肌耗氧量明显增加,对窦房结有显著兴奋作用,也能引起心律失常,但较少产生心室颤动。

2. 对血管和血压的影响　激动β_2受体,对血管有舒张作用,主要是使骨骼肌血管舒张,对肾血管和肠系膜血管舒张作用较弱,对冠状血管也有舒张作用,也有增加组织血流量的作用。因心脏兴奋、心输出血量增加而血管扩张外周阻力下降,故收缩压升高而舒张压下降,脉压增大,平均动脉压下降(见图7-1)。

3. 舒张支气管平滑肌　可激动β_2受体,舒张支气管平滑肌,作用比肾上腺素略强,也具有抑制组胺等过敏性物质释放的作用。但对支气管黏膜的血管无收缩作用,故消除黏膜水肿的作用不如肾上腺素。久用可产生耐受性。

4. 其他　促进脂肪和糖原分解,升高血中游离脂肪酸、升高血糖,能增加组织的耗氧量;不易透过血-脑屏障,中枢兴奋作用微弱。

【临床用途】

1. 支气管哮喘　用于控制支气管哮喘急性发作,舌下或喷雾给药,疗效快而强。

2. 房室传导阻滞　用于Ⅱ、Ⅲ度房室传导阻滞,舌下含药,或静脉滴注给药。

3. 心脏骤停　适用于溺水、麻醉意外、电击、高度房室传导阻滞或窦房结功能衰竭而并发的心脏停止,常与去甲肾上腺素或间羟胺合用作心室内注射。

4. 感染性休克　适用于中心静脉压高、心排血量低的感染性休克，但要注意补足血容量。

【不良反应】

常见的有心悸、头晕。用药过程中应注意控制心率。在支气管哮喘患者，已具缺氧状态，加以用气雾剂剂量不易掌握，如剂量过大，可致心肌耗氧量增加，易引起心律失常，可产生心动过速及心室颤动。禁用于冠心病、心肌炎和甲状腺功能亢进症等。

多巴酚丁胺（dobutamine）

能选择性地激动 β_1 受体，对 β_2 受体和 α 受体作用较弱，能加强心肌收缩力，但心率加快不显著，对血管作用较弱。口服无效，必须静脉滴注给药，短期治疗心脏手术后心排血量低的休克及心肌梗死并发心功能不全者，连续用药可产生快速耐受性。梗阻型肥厚性心肌病患者禁用，心房颤动患者禁用。

沙丁胺醇（salbutamol，嗽必妥）

对 β_2 受体作用强于 β_1 受体，兴奋心脏作用仅为异丙肾上腺素的1/10。主要用于支气管哮喘的治疗（详见第二十三章第三节）。

克仑特罗（clenbuterol，克喘素）

为强效选择性 β_2 受体激动剂，松弛支气管平滑肌作用为沙丁胺醇的100倍。主要用于支气管哮喘的治疗（详见第二十三章第三节）。

利托君（ritodrine）

主要激动子宫 β_2 受体，使子宫平滑肌松弛，用于防治早产（详见第二十四章第二节）。

第二节　抗肾上腺素药

抗肾上腺素药能阻断肾上腺素受体从而拮抗去甲肾上腺素能神经递质或肾上腺素受体激动药的作用，故又称肾上腺素受体阻断药。这类药物按对 α 和 β 肾上腺素受体选择性的不同，分为 α 受体阻断药和 β 受体阻断药。

一、α 受体阻断药

酚妥拉明（phentolamine，立其丁）

为短效 α 受体阻断药。

【体内过程】

生物利用度低，口服作用强度仅为注射给药的20%，口服后30 min血药浓度达峰值，作用维持约3～6 h；肌内注射作用维持30～45 min，大多以无活性的代谢物从尿中排泄。

【药理作用】

1. 对血管的作用　能阻断 α 受体和直接舒张血管，大剂量导致血压下降，肺动脉压和外周血管阻力降低。

2. 对心脏的作用　对心脏有兴奋作用，使心收缩力加强，心率加快，心输出血量增加；这种兴奋作用部分由血管舒张、血压下降反射地引起，部分是阻断神经末梢突触前膜 α_2 受体，从而促进去甲肾上腺素释放的结果。偶可致心律失常。

3. 其他　拟胆碱作用，使胃肠平滑肌兴奋；组胺样作用，使胃酸分泌增加，皮肤潮红等。

【临床用途】

（1）用于外周血管痉挛性疾病（如肢端动脉痉挛性疾病）及血栓闭塞性脉管炎的治疗。

（2）在静脉滴注去甲肾上腺素发生外漏时，可用本品5 mg溶于10～20 ml生理盐水中，作皮下浸润注射。也用于肾上腺素等拟交感胺过量所致高血压。

（3）用于肾上腺嗜铬细胞瘤的诊断和此病骤发时的高血压危象以及手术前的准备。

(4) 用于抗休克,能使心输出量增加,血管舒张,外周阻力降低,从而改善休克状态时的内脏血液灌注,解除微循环障碍。并能降低肺循环阻力,防止肺水肿的发生,但给药前必需补足血容量。

(5) 治疗其他药物无效的急性心肌梗死及充血性心力衰竭,应用酚妥拉明扩张血管,降低外周阻力,使心脏后负荷明显降低,左室舒张末期压与肺动脉压下降,心排血量增加,心力衰竭得以减轻。

【不良反应及禁忌证】

常见的反应有低血压,尤其是直立性低血压,一旦发生可用去甲肾上腺素升压,但禁用肾上腺素(因其升压效应可被酚妥拉明翻转);拟胆碱作用和组胺样作用可致的腹痛、腹泻、呕吐和诱发消化性溃疡。

低血压、严重动脉硬化、心脏器质性损害、肾功能减退者禁用。

妥拉唑啉(toalzoline,苄唑啉)

对α受体阻断作用与酚妥拉明相似,但较弱,而组胺样作用和拟胆碱作用较强。主要用于血管痉挛性疾病的治疗,局部浸润注射用于处理去甲肾上腺素静脉滴注时药液外漏。不良反应与酚妥拉明相同,但发生率较高。

酚苄明(phenoxybenzamine,苯苄胺)

为人工合成的长效α受体阻断药,口服有20%～30%吸收,因刺激性强,不作肌内或皮下注射仅作静脉注射,与α受体牢固结合,作用强大而持久,一次用药作用可维持3～4 d。能舒张血管降低外周阻力,用于外周血管痉挛性疾病,也可用于休克和嗜铬细胞瘤的治疗。不良反应常见的有体位性低血压,心悸和鼻塞;口服可致恶心,呕吐等。

哌唑嗪(prazosin)

哌唑嗪选择性地阻断α_1受体而对α_2受体的阻断极少,因此不促进去甲肾上腺素的释放,加快心率的副作用较轻,口服有效。近年合成不少哌唑嗪的衍生物,成为一类新型降压药,将在第十九章中叙述。

二、β受体阻断药

β受体阻断药能与去甲肾上腺素能神经递质或肾上腺素受体激动药竞争β受体从而拮抗其β型拟肾上腺素的作用。此类药物品种繁多,常用的有普萘洛尔(propranolol)、吲哚洛尔(pindolol)、阿替洛尔(atenolol)、美托洛尔(metoprolol)、醋丁洛尔(acebutolol)、拉贝洛尔(labetolol)等。

【药理作用】

1. β受体阻断作用

(1) 心血管系统:由于阻断心脏β_1受体,可使心率减慢,心收缩力减弱,心输出量减少,心肌耗氧量下降,血压降低。其降压作用机制尚与阻断肾小球旁细胞β_1受体,减少肾素释放因而抑制肾素-血管紧张素-醛固酮系统有关。

(2) 支气管平滑肌:β受体阻断药能阻断支气管平滑肌的β_2受体,使支气管平滑肌收缩而增加呼吸道阻力,但这种作用较弱,对正常人影响较少,对支气管哮喘的患者,可诱发或加重哮喘的急性发作。选择性β_1受体阻断药此作用较弱。

(3) 代谢:抑制糖原和脂肪的分解,但β受体阻断药会掩盖低血糖症状如心悸等,从而延误低血糖的及时察觉。

2. 内在拟交感活性　有些β受体阻断药,在与β受体结合阻断其效应时,尚有一定激动的作用,称内在拟交感活性(intrinsic sympathomimetic activity,ISA)。由于这种作用较弱,常被其β受体阻断作用所掩盖。

3. 膜稳定作用　有些β受体阻断药具有局部麻醉作用和奎尼丁样的膜稳定作用,是由于其降低细胞膜对离子的通透性所致,但对人体心肌细胞的膜稳定作用需在高于临床有效血浓度几十倍时才能发挥,一般认为这一作用在常用量时与其治疗作用的关系不大。

4. 其他　β受体阻断药尚有降低眼压作用,可能与减少房水的生成有关;普萘洛尔有抗血小板聚集作用。

【临床用途】

1. 心律失常　对多种原因引起的过速型心律失常有效,如窦性心动过速,全身麻醉药或拟肾上腺素药引起的心律失常等。

2. 心绞痛和心肌梗死　对心绞痛有良好的疗效;对心肌梗死,长期应用可降低复发和猝死率,用量比抗心律失常的剂量要大。

3. 高血压　能使高血压患者的血压下降,伴有心律减慢,是治疗高血压的一线药物,可单独使用,也可与利尿药、钙通道阻滞药等联合用药。

4. 其他　辅助治疗甲状腺功能亢进及甲状腺中毒危象,能消除焦虑,对心动过速和心律失常等症状有效,并能降低基础代谢率。也用于嗜铬细胞瘤和肥厚型心肌病,普萘洛尔可用于偏头痛,肌震颤,肝硬化所致的上消化道出血等。噻吗洛尔常局部用药治疗青光眼,降低眼压。

【不良反应】

一般的不良反应如恶心、呕吐、轻度腹泻等消化道症状,停药后迅速消失。偶见过敏反应如皮疹、血小板减少等。

1. 心脏功能抑制　严重不良反应为急性心力衰竭,有时可突然出现,可能与个体差异有关。

2. 诱发或加剧支气管哮喘　由于阻断β_2受体而增加呼吸道阻力。

3. 反跳现象　长期应用β受体阻断药后突然停药,可使原来病症加剧。其机制与受体向上调节有关,因此长期用药者应逐渐减量直至停药。

4. 外周血管收缩和痉挛　可引起间歇跛行或雷诺病、四肢发冷、双足剧痛、甚至脚趾溃烂和坏死。

【禁忌证】

禁用于心功能不全、窦性心动过缓、重度房室传导阻滞和支气管哮喘等患者,慎用于心肌梗死患、肝功能不良者。

常用药物制剂与用法

1. 盐酸肾上腺素　注射剂:0.5 mg/0.5 ml、1 mg/1 ml;皮下或肌内注射:0.25 ~ 1 mg/次,必要时可稀释后静脉滴注或心室内注射。极量:皮下注射 1 mg/次。

2. 盐酸麻黄碱　片剂:15、25、30 mg; 15 ~ 30 mg/次,3 次/日。极量:60 mg/次,150 mg/d; 小儿 0.5 ~ 0.75 mg/kg。注射剂:30 mg/1 ml,皮下或肌内注射,15 ~ 30 mg/次,45 ~ 60 mg/d。极量:60 mg/次,150 mg/d。

3. 盐酸多巴胺　注射剂:20 mg/2 ml;20 mg/次,以氯化钠注射液或 5% 葡萄糖注射液稀释后静脉滴注。极量,0.02 mg/kg。

4. 重酒石酸去甲肾上腺素　注射剂:2 mg(相当于去甲肾上腺素 1 mg)/1 ml,10 mg(相当于去甲肾上腺素 5 mg)/2 ml,常用本品 2 mg 加入 5% 葡萄糖注射液 500 ml 中,静脉滴注,0.004 ~ 0.008 mg/min。

5. 重酒石酸间羟胺　注射剂:10 mg 间羟胺(相当于重酒石酸间羟胺 19 mg)/1 ml、50 mg 间羟胺(相当于重酒石酸间羟胺 95 mg)/5 ml;10 ~ 20 mg/次,小儿 0.1 mg/kg,肌内注射;亦可 10 ~ 40 mg/次,加入氯化钠注射液或 5% 葡萄糖注射液稀释后缓慢静脉滴注。静滴极量 100 mg/次。

6. 盐酸去氧肾上腺素　注射剂:10 mg/1 ml;肌内注射,2 ~ 5 mg/次,静脉滴注,10 ~ 20 mg/次,稀释后缓慢静滴。极量,肌注 10 mg/次,静滴 0.18 mg/min。

7. 盐酸异丙肾上腺素　注射剂:1 mg/2 ml; 0.5 ~ 1 mg/次,稀释后缓慢静脉滴注,0.000 5 ~ 0.002 mg/min。气雾剂,0.25% 气雾剂喷雾吸入,0.1 ~ 0.4 mg/次。极量,0.4 mg/次,2.4 mg/d。

8. 甲磺酸酚妥拉明　注射剂:5 mg/1 ml、10 mg/1 ml;肌内注射或静脉注射,5 mg/次。

9. 盐酸妥拉唑啉　片剂:25 mg;25 mg/次,3 次/日。注射剂:25 mg/1 ml; 25 mg/次,肌内注射。

10. 盐酸酚苄明　片剂:10 mg;10 ~ 20 mg/次,2 次/日。注射剂:10 mg/1 ml;静脉注射,一日 0.5 ~ 1 mg/ kg。静滴(抗休克):一次 0.5 ~ 1 mg/ kg,加入 5% 葡萄糖注射液稀释后滴注。

11. 盐酸普萘洛尔　片剂：10 mg；10～30 mg/次，3～4 次/日。注射剂：5 mg/5 ml；2.5～5 mg/次，液稀释后静脉滴注。

12. 马来酸噻吗洛尔　滴眼剂：12.5 mg/5 ml、25 mg/5 ml；滴眼，1 滴/次，2 次/d。

13. 酒石酸美托洛尔　胶囊剂：50 mg；50～100 mg/次，100～200 mg/d。

14. 吲哚洛尔　片剂：1、5 mg；5～10 mg/次，3 次/日。

15. 阿替洛尔　片剂：25、50 mg、100 mg；50～100 mg/次，1～2 次/日。

16. 拉贝洛尔　片剂：100 mg；100 mg/次，2～3 次/日。

思 考 题

1. 肾上腺素的药理作用、临床应用、不良反应及禁忌证有哪些？
2. 去甲肾上腺素静脉滴注可引起哪些不良反应，如何防治？
3. 试比较肾上腺素、去甲肾上腺素、异丙肾上腺素对心脏、血管、血压的作用。
4. 可治疗支气管哮喘的肾上腺素受体激动药有哪些，各有何特点？
5. 注射酚妥拉明后引起的直立性低血压能否用肾上腺素对抗，为什么？
6. β 受体阻断药的药理作用、临床应用、不良反应及禁忌证有哪些？

第八章

局部麻醉药

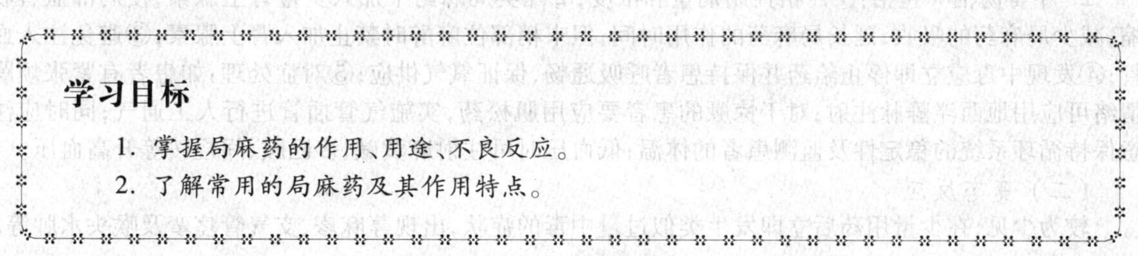

学习目标

1. 掌握局麻药的作用、用途、不良反应。
2. 了解常用的局麻药及其作用特点。

局部麻醉药(local anaesthetics)简称局麻药,是一类应用在神经末梢或神经干周围,能可逆性地阻断神经冲动的产生和传导,在意识清醒的情况下使患者局部感觉暂时性消失,有利于手术等操作进行的药物。局麻作用消失后,神经功能可完全恢复,对各类组织无损伤性影响。

一、药理作用与作用机制

局麻药在低浓度时就能阻断感觉神经冲动的产生和传导,较高浓度时可麻醉植物神经和运动神经。一般细的无髓鞘神经纤维比粗的有髓鞘的纤维对局麻药的作用更敏感。在局麻药作用下,痛觉先消失,其次是冷觉、温觉、触觉和压觉;神经冲动传导的恢复则是按相反的顺序进行。

局麻药主要是作用于神经细胞膜内侧的 Na^+ 通道,抑制 Na^+ 内流,阻止动作电位的产生和神经冲动的传导,而产生麻醉作用。局麻药阻滞 Na^+ 内流的作用具有活动依赖性,开放的通道数目越多,其阻滞作用越强,因此对于兴奋状态的神经的麻醉作用较静息状态的神经更明显。

二、局麻药的临床用途

1. 表面麻醉(surface anaesthesia)　将穿透性较强的局麻药喷洒或涂抹于黏膜表面,使黏膜下神经末梢麻醉。主要用于口腔、鼻、喉、咽、眼睛、生殖泌尿道等浅表手术的麻醉。

2. 浸润麻醉(infiltration anaesthesia)　将局麻药注射于手术部位的皮下或深部组织中,使这些部位的感觉神经末梢受到浸润后产生麻醉。常用于浅表的小手术,如脓肿切开引流。

3. 传导麻醉(conduction anaesthesia)　是将局麻药注入外周神经干或神经丛周围,阻断神经冲动传导,使该神经所支配的区域产生麻醉。常用于四肢及口腔手术。

4. 蛛网膜下隙麻醉(subarachnoid anaesthesia,脊髓麻醉或腰麻)　是将局麻药溶液注入蛛网膜下隙,麻醉该部位的脊神经根,首先被阻断的是交感神经纤维,其次是感觉纤维,最后是运动纤维。常用于下腹部和下肢手术。脊髓麻醉的主要危险是呼吸麻痹和血压下降,可取轻度的头低位(10°~15°)

或预先用麻黄碱预防。

5. 硬膜外麻醉(epidural anaesthesia) 是将药液注入硬脊膜外腔,以麻醉附近的脊神经根。由于硬膜外腔不与颅腔相通,药液不会扩散至脑组织,不易引起呼吸麻痹。用于范围广的手术,如胸、腹部手术。

三、不良反应及防治

(一) 中毒反应

中毒反应是由于给药剂量过大或浓度过高或误注入血管引起的,可致急性中毒。

1. 中毒表现 包括:①中枢神经系统:局麻药对中枢神经系统的作用是先兴奋后抑制,表现为眩晕、烦躁不安、肌肉震颤、焦虑、甚至惊厥,继而转入抑制,因呼吸衰竭而死亡;②心血管系统:局麻药可抑制心脏,降低心肌兴奋性,使心肌收缩力减弱、传导减慢和不应期延长,最后抑制房室传导,可致心跳停止,一般在呼吸停止后才出现。

2. 中毒防治 包括:①严格控制剂量和浓度;②酯类局麻药中加入少量肾上腺素,使局部血管收缩,减少局麻药的吸收,延长局麻药的作用时间,但末梢部位麻醉时禁止加入肾上腺素;③避免注入血管;④发现中毒应立即停止给药并保持患者呼吸通畅,保证氧气供应;⑤对症处理:如患者有紧张烦躁情绪可应用地西泮静脉注射;对于惊厥的患者要应用肌松药,实施气管插管进行人工通气;同时应注意保持循环系统的稳定性及监测患者的体温;低血压时可注射麻黄碱、多巴胺、间羟胺等升高血压。

(二) 变态反应

较为少见,在少量用药后立即发生类似过量中毒的症状,出现荨麻疹、支气管痉挛及喉头水肿等。

四、常用的局麻药

普鲁卡因(procaine,奴佛卡因)

普鲁卡因属短效酯类局麻药,起效较慢,作用时间短,但毒性相对较小。对黏膜的穿透力弱,一般不用于表面麻醉,常局部注射用于浸润麻醉、传导麻醉、蛛网膜下隙麻醉和硬膜外麻醉。有时可引起过敏反应,故用药前应做皮肤过敏试验,过敏者用利多卡因代替。

利多卡因(lidocaine,赛罗卡因)

利多卡因属酰胺类药物,是目前应用最多的局麻药。与相同浓度的普鲁卡因相比,利多卡因起效快,作用强而久,穿透力也较强,安全范围较大,可用于各种局麻方法,有全能麻醉药之称,主要用于传导麻醉和硬膜外麻醉,也可用于心律失常的治疗。

丁卡因(tetracaine,地卡因)

丁卡因化学结构与普鲁卡因相似,但稳定性差,不宜久贮。局麻作用比普鲁卡因约强 10 倍,吸收后毒性也相应增加。穿透力强,作用迅速,适用于黏膜表面麻醉,无收缩血管、扩瞳及角膜损伤等不良反应。也可与短效的利多卡因和普鲁卡因合用于传导麻醉和硬膜外麻醉,可使作用加快,时效延长。因毒性大,且发生率高,故一般不用于浸润麻醉。

布比卡因(bupivacaine,麻卡因)

布比卡因为强效、长效局麻药,其黏膜穿透力及扩散力较弱,不适宜表面麻醉,可用于浸润麻醉、传导麻醉和硬膜外麻醉。与等效剂量利多卡因相比,可产生更严重的心脏毒性。

依替卡因(etidocaine)

依替卡因为利多卡因的衍生物,作用时间比布比卡因长,起效迅速,对运动神经阻滞较感觉神经更为显著。主要适用于浸润麻醉,传导麻醉和硬膜外麻醉。

常用药物制剂与用法

1. 盐酸普鲁卡因 注射剂:25 mg/10 ml、50 mg/10 ml、40 mg/2 ml;浸润麻醉用 0.5% ~1% 等渗液,传导麻醉、腰麻和硬膜外麻醉均可用 2% 溶液,一次极量 1 000 mg,蛛网膜下隙阻滞麻醉一次不超过 200 mg。

2. 盐酸利多卡因　注射剂:200 mg/10 ml、400 mg/20 ml;表面麻醉、硬膜外麻醉用1% ~2%溶液,局部浸润麻醉用0.25% ~0.5%溶液。极量,一次500 mg;腰麻不宜超过100 mg。

3. 盐酸丁卡因　注射剂:50 mg/5 ml;表面麻醉用0.25% ~1%溶液,传导麻醉、腰麻和硬膜外麻醉均可用0.2%溶液,腰麻不宜超过6 mg。

4. 盐酸布比卡因　注射剂:12.5 mg/5 ml、37.5 mg/5 ml;浸润麻醉用0.25%溶液,传导麻醉用0.25% ~0.5%溶液,硬膜外麻醉用0.5% ~0.75%溶液;极量, 200 mg/次, 400 mg/d。

5. 依替卡因　注射剂:神经阻滞浓度为0.5%,硬膜外阻滞浓度为0.5% ~1.0%,一次用量可达300 mg。

思 考 题

1. 请简述局麻药的药理作用、临床应用、不良反应及其防治方法。
2. 常用局麻药有哪些?它们的作用特点分别是什么?

第三篇

作用于中枢神经系统药

第九章

镇静催眠药

学习目标

1. 掌握地西泮的作用、临床用途、不良反应及防治。
2. 理解氯氮䓬、氟西泮、硝西泮、氯硝西泮、三唑仑等苯二氮䓬类药物的作用特点。
3. 了解巴比妥类药物的分类、特点、用途及中毒的抢救措施。

镇静催眠药是一类通过抑制中枢神经系统缓解过度兴奋和产生近似生理性睡眠的药物。能使躁动不安、兴奋激动转为情绪安静的药物称为镇静药,能引起近似生理性睡眠的药物称为催眠药。镇静药和催眠药之间并无明显界线,小剂量呈现镇静作用,较大剂量可出现催眠作用。某些镇静催眠药(如巴比妥类)尚可引起麻醉作用,加大剂量可引起急性中毒,甚至致死。

常用的镇静催眠药分为:①苯二氮䓬类,如地西泮、硝西泮等;②巴比妥类,如苯巴比妥、异戊巴比妥等;③其他类,如水合氯醛等。

第一节 苯二氮䓬类

苯二氮䓬类(benzodiazepine,BDZ 或 BZ)药物除具有镇静、催眠作用外,尚可改善患者的焦虑不安、紧张、恐惧等焦虑症状,又属抗焦虑药。因疗效好,安全范围大,故临床常用。典型代表药为地西泮,其他常用药有氯氮䓬、硝西泮、三唑仑等。

地西泮(diazepam,安定)

【体内过程】

口服吸收迅速而完全,服后 1 h 血中浓度达高峰。肌内注射时,受体液 pH 值影响,吸收慢而不规则,血浆浓度仅为口服同等剂量的60%。本药脂溶性高,易透过血脑屏障,故急需发挥疗效时应口服或静泳注射。在肝内代谢,主要代谢产物为去甲西泮,经肾排泄,长期用药可致蓄积。可通过胎盘及乳汁排出,故产前及哺乳妇忌用。

【药理作用及临床用途】

1. 抗焦虑　小剂量即可明显改善焦虑患者的紧张、忧虑、恐惧及失眠等症状,主要用于治疗焦虑症。

2. 镇静催眠　随着剂量的增加，可呈现镇静催眠作用，有暂时性记忆缺失，对快动眼睡眠(REMS)时相影响较小，能产生近似生理性睡眠，醒后无明显不良反应，不引起中枢麻醉，安全范围大。临床广泛用于失眠症、麻醉前给药等，也常作为心脏电击复律和内窥镜检查的辅助用药。

3. 抗惊厥和抗癫痫　地西泮具有强大的抗惊厥作用，可用于破伤风、子痫、小儿高热和药物中毒所致的惊厥。地西泮静脉注射是治疗癫痫持续状态的首选药。

4. 中枢性肌肉松弛作用　地西泮可使骨骼肌张力降低，但不影响其正常活动。通过抑制脑干网状结构中的多突触反射，抑制中间神经元的传递，减弱对脊髓反射的易化影响，呈现肌松作用。可用于缓解由中枢神经病变引起的骨骼肌张力增高或因局部病变所致的骨骼肌痉挛(如腰肌劳损等)。

【作用机制】

目前认为苯二氮䓬类药物能增强中枢抑制性神经元γ-氨基丁酸能神经的功能。苯二氮䓬类与苯二氮䓬结合位点结合后，可促进γ-氨基丁酸(GABA)与大脑皮质、边缘系统、中脑、脑干等部位的 $GABA_A$ 受体结合，使细胞膜对 Cl^- 通透性增加，Cl^- 通道开放频率增加，Cl^- 大量进入细胞内引起膜超极化，从而增强 GABA 的中枢抑制效应。

【不良反应及防治】

1. 中枢神经反应　治疗量连续用药可出现嗜睡、头昏、乏力、记忆力减退等反应，大剂量偶致共济失调。

2. 耐受性和依赖性　长期应用可产生一定的耐受性和依赖性，久用骤停可出现戒断症状，表现为失眠、焦虑、噩梦、激动、震颤甚至惊厥，故不宜长期使用。

3. 急性中毒　过量或注射过快时可致急性中毒，表现为运动功能失调，语言不清甚至昏迷、呼吸及心跳停止，饮酒或同时应用其他中枢抑制药更易发生。中毒反应可用苯二氮䓬受体阻断药氟马西尼(flumazenil)救治。

【禁忌证】

老年和儿童应慎用，孕妇、哺乳妇、青光眼及重症肌无力者禁用。

其他常用苯二氮䓬类镇静催眠药有**氟西泮**(flurazepam)、**氯氮䓬**(chlordiazepoxide)、**硝西泮**(nitrazepam)、**氯硝西泮**(clonazepam)、**三唑仑**(triazolam)等(表9-1)。

表9-1　常用苯二氮䓬类药物作用特点

类别	常用药物	作用特点	主要用途
长效类	地西泮	镇静作用快而确实，对快动眼睡眠影响小，抗惊厥作用明显	抗焦虑、镇静、催眠、抗惊厥、麻醉前给药、癫痫持续状态
	氟西泮	缩短入睡时间，延长总睡眠时间，并减少觉醒次数，对快动眼睡眠影响小，无反跳现象	入睡困难、夜间易醒及早醒的各种失眠症
中效类	氯氮䓬	作用与地西泮相似而较弱	焦虑性神经官能症、失眠症，抗癫痫
	硝西泮	催眠及抗癫痫作用较强	失眠症、抗癫痫
	氯硝西泮	抗惊厥和抗癫痫作用较强	癫痫持续状态，儿童癫痫小发作，婴儿痉挛性发作
短效类	三唑仑	诱导入睡迅速，催眠作用强而短、依赖性较强	各型失眠症

第二节　巴比妥类

巴比妥类是巴比妥酸的衍生物，常用药物有**苯巴比妥**(phenobarhtal)、**异戊巴比妥**、**司可巴比妥**、**硫喷妥钠**(thiopentalsodium)等(表9-2)。

【药理作用及临床用途】

巴比妥类对中枢神经系统具有普遍的抑制作用，随着剂量的增加，中枢抑制作用依次呈现镇静、催眠、抗惊厥及中枢麻醉作用。过量可抑制延髓呼吸中枢和血管运动中枢,导致呼吸麻痹而死亡。因安全性不及苯二氮䓬类,且较易产生依赖性,故已很少用于镇静催眠,临床已被苯二氮䓬类取代。苯巴比妥仍用于抗惊厥,抗癫痫,硫喷妥钠用于静脉麻醉。

表 9-2 巴比妥类药物作用特点比较

分类	代表药	显效时间(min)	作用持续时间(h)	主要用途
长效	苯巴比妥	30~60	6~8	抗惊厥、抗癫痫
中效	异戊巴比妥	15~30	3~6	
短效	司可巴比妥	15	2~3	
超短效	硫喷妥钠	静注后立即显效	0.25	静脉麻醉

【不良反应及防治】

1. 后遗效应　服药次晨可出现头晕、困倦、嗜睡、精神不振及定向障碍等,亦称"宿醉"。驾驶员或从事高空作业人员服用巴比妥类后应警惕后遗效应。

2. 耐受性与依赖性　反复或长期连续服用可产生耐受性和依赖性,突然停药易发生"反跳"现象,REMS 时程延长,伴有多梦,引起睡眠障碍。产生依赖性后,停药可出现戒断症状,表现为兴奋、失眠、焦虑、震颤、肌肉痉挛甚至惊厥发作。

3. 急性中毒　催眠量的巴比妥类对正常人呼吸影响不明显,大剂量或静脉注射速度过快可引起急性中毒,对呼吸中枢有明显抑制作用。呼吸深度抑制是巴比妥类药物中毒致死的主要原因。对急性中毒者应积极采取抢救措施:①排除毒物。可用 1:2 000~1:5 000 高锰酸钾溶液或温生理盐水洗胃,静脉滴注碳酸氢钠或乳酸钠,以碱化血液和尿液,促使巴比妥类药物由神经组织向血液转移,并减少在肾小管的重吸收;也可静脉滴注葡萄糖注射液合用利尿药或甘露醇以加速药物排泄;有条件时可进行血液透析。②支持疗法和对症治疗。维持呼吸、循环和肾功能。保持呼吸道通畅,可采用人工呼吸,给氧,必要时给予呼吸兴奋药和升压药。

4. 其他　少数人使用后可见荨麻疹、血管神经性水肿及哮喘等变态反应,偶见剥脱性皮炎。苯巴比妥可致肝功能损害及肝小叶中心坏死。

【禁忌证】

严重肝功能不全、支气管哮喘、颅脑损伤等患者禁用。妊娠和哺乳期、低血压、甲状腺功能低下、发热、贫血、出血性休克及心、肝、肾功能不全者慎用。

第三节　其他镇静催眠药

水合氯醛(chloralhydrate)

水合氯醛性质较稳定,口服吸收快,催眠作用强而可靠。无"宿醉"现象。可用于顽固性失眠或使用其他催眠药效果不佳的患者。多灌肠给药用于抗惊厥,如子痫、破伤风及小儿高热惊厥。久用可产生耐受性、依赖性,有强烈的黏膜刺激性,易引起恶心、呕吐及上腹部不适等,不宜用于胃炎及溃疡患者。

褪黑素(metatonin,MT)

褪黑素是松果体分泌的主要激素,对机体影响广泛,具有调节生物节律和内分泌功能、抗炎、镇痛、镇静、催眠作用以及抗氧化、清除自由基等作用。可用于改善睡眠质量,如睡眠时相滞后,时差反常、倒班作业等引起的睡眠障碍。

常用药物制剂与用法

1. 地西泮　片剂:2.5、5 mg;抗焦虑、镇静:2.5~5 mg/次,3 次/日,催眠:5~10 mg/次。注射剂:10 mg/2 ml;

癫痫持续状态：5～10 mg/次，缓慢静脉注射，再发作时可重复应用，心脏电复律：每 2～3 min 静脉注射 5 mg，至出现嗜睡、语言含糊或入睡。

2. 氯氮䓬　片剂：5 mg；抗焦虑、镇静：5～10 mg/次，3 次/日，催眠：10～20/次，睡前服。

3. 氟西泮　胶囊剂：15 mg；催眠：15～30 mg/次，睡前服。

4. 硝西泮　片剂：5 mg；催眠：5～10 mg/次，睡前服，抗惊厥：5～20 mg/日，抗癫痫：5～30 mg/次。

5. 氯硝西泮　片剂：0.5、2；催眠：2 mg/次，睡前服，抗癫痫：4～8 mg/日。极量 20 mg。

6. 苯巴比妥　片剂：10、25、30、60、100 mg；抗癫痫：15～30 mg/次，3 次/日。注射剂：100、200 mg；抗惊厥：肌内注射，100～200 mg/次，必要时 4～6 h 后重复给药 1 次。

7. 水合氯醛　溶液剂：含水合氯醛 10%，口服，催眠：10% 的水溶液 5～15 ml，每晚 1 次，儿童 50 mg/(kg·次)，抗惊厥：10% 溶液 10～15 ml 加等量水稀释后灌肠。

思　考　题

1. 苯二氮䓬类与巴比妥类镇静催眠药的作用特点有哪些不同?

2. 苯巴比妥中毒的抢救措施有哪些?

3. 李某，女，56 岁。患焦虑失眠症伴有腰肌劳损、肌强直等表现，选择何药较适宜?

第十章

抗癫痫药和抗惊厥药

学习目标

1. 理解苯妥英钠、卡马西平、苯巴比妥、苯二氮䓬类、乙琥胺、丙戊酸钠等抗癫痫药的作用特点及临床应用。
2. 理解硫酸镁不同给药途径的不同药理作用。
3. 了解抗癫痫药应用原则。

第一节 抗 癫 痫 药

癫痫是由多种病因所致的脑部病灶神经元过度兴奋，产生异常高频放电，并向周围正常脑细胞扩散，引起大脑功能失调的综合征。表现为突然发作、短暂运动、感觉功能或精神异常，伴有异常脑电图。由于放电神经元所在部位（病灶）和扩散范围不同，表现出不同的临床症状和类型。

常用抗癫痫药主要抑制病灶区神经元的异常放电或遏制异常放电向周围正常组织扩散，控制癫痫发作。作用机制多与干扰 Na^+、K^+、Ca^{2+} 等离子通道或增强 γ-氨基丁酸（GABA）能神经作用有关。临床根据癫痫发作类型选用不同药物治疗（表 10-1）。

表 10-1　癫痫发作类型及临床选药

癫痫类型	首选药	次选药
局限性发作		
单纯局限性发作	卡马西平	苯妥英钠、扑米酮、氟桂利嗪
精神运动性发作	卡马西平	苯妥英钠、扑米酮
全身性发作		
小发作	乙琥胺	氯硝西泮、丙戊酸钠
大发作	苯妥英钠	卡马西平、扑米酮、苯巴比妥
肌阵挛性发作	糖皮质激素	氯硝西泮、硝西泮、丙戊酸钠
癫痫持续状态	地西泮	氯硝西泮、苯巴比妥

一、常用抗癫痫药

苯妥英钠(phenytoin sodium)

【体内过程】

口服吸收慢而不规则,血浆蛋白结合率高,达90%,易分布于脑组织。不同制剂生物利用度差别大,临床用药应个体化。

【药理作用及临床用途】

苯妥英钠不抑制病灶放电,但能阻止病灶高频放电向周围正常组织扩散。作用机理与抑制 Na^+ 内流有关,通过稳定细胞膜、降低神经细胞的兴奋性,高浓度苯妥英钠还能增强GABA的作用,Cl^- 大量进入细胞内引起细胞膜超极化,阻止癫痫病灶高频放电的扩散。

1. 抗癫痫 对癫痫大发作疗效好,对局限性发作次之,但对小发作无效,有时甚至可加重小发作。

2. 治疗神经痛 可用于治疗三叉神经痛、舌咽神经痛和坐骨神经痛等。

3. 抗过速型心律失常 主要用于室性心律失常,常用于强心苷中毒的解救(详见第十七章)。

【不良反应及防治】

1. 局部刺激 苯妥英钠碱性较强,口服对胃肠道有刺激性,宜饭后服用。不宜作肌内注射,静脉注射可发生静脉炎。长期应用使牙龈增生,多见于儿童及青少年,经常按摩牙龈可以减轻牙龈增生,一般停药3~6个月以上可自行消退,轻者可继续用药。用药时注意口腔卫生。

2. 神经系统毒性 剂量过大可出现眼球震颤,语言障碍、精神错乱,甚至昏睡、昏迷等。

3. 影响代谢 长期应用可导致叶酸缺乏,引起巨幼红细胞性贫血,用甲酰四氢叶酸治疗有效。可诱导肝药酶加速维生素D的代谢,长期应用导致低钙血症,必要时可用维生素D预防。

4. 变态反应 包括皮疹、药热、粒细胞缺乏、血小板减少、再生障碍性贫血和肝坏死。长期用药应定期检查血常规和肝功能。

5. 其他反应 偶见男性乳房增大、女性多毛症、淋巴结肿大等。静脉注射过快可抑制心脏、血压下降和心律失常,应在心电监护下进行。久服骤停可加剧癫痫发作,甚至诱发癫痫持续状态。

【药物相互作用】

苯妥英钠为肝药酶诱导剂,能加速多种药物的代谢,使其疗效下降;与其他肝药酶诱导剂苯巴比妥和卡马西平等合用时,苯妥英钠血药浓度降低;与肝药酶抑制剂异烟肼和氯霉素等合用时,苯妥英钠血药浓度升高;苯二氮䓬类、保泰松、磺胺类、水杨酸类及口服抗凝血药等可与苯妥英钠竞争血浆蛋白结合部位,使血药浓度中游离型苯妥英钠增多,因而与这些药合用时应注意适当控制剂量。

卡马西平(carbamazeine)

【体内过程】

口服吸收良好,为肝药酶诱导剂,能加速自身代谢,连续用药3~4周后,$t_{1/2}$ 可缩短50%。

【药理作用及临床用途】

1. 抗癫痫 作用与苯妥英钠相似,是一种有效、安全、广谱的抗癫痫药,对于各型癫痫均有不同程度的疗效,能改善精神异常,适用于伴有精神症状的癫痫,精神运动性发作可首选,对小发作效果差。

2. 治疗神经痛 卡马西平对三叉神经痛和舌咽神经痛的疗效优于苯妥英钠。

3. 抗躁狂症 对躁狂症有一定疗效,尤其对用锂盐无效的躁狂症患者有效。

【不良反应及防治】

常见的不良反应有眩晕、视力模糊、恶心、呕吐等,偶见骨髓抑制、肝损害和变态反应等,一旦出现应立即停药。

苯巴比妥(phenobarhtal)

苯巴比妥抗癫痫具有起效快、疗效好、广谱、毒性低和价廉的优点。但因其中枢抑制作用明显,不作为首选药,主要用于防治癫痫大发作及静脉注射治疗癫痫持续状态。

扑米酮(primidone)

扑米酮为广谱抗癫痫药,对各种类型的癫痫均有不同程度的疗效,对局限性发作及大发作的疗效优于苯巴比妥。

乙琥胺(ethosuximide)

乙琥胺对小发作有效,疗效不及氯硝西泮,但不良反应及耐受性的产生较少,为防治小发作的首选药,对其他类型癫痫无效。

丙戊酸钠(sodiumvalproate)

丙戊酸钠可用于对苯妥英钠、苯巴比妥无效时大发作的治疗。对小发作疗效优于乙琥胺,但其肝脏毒性大,一般不作首选用药。

苯二氮䓬类(benzodiazepine)

苯二氮䓬类常用于抗癫痫的药物有地西泮、硝西泮和氯硝西泮等。地西泮静脉注射是治疗癫痫持续状态的首选药,显效快,且较其他药物安全。硝西泮主要用于小发作,肌阵挛性发作及婴儿痉挛等。氯硝西泮的抗癫痫谱较广,对小发作疗效比地西泮好,静脉注射也可治疗癫痫持续状态。

氟桂利嗪(flunarizine)

氟桂利嗪为钙通道阻滞剂,对各型癫痫均有效,尤其对局限性发作、大发作效果好。毒性小,严重不良反应少见,是一种安全有效的抗癫痫药。

二、抗癫痫药应用原则

癫痫是一种慢性病,需长期用药,甚至终生用药,所选药应具备毒性低、疗效高、价格低廉等优点。应用时应遵循以下原则:

1. 对症选药　根据不同类型的癫痫合理选择有效药物。
2. 剂量渐增　从小剂量开始,以控制症状发作又不产生严重不良反应为度。
3. 先加后撤　在治疗过程中,不宜随意更换药物,如必须换药,应在原药基础上加用新药,待发挥疗效后,渐撤原药,若需两种或三种药物合用,应适当调整剂量。
4. 久用慢停　癫痫需长期坚持用药,待症状完全消失后至少维持3~4年,最后逐渐减量停药,大发作减药量过程至少1年,小发作6个月,有些病例需终生服药。

第二节　抗惊厥药

惊厥是中枢神经系统过度兴奋的一种症状,表现为全身骨骼肌强烈的不自主收缩,呈强直性或阵挛性抽搐,多由高热、子痫、破伤风、癫痫大发作及某些药物中毒等引起。常用抗惊厥药除苯二氮䓬类药、巴比妥类药中的苯巴比妥及水合氯醛外,注射硫酸镁也具有抗惊厥作用。

硫酸镁(magnesium sulfate)

硫酸镁给药途径不同,药理作用则不同。口服难吸收,可产生泻下及利胆作用;肌内注射或静脉滴注给药,引起中枢抑制和肌肉松弛,产生抗惊厥和降血压作用。Mg^{2+} 与 Ca^{2+} 化学性质相似,能特异性竞争 Ca^{2+} 在效应器的结合位点,拮抗 Ca^{2+} 的作用,抑制肌肉收缩,使骨骼肌松弛、血管扩张、血压下降。同时,也产生中枢抑制作用。临床主要用于缓解子痫、破伤风等惊厥,也用于高血压危象的救治及先兆流产的治疗。

过量可引起呼吸抑制、血压剧降和心脏骤停止而死亡,腱反射消失是呼吸抑制的先兆,连续用药期间应经常检查腱反射。中毒时应立即进行人工呼吸,并缓慢静脉注射氯化钙或葡萄糖酸钙紧急抢救,同时进行对症治疗。

常用药物制剂与用法

1. 苯妥英钠　片剂:50、100 mg;50 ~ 100 mg/次,2 ~ 3 次/日,极量:300 mg/次。推荐每日给药 1 次,晚间服用,超大剂量时可每日 2 次,儿童 5 ~ 10 mg/(kg · d),分 2 次给药。注射剂:250 mg/5 ml,粉针剂:100、250 mg,静脉注射(小于 50 mg/min),10 ~ 15 mg/kg · 次,隔 6 ~ 8 h 重复,儿童 5 mg/(kg · 次),给药速度不超过 1 ~ 3 mg/(kg · min)。注射时须心电图监测。

2. 卡马西平　片剂:100、200 mg;100 ~ 200 mg/次,2 ~ 3 次/日,逐渐增至 400 mg/次,2 ~ 3 次/日,儿童 10 ~ 20 mg/(kg · d),分次服。

3. 扑米酮　片剂:0.25 g;开始 0.05 g/次,1 周后渐增至 0.25 g/次,0.5 ~ 0.75 g/d,极量:1.5 g/d,儿童 12.5 ~ 25 mg/(kg · d),分 2 ~ 3 次服。

4. 苯巴比妥　片剂:10、15、30、100 mg;抗癫痫:15 ~ 30 mg/次,3 次/日。

5. 苯巴比妥钠　粉针剂:100 mg;抗惊厥:肌注,100 ~ 200 mg/次;癫痫持续状态:缓慢静脉注射,200 mg/次。

6. 乙琥胺　片剂:0.2 g、0.4 g;0.2 ~ 0.6 g/次,3 次/日,儿童 15 ~ 35 mg/(kg · d)。

7. 丙戊酸钠　片剂:100 mg、200 mg,糖浆剂:50 mg/1 ml,200 ~ 400 mg/次,2 ~ 3 次/日,儿童 30 ~ 60 mg/d,分次给药,应该从低剂量开始。

8. 地西泮　注射剂:10 mg/2 ml,控制癫痫持续状态:5 ~ 10 mg/次,缓慢静注,必要时可重复使用。

9. 硝西泮　片剂:5 mg;抗癫痫:5 ~ 30 mg/d,3 次/日,极量:200 mg/d。

10. 氯硝西泮　片剂:0.5、2 mg;抗癫痫:小剂量开始根据病情逐渐增加剂量,起始剂量为 1.5 mg/d,最大剂量为 20 mg/d,儿童 0.01 ~ 3 mg/(kg · d),以后每 3 日增加 0.25 ~ 0.5 mg,维持剂量为0.1 ~ 0.2 mg/(kg · d)。

11. 硫酸镁　注射剂:2.5 g/10 ml;静脉注射,1.25 ~ 2.5 g/次。静脉注射时用灭菌注射用水或5% ~ 10% 葡萄糖注射液 10 ml 稀释,静脉滴注时用等渗葡萄糖注射液或灭菌生理盐水稀释成 1% 浓度。

思　考　题

1. 如何根据癫痫类型合理选药?
2. 试述苯妥英钠抗癫痫作用的特点。
3. 试述抗癫痫药物的应用原则。
4. 常用的抗惊厥药物有哪些?

第十一章

治疗中枢神经系统退行性疾病药

学习目标

1. 理解左旋多巴和卡比多巴合用的药理学基础。
2. 了解治疗阿尔茨海默病药物作用。

中枢神经系统退行性疾病是指一组由慢性进行性中枢神经组织退行性变性而产生的疾病的总称。本章主要介绍治疗帕金森病和阿尔茨海默病药。

第一节　抗帕金森病药

帕金森病(Parkinson's disease,PD)又称震颤麻痹,是一种常见的以静止性震颤、肌肉僵直、运动迟缓和姿势步态异常为临床特征的中老年人中枢神经系统慢性退行性疾病。病因不明。现认为,帕金森病是因黑质、纹状体变性、坏死等,使黑质-纹状体通路多巴胺能神经功能不足,而中枢胆碱能神经功能相对占优势所致。因此,抗帕金森病药可分为中枢拟多巴胺药和中枢抗胆碱药两类。

一、拟多巴胺药

(一) 多巴胺前体药

左旋多巴(levodopa,L-dopa)

【体内过程】

左旋多巴口服吸收迅速,$t_{1/2}$为1~3 h,大部分在肝和胃肠黏膜被外周多巴脱羧酶转变成多巴胺,后者不易透过血-脑屏障。左旋多巴仅有1%进入中枢神经系统,在脑内脱羧转变为多巴胺发挥中枢作用。其代谢产物经肾排泄。

【药理作用及临床用途】

左旋多巴进入中枢后脱羧转变为多巴胺,补充纹状体中的多巴胺递质,改善神经功能,对大多数帕金森病有显著疗效,起病初期用药疗效更好。左旋多巴起效慢,用药2~3周后才出现体征的改善;1~6个月后才获得最大疗效。改善肌肉强直运动困难较改善肌肉震颤效果好;对轻症及年轻患者较重症及年长患者效果好。

【不良反应】

1. 胃肠反应　治疗早期可出现厌食、恶心、呕吐或上腹不适，是由于多巴胺刺激延髓催吐化学感受区所致。继续用药，胃肠道不良反应可逐渐消失。偶见消化性溃疡出血和穿孔。

2. 心血管反应　可出现直立性低血压及心律失常。

3. 异常不随意运动　约有50%的患者在治疗2～4个月内出现异常的不随意运动，包括舌面抽搐、怪相、摇头及双臂、双腿或躯干作摇摆运动及过度呼吸运动引起的不规则喘气或换气过度。长期服用左旋多巴的患者可出现对该药的耐受，表现为"开-关"现象，即患者突然多动不安(开)，而后出现肌强直性运动不能(关)，两种现象可交替出现。

4. 精神障碍　引起幻觉、妄想、躁狂、失眠、焦虑、噩梦和情感抑郁等。

(二) 外周多巴脱羧酶抑制剂

卡比多巴(carbidopa)

卡比多巴不能透过血-脑屏障，为外周多巴脱羧酶抑制剂。与左旋多巴合用时，抑制左旋多巴在外周脱羧转变为多巴胺，使较多的左旋多巴进入中枢发挥作用，增强疗效，同时减轻其外周不良反应。卡比多巴自身不能转变为多巴胺，单用无效。与左旋多巴合用时按1:10或1:4配伍，常用其复方制剂。

(三) 选择性单胺氧化酶抑制剂

司来吉兰(selegiline)

司来吉兰是选择性极高的单胺氧化酶抑制剂，抑制纹状体中的多巴胺降解，增强左旋多巴的疗效。司来吉兰还具有抗氧化作用，可阻滞多巴胺氧化应激过程中羟基(—OH)自由基的形成，保护黑质多巴胺神经元，延缓帕金森病症状的发展。与左旋多巴合用，可减少后者的剂量和不良反应，减轻"开-关"现象。

(四) 多巴胺能神经递质促释药

金刚烷胺(amantadine)

可促进纹状体中多巴胺的释放、抑制再摄取，并可直接激动多巴胺受体，还具有较弱的中枢抗胆碱作用。缓解肌肉强直、震颤和运动障碍作用较强。起效快，持续时间短，与左旋多巴有协同作用。不良反应少、轻、短暂。但剂量大于200 mg/日时，不良反应明显增加，表现为幻觉、焦虑、头晕及M受体阻断症状等，偶致惊厥，癫痫和精神病患者禁用。金刚烷胺尚有抗病毒作用(详见第三十三章)。

二、中枢抗胆碱药

苯海索(trihexyphenidyl，安坦)

通过阻断中枢胆碱受体而减弱黑质-纹状体通路中胆碱能神经功能，抗震颤效果好，也能改善运动障碍和肌肉强直。对僵直及运动迟缓疗效差。对抗精神病药引起的帕金森综合征疗效好，外周抗胆碱作用为阿托品的1/10～1/3，不良反应与阿托品相似。

第二节　治疗阿尔茨海默病药

阿尔茨海默病(Alzheimer's disease，AD)是一种以进行性认知障碍、记忆力损害及精神障碍为主的中枢神经系统退行性疾病。病因及发病机制不明。现认为，阿尔茨海默病以脑内胆碱能神经病变为主。对于阿尔茨海默病的治疗仍处于探索过程中，目前通过使用胆碱酯酶抑制药、M受体激动药、促进脑代谢药、改善脑微循环药等调节中枢神经递质，改善中枢胆碱神经功能。部分患者可因此延缓病情进展，改善日常生活能力、行为和认知功能。加强护理及对症治疗是其治疗的重要内容。

一、胆碱酯酶抑制剂

加兰他敏(galantamine)

选择性胆碱酯酶抑制剂,对神经记忆细胞中乙酰胆碱酯酶抑制作用是血浆中的50倍,对学习能力、记忆力和认知功能的改善作用确切,药效持续时间长,不良反应较少。

石杉碱甲(huperzine A)

系我国学者从石杉属植物中分离到的一种新生物碱,能抑制胆碱酯酶活性。对认知功能低下、记忆障碍及情绪行为异常有明显改善。心动过缓及支气管哮喘者慎用。

二、M受体激动药

占诺美林(xanomeline)

占诺美林是M受体选择性激动剂,口服易吸收,易通过血脑屏障,大脑皮质和纹状体的摄取率高。能明显改善患者认知功能和动作行为,胃肠不适及心血管不良反应重。现拟改为皮肤给药。

常用药物制剂与用法

1. 左旋多巴　片剂:250 mg;开始125 mg/次,2~4次/日,每3~4 d增加125~500 mg,至疗效理想。维持量3.0~6.0 g/d。
2. 卡比多巴　片剂:25 mg;25 mg/次,3次/日。
3. 司来吉兰　片剂:5 mg;10 mg/d,早晨1次顿服;或5 mg/d,早、晚2次服用。
4. 苯海索　片剂:2.0 mg;首次1~2 mg,3次/日,以后递增,每日不超过20 mg。
5. 丙环定　片剂:5 mg;开始7.5 mg~15 mg/d,渐增至15~30 mg/d,分3~4次,饭后服。
6. 金刚烷胺　片剂:0.1 g;0.1/次,2次/日。
7. 加兰他敏　片剂:5 mg;5 mg/次,4次/日。

思考题

1. 单用卡比多巴能否治疗帕金森病?为什么?
2. 某老年男性患者,一年内曾数次无故走失,家属说患者在近几年来经常迷路、记忆力明显下降。结合临床检查,初步诊断为阿尔茨海默病。请给出治疗方案。

第十二章

抗精神失常药

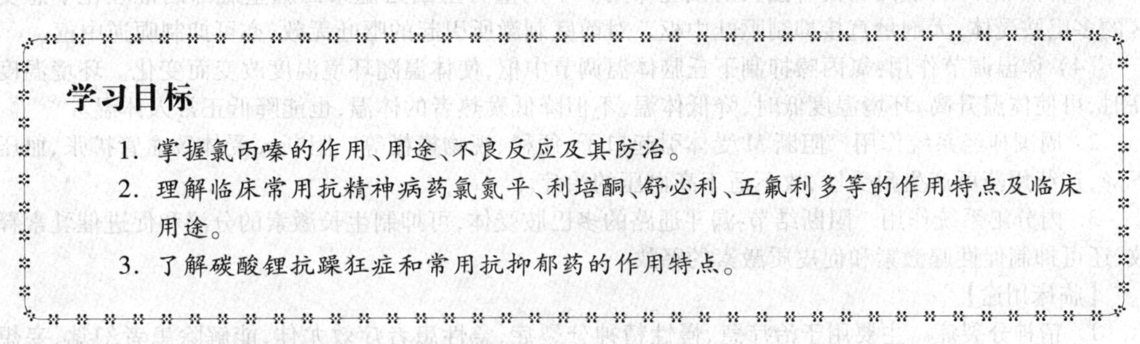

学习目标

1. 掌握氯丙嗪的作用、用途、不良反应及其防治。
2. 理解临床常用抗精神病药氯氮平、利培酮、舒必利、五氟利多等的作用特点及临床用途。
3. 了解碳酸锂抗躁狂症和常用抗抑郁药的作用特点。

精神失常是由多种原因引起的精神活动障碍的一类疾病。治疗这类疾病的药物统称为抗精神失常药，根据其作用和临床用途，分为抗精神病药、抗躁狂症药和抗抑郁症药等。

第一节　抗精神病药

精神病的发病原因不明，主要表现为精神分裂症。抗精神病药主要用于治疗精神分裂症及其他精神病的躁狂症状。按化学结构不同，可分为：①吩噻嗪类（氯丙嗪、奋乃静、三氟拉嗪）；②硫杂蒽类（氯普噻吨）；③丁酰苯类（氟哌啶醇、氟哌利多、匹莫齐特）；④其他类（氯氮平、利培酮、舒必利、五氟利多）等。

一、吩噻嗪类

氯丙嗪（chlorpromazine，冬眠灵）

氯丙嗪是吩噻嗪类药物的典型代表药，主要通过阻断脑内多巴胺（dopamine，DA）受体而抗精神病，也可阻断 α 受体、M 受体等。

【体内过程】

口服吸收慢且不规则，吸收易受食物、抗胆碱药物影响，肌内注射吸收迅速。吸收后，90% 与血浆蛋白结合，分布于全身，脑内浓度可达血浆浓度的 10 倍，也可通过胎盘屏障，脂溶性高，易蓄积于脂肪组织。主要经肝脏代谢，肾脏排泄。体内代谢和消除个体差异大。

【药理作用及作用机制】

1. 中枢神经系统

（1）抗精神病作用：精神分裂症患者服用后，能迅速控制兴奋、躁动等症状，大剂量连续用药，可消除幻觉、妄想等症状，患者理智恢复，情绪安定，生活自理。

目前认为精神分裂症的发生，是由于脑内多巴胺能神经功能亢进所致。脑内多巴胺能神经通路有：①黑质-纹状体通路（与锥体外系的运动功能有关）；②中脑-边缘系统通路；③中脑-皮层通路（此两条通路与精神、情绪活动及行动有关）；④结节-漏斗通路（与内分泌等活动有关）。氯丙嗪等抗精神病药通过阻断与人类精神活动有关的中脑-边缘系统通路及中脑-皮层通路的多巴胺受体，降低其过高的功能活动，从而发挥抗精神病作用。但由于氯丙嗪对脑内多巴胺受体无选择性，因此，长期用药可出现锥体外系症状及内分泌功能紊乱等不良反应。

（2）镇静、安定作用：氯丙嗪对中枢神经系统有较强的抑制作用，也称神经安定作用。正常人口服治疗量氯丙嗪表现为镇静、安定、感情淡漠，对周围事物反应性降低，在安静环境下能诱导入睡，但易被唤醒，且加大剂量不引起麻醉。氯丙嗪可加强镇静催眠药、镇痛药、麻醉药和乙醇的作用，与上述药物合用时应减量，以免加重对中枢神经系统的抑制作用。

（3）镇吐作用：氯丙嗪具有强大的镇吐作用。小剂量可阻断延髓第四脑室底部的催吐化学感受区的多巴胺受体，大剂量直接抑制呕吐中枢。对前庭刺激所引起的呕吐无效，亦可抑制呃逆中枢。

（4）体温调节作用：氯丙嗪抑制下丘脑体温调节中枢，使体温随环境温度改变而变化。环境温度高时，可使体温升高，环境温度低时，降低体温，不但降低发热者的体温，也能降低正常人体温。

2．周围神经系统作用　阻断M受体引起口干、便秘、视物模糊等。阻断α受体致血管扩张、血压下降，连续用药可产生耐受性，故不适于高血压的治疗。

3．内分泌系统作用　阻断结节-漏斗通路的多巴胺受体，可抑制生长激素的分泌和促进催乳素释放，还可抑制促性腺激素和促皮质激素的释放。

【临床用途】

1．精神分裂症　主要用于治疗急、慢性精神分裂症，急性患者疗效尤佳，能解除患者幻觉、妄想和躁狂等症状，使患者的思维、情感及行为趋于一致，恢复正常的生活和工作能力，但必须长期用药以维持疗效，减少复发。对器质性精神病（如脑动脉硬化性精神病、感染中毒性精神病等）和症状性精神病的兴奋、紧张、幻觉和妄想等也有效，但剂量要小，症状控制后须立即停药。对慢性精神分裂症，起效慢，疗效较差。

2．呕吐和顽固性呃逆　对多种药物（如吗啡、强心苷等）和恶性肿瘤、放射病、尿毒症等引起的呕吐，有显著的镇吐作用。对晕动性呕吐无效。对顽固性呃逆亦有效。

3．人工冬眠　在物理降温（冰浴、冰袋）的配合下，氯丙嗪可使机体温度降到正常范围以下，使机体进入深睡的“冬眠”状态，从而降低机体基础代谢和组织耗氧量，提高组织对缺氧的耐受力，减低机体对各种病理性刺激的反应性。有利于患者度过危险期，争取治疗机会。常与哌替啶、异丙嗪等组成冬眠合剂，用于严重创伤、感染中毒性休克、高热惊厥、甲状腺危象、中暑等疾病的辅助治疗。

【不良反应及防治】

1．一般不良反应　中枢抑制症状，如嗜睡、淡漠、无力等；M受体阻断症状，如视力模糊、口干、眼压升高等；α受体阻断症状，如鼻塞、血压下降、直立性低血压等。为防止直立性低血压，注射给药后立即卧床，2 h后缓慢起立。氯丙嗪可翻转肾上腺素升压作用，过量引起的低血压，不宜用肾上腺素作为升压药。注射局部刺激性较强，可深部肌内注射，静脉注射可致血栓性静脉炎，应以生理盐水或葡萄糖溶液稀释后缓慢注射。

2．锥体外系反应　是大剂量应用氯丙嗪常见而严重的不良反应。

（1）帕金森综合征：表现为肌张力增高，面容呆板，肌肉震颤、运动困难、流涎等。一般在用药后数周或数月出现。

（2）急性肌张力障碍：表现为强迫性张口、伸舌、斜颈、呼吸运动障碍及吞咽困难。

（3）静坐不能：表现为坐立不安，反复徘徊等。

以上三种症状是由氯丙嗪阻断了黑质-纹状体通路的多巴胺受体，使中枢多巴胺能神经功能减弱，而胆碱能神经功能相对增强引起。减量、停药、应用中枢抗胆碱药苯海索、东莨菪碱等可缓解上述症状。

(4) 迟发性运动障碍：多在长期服用氯丙嗪后出现，表现为口-面部不自主运动，广泛性手足徐动症，停药后长期不消失。其原因可能与氯丙嗪长期阻断多巴胺受体，使该受体数目增加（向上调节）有关。中枢抗胆碱药无效，宜尽早停药。

3. 内分泌系统反应　长期用药可致内分泌系统紊乱，出现乳房增大、泌乳、停经、抑制儿童生长等。

4. 其他　常见有皮疹、接触性皮炎。少数患者可出现肝损害及粒细胞减少，应立即停药。

5. 急性中毒　剂量过大可引起急性中毒，患者出现昏睡、血压降低甚至休克、心电图异常等，须立即对症治疗。但禁用肾上腺素解救。

【禁忌证】

心动过速、严重肝功能损害、昏迷、青光眼、乳腺增生症及乳腺癌患者禁用，有癫痫史、冠心病及患有心血管病的老年人慎用。

奋乃静（perphenazine）、氟奋乃静（fluphenazine）、三氟拉嗪（trifluoperazine）

对慢性精神分裂症的疗效优于氯丙嗪，中枢镇静作用弱，锥体外系反应常见。以氟奋乃静、三氟拉嗪常用。

吩噻嗪类抗精神病药作用特点如表12-1所示。

表12-1　吩噻嗪类常用抗精神病药作用比较

药物	抗精神病剂量（mg/d）	镇静作用	锥体外系反应	降压作用
氯丙嗪	300～800	+++	++	++
氟奋乃静	1～20	+	+++	+
三氟拉嗪	6～20	+	+++	+
奋乃静	8～32	++	+++	+

二、硫杂蒽类

氯普噻吨（chlorprothixene，泰尔登）

控制焦虑、抑郁、调整情绪作用较强，抗精神分裂症和抗幻觉、妄想作用较弱，镇静作用强。适用于伴有强迫、抑郁、焦虑症状的精神分裂症患者，情感性精神病的抑郁症、焦虑性神经官能症、更年期抑郁症。不良反应较轻，锥体外系反应较少。

三、丁酰苯类

氟哌啶醇（haloperidol）

抗幻觉、妄想、躁狂作用显著，镇静、降血压作用较弱。适用于以兴奋躁动、幻觉、妄想为主的精神分裂症、躁狂症。心血管系统反应轻，对肝功能影响小，锥体外系反应常见。

氟哌利多（droperidol，氟哌啶）

作用与氟哌啶醇相似，但作用更快、更强、更短。临床主要用于增强镇痛药的作用，常与芬太尼联合静脉注射，作“神经安定镇痛术”（一种特殊的麻醉，可使痛觉消失、精神恍惚、对环境淡漠）用于外科麻醉。

匹莫齐特（pimozide）

有较好的抗幻觉、妄想作用，可促使慢性退缩、被动的患者活跃。适用于精神分裂症、躁狂症和秽语综合征。锥体外系反应较强，易引起室性心律失常。

四、其他类抗精神病药

氯氮平(clozapine)

为新型抗精神病药,抗精神分裂症与氯丙嗪相似,见效快、作用强,能较快地控制精神分裂症兴奋、躁动、幻觉、妄想、焦虑不安、痴呆等症状,但改善情感淡漠、逻辑思维障碍较差。几乎无锥体外系反应和内分泌紊乱等不良反应。因而,很多医院已将其作为抗精神分裂症的首选药。还可改善长期给予氯丙嗪等抗精神病药物引起的迟发性运动障碍。可引起粒细胞减少,严重者可致粒细胞缺乏。

利培酮(risperidone)

有良好的抗精神病作用,由于有效剂量小,见效快,锥体外系反应轻,且抗胆碱样作用及镇静作用弱等特点,现已作为抗精神分裂症的一线药使用。

舒必利(sulpiride)

起效快,改善幻觉、妄想、情绪低落、忧郁等症状效果较好,适用于紧张型精神分裂症、难治性精神分裂症。锥体外系反应较少。

五氟利多(penfluridol)

属长效抗精神病药,一次用药疗效可持续一周。抗精神病作用较强,镇静、镇吐作用较弱,对幻觉、妄想、行为退缩等均有较好的疗效,适用于急、慢性精神分裂症,尤适于慢性精神分裂症患者。锥体外系反应常见。

第二节 抗躁狂症、抑郁症药

躁狂症和抑郁症是一种情感精神障碍性疾病。目前认为5-羟色胺(5-HT)降低是躁狂、抑郁的共同基础,在此基础上,去甲肾上腺素能神经功能亢进表现为躁狂,去甲肾上腺素能神经功能降低表现为抑郁。抗躁狂抑郁症药主要通过调节中枢5-羟色胺、去甲肾上腺素、多巴胺等神经功能而发挥治疗作用,可分为抗躁狂症药和抗抑郁症药。

一、抗躁狂症药

躁狂症的表现有情绪高涨、烦躁不安、思维和语言不能自制、活动过度等。部分抗精神病药(如氯丙嗪、氟哌啶醇等)及抗癫痫药(如卡马西平、丙戊酸钠等)治疗躁狂症亦有效。目前临床最常用的是碳酸锂。

碳酸锂(lithium carbonate)

锂盐对躁狂症患者有显著疗效。碳酸锂通过抑制中枢去甲肾上腺素能神经和多巴胺能神经功能,消除躁狂症状。主要用于治疗躁狂症,也可用于精神分裂症的躁狂症状,对正常人的精神行为没有明显影响。碳酸锂口服吸收快,但显效较慢,安全范围窄。不良反应较多,主要有恶心、呕吐、腹痛、腹泻、肌无力、多尿等。中毒表现有意识障碍、反射亢进、肌张力增高、共济失调、震颤、惊厥、昏迷甚至死亡。

二、抗抑郁症药

抑郁症表现为情绪低落,言语减少,自责自罪,甚至产生自杀企图。治疗抑郁症的药物是通过增强5-羟色胺(5-HT)能神经和(或)去甲肾上腺素能神经功能而发挥作用。临床使用的抗抑郁症药包括三环类抗抑郁症药、去甲肾上腺素再摄取抑制药、5-羟色胺再摄取抑制药及其他抗抑郁症药,现临床常用的为三环类抗抑郁药米帕明、阿米替林等。

米帕明(imipramine,丙米嗪)

【药理作用及临床用途】

通过抑制突触前膜去甲肾上腺素、5-羟色胺和多巴胺再摄取,增加突触间隙内递质浓度,发挥抗抑郁作用,起效较慢,连续应用2~3周后方显效。连续服药后,可提高情绪、振奋精神、改善思维、增加活动,有明显的抗抑郁作用。主要用于各种原因引起的抑郁症。对内源性抑郁症、更年期抑郁症效果较好,亦可用于恐惧症、强迫症和遗尿症的治疗。对精神病的抑郁状态、反应性抑郁症疗效较差。

【不良反应及防治】

神经系统不良反应有乏力、震颤等,大剂量可引起精神兴奋、躁狂甚至癫痫样发作。过量可致心律失常、心电图异常等,老年人易发生直立性低血压。有阿托品样症状,少数患者可出现皮疹、肝功能损害、黄疸、粒细胞缺乏等。长期大量服用者,应定期检查血常规、肝功能,监测血压、心电图以及血药浓度。

【禁忌证】

肝肾功能不全、心血管疾病、前列腺肥大、青光眼患者禁用。

阿米替林(amitriptyline)

药理特性及临床应用与米帕明相似,对5-HT再摄取的抑制作用强,有较强的镇静催眠作用,不良反应与米帕明相似但较重。

多塞平(doxepin)

作用与米帕明相似,抗抑郁作用弱,抗焦虑、镇静作用强,对伴焦虑症状的抑郁症疗效最佳。

氟西汀(fluoxetine)

是选择性强效5-HT再摄取抑制药,具有口服吸收好、半衰期较长、起效较慢、对其他递质和受体几无影响等特点。治疗抑郁症与丙米嗪相似,耐受性与安全性优于丙米嗪,可用于各型抑郁症以及厌食症的治疗。不良反应较少。

常用药物制剂与用法

1. 盐酸氯丙嗪　片剂:12.5、25、50 mg;12.5~50 mg/次,3次/日,从小剂量开始,限量:轻症300 mg/d,重症600~800 mg/d,好转后减至维持量50~100 mg/d。注射剂:10、25 mg/ml,50 mg/2 ml;拒绝服药者,50~100 mg/次,加入25%葡萄糖注射液20 ml内,缓慢静脉注射。冬眠合剂Ⅰ号:由盐酸氯丙嗪及盐酸异丙嗪各50 mg,哌替啶100 mg,加入5%葡萄糖溶液250 ml中配制而成。

2. 奋乃静　片剂:2、4 mg;2~4 mg/次,1~3次/日。注射剂:5 mg/ml、5 mg/2 ml;兴奋躁动者,可先肌内注射,5~10 mg/次,2~3次/日。

3. 三氟拉嗪　片剂:1、5 mg;开始5 mg/次,2~3次/日,以后渐增至30~40 mg/d,最高剂量不超过80 mg/d,维持量5~15 mg/d。

4. 氯普噻吨　片剂:12.5、25、50 mg;轻症150 mg/d,重症300~600 mg/d,分3~4次。治疗失眠、焦虑,25~50 mg/次,3~4次/日。注射剂:25 mg/ml、50 mg/2 ml;拒绝服药者,30~60 mg/次,加入25%葡萄糖注射液20 ml内,缓慢静脉注射。

5. 氟哌啶醇　片剂:2、4 mg;2~10 mg/次,2~3次/日。注射剂:5 mg/ml;肌内注射,5~10 mg/d,2~3次/日。

6. 匹莫齐特　片剂:4、10 mg;开始4~8 mg/d,1次/日,必要时剂量可达20 mg/d。

7. 氯氮平　片剂:25、50 mg;100~300 mg/d,分2~3次服用。开始25~75 mg/d,渐增至150~300 mg/d,个别可达500~1 000 mg/d,维持量100 mg/d。

8. 利培酮　片剂:1、2、3、4 mg;初始剂量1 mg/次,2次/日,剂量渐增,第3天为3 mg,以后每周调整1次剂量,最大剂量为4~6 mg/d,老年患者起始剂量为0.5 mg/次,2次/日。

9. 舒必利　片剂:100 mg;50~100 mg/次,2~3次/日。注射剂:50 mg/2 ml,精神病:肌内注射,开始300~600 mg/d,1周内增至600~1 200 mg,维持量:100~300 mg/d,2次/日。

10. 五氟利多　片剂:5、20;10~40 mg/次,1次/周,以后渐增至80~120 mg/周,维持量40~80 mg/周。

11. 碳酸锂　片剂:0.125、0.25、0.5 g;胶囊剂:0.25 g/粒、0.5 g/粒。躁狂症:一般剂量为0.125~0.5 g/次,3次/日,开始可用较小剂量,以后可逐渐加到1.5~2 g/d,维持量为0.75~1.5 g/d。

12. 米帕明　片剂:12.5、25;12.5 mg/次,3次/日。极量:300 mg/d。小儿遗尿:5岁以上/次12.5~25 mg,睡前服。

13. 阿米替林 片剂:10、25 mg;治疗抑郁症:25 mg/次,2 ~ 4 次/日,以后递增致 150 ~ 300 mg/d,分次服。维持量 50 ~ 150 mg/d。老年患者和青少年 50 mg/d,分次或夜间 1 次服。治疗小儿遗尿症:10 ~ 25 mg,睡前服,11 岁以上儿童 25 ~ 50 mg/次。

14. 氟西汀 片剂:10 mg;抑郁症:开始 20 mg/d,后增至 20 ~ 80 mg/d,症状减轻后减至维持量。强迫症:开始 20 mg/d,早晨服用,后增至 20 ~ 60 mg/d。

思 考 题

1. 氯丙嗪有哪些作用及临床用途?

2. 长期大剂量使用氯丙嗪后最主要的不良反应有哪些?如何防治?

3. 使用氯丙嗪出现直立性低血压该如何处理?能否用肾上腺素升压?

4. 某女性患者,45 岁。近 5 个月来郁郁寡欢、情绪低落、精神不振、少言喜静,结合临床检查,初步诊断:更年期抑郁症。请选择较佳的治疗药物。

第十三章

镇 痛 药

学习目标

1. 掌握吗啡的作用、用途、不良反应及使用注意事项。
2. 理解哌替啶、美沙酮、喷他佐辛、曲马朵、罗痛定等镇痛药的作用特点、用途及注意事项。

镇痛药是指作用于中枢神经系统特定部位，选择性消除或缓解疼痛的药物。因其作用部位在中枢，又称为中枢性镇痛药。其中大多数药物（如吗啡、哌替啶）镇痛作用与激动阿片受体有关，且易产生药物依赖性，故称为阿片类镇痛药或麻醉性镇痛药；少数药物（如罗通定）镇痛作用与阿片受体无关，不易产生依赖性，称为非麻醉性镇痛药。麻醉性镇痛药临床应用受到严格的控制，一般仅限于急性剧烈疼痛时，在短期应用，或用于晚期恶性肿瘤的疼痛，包括阿片生物碱类镇痛药和人工合成镇痛药。

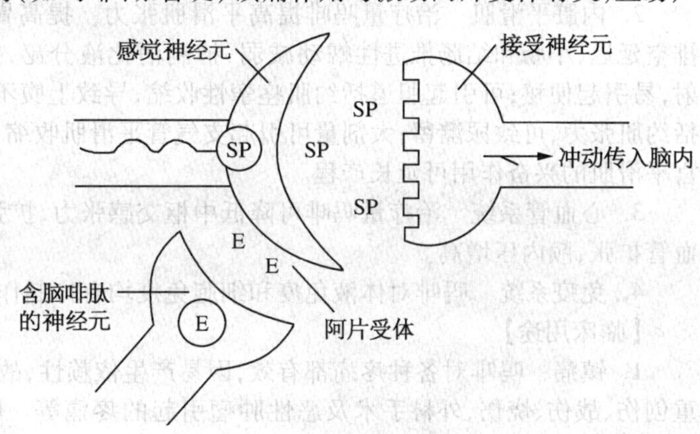

图 13-1 镇痛药作用机制示意图

SP:P 物质；E:脑啡肽

镇痛机制一般认为，体内存在由脑啡肽神经元、脑啡肽和阿片受体共同组成的“抗痛系统”（图 13-1）。痛觉向中枢传导过程中，感觉神经末梢释放 P 物质等递质，这些递质作用于下一级神经元的相应受体，使痛觉传入中枢。内源性镇痛物质（如脑啡肽）由特定神经元释放后可激动感觉神经末梢上的阿片受体，抑制 P 物质释放，起到镇痛作用。吗啡等外源性阿片类镇痛药通过模拟内源性脑啡肽而产生镇痛作用。

第一节　阿片生物碱类镇痛药

阿片是罂粟科植物罂粟未成熟蒴果浆汁的干燥物，含 20 余种生物碱，吗啡和可待因属菲类生物碱，是阿片生物碱镇痛作用的主要成分。

吗啡(morphine)

【体内过程】

口服易吸收，由于首关消除明显，故临床常注射给药，也可经胃肠道、鼻黏膜、肺、皮下等部位吸收。吸收后分布于全身组织，仅少量透过血-脑屏障，也可通过胎盘屏障，血浆 $t_{1/2}$ 为 2～3 h，主要经肝脏代谢肾脏排泄，也有少量经乳汁和胆汁排泄。

【药理作用及作用机制】

1. 中枢神经系统

(1) 镇痛、镇静、致欣快作用：吗啡激动脊髓胶质区、丘脑内侧、脑室及导水管周围灰质阿片受体，发挥镇痛作用，不影响意识和其他感觉。吗啡镇痛作用强大，对各种疼痛均有效，对慢性、持续性钝痛的作用强于间歇性、急性锐痛。反复应用镇痛作用易耐受，加大剂量镇痛作用可恢复。吗啡可改善疼痛引起的焦虑、紧张、恐惧等情绪反应，产生镇静作用，有利于提高对疼痛的耐受力。吗啡可引起欣快感，表现为满足感等，欣快感的出现既是吗啡镇痛作用良好的因素之一，也是导致药物依赖和滥用的重要原因。吗啡的镇静及致欣快作用与激动边缘系统、蓝斑核等部位的阿片受体有关。

(2) 抑制呼吸：吗啡降低呼吸中枢对 CO_2 的敏感性，治疗剂量即可抑制呼吸，使呼吸频率减慢、潮气量降低。

(3) 镇咳、缩瞳、催吐作用：吗啡镇咳、缩瞳、催吐等作用与其激动脑内不同部位的阿片受体有关。治疗量吗啡抑制延髓咳嗽中枢，使咳嗽反射减轻或消失，产生镇咳作用；兴奋支配瞳孔的副交感神经而缩瞳，吗啡中毒时瞳孔极度缩小，针尖样瞳孔为其中毒特征；激动延脑催吐化学感受器(CTZ)，可引起恶心、呕吐。

2. 内脏平滑肌　治疗量吗啡提高平滑肌张力。提高胃肠道平滑肌张力，使胃肠蠕动减慢，致胃排空延迟，小肠和结肠推进性蠕动减弱，抑制消化液分泌，提高肛门括约肌张力，减弱便意和排便反射，易引起便秘；可引起胆道括约肌痉挛性收缩，导致上腹不适甚至胆绞痛；提高输尿管平滑肌及膀胱括约肌张力，可致尿潴留；大剂量可引起支气管平滑肌收缩，可诱发或加重哮喘；吗啡对抗缩宫素对子宫平滑肌的兴奋作用可延长产程。

3. 心血管系统　治疗量吗啡可降低中枢交感张力，扩张外周血管，易引起直立性低血压；可使脑血管扩张，颅内压增高。

4. 免疫系统　吗啡对体液免疫和细胞免疫均有抑制作用。

【临床用途】

1. 镇痛　吗啡对各种疼痛都有效，因易产生依赖性，故仅用于其他镇痛药无效的急性锐痛，如严重创伤、战伤、烧伤、外科手术及恶性肿瘤引起的疼痛等。胆绞痛和肾绞痛时，需与解痉药如阿托品合用。

2. 心源性哮喘　与强心苷、支气管扩张药、利尿药、扩血管药等合用于左心功能衰竭引起的急性肺水肿，可缓解患者呼吸困难，消除紧张恐惧情绪，迅速改善左心功能衰竭症状。作用机制为：①吗啡抑制呼吸中枢，并降低呼吸中枢对 CO_2 的敏感性，从而减弱了过度的反射性呼吸兴奋，使原来快而浅的呼吸变得深而慢，更有利于气体交换；②吗啡扩张外周血管，降低外周阻力，减少回心血量，减轻心脏前、后负荷，同时肺动、静脉压降低，减轻肺水肿；③吗啡的镇静作用有利于消除患者的焦虑、恐惧情绪，降低机体耗氧量，缓解机体缺氧状态，间接减轻心脏负担。对同时伴有休克、昏迷、严重肺功能不全及痰液过多者禁用。

3. 治疗慢性消耗性腹泻　可选用阿片酊或复方樟脑酊。

【不良反应及防治】

1. 一般不良反应　治疗量吗啡可引起呼吸抑制、恶心、呕吐、眩晕、嗜睡、胆绞痛、便秘、排尿困难、直立性低血压等。

2. 耐受性及依赖性　连续多次应用易产生耐受性及依赖性。出现依赖性后一旦停药患者即出现戒断症状，表现为烦躁不安、精神萎靡、失眠、流泪、流涕、震颤、出汗、呕吐、腹痛、腹泻，甚至虚脱、意识丧失等，严重时可危及生命。吗啡依赖性者为追求吗啡的欣快感及避免停药所致戒断症状的痛苦，常不择手段去获取药物，可使患者人格、道德、伦理丧失；同时因抑制机体免疫功能，长期使用吗啡易于患病和传播疾病，如艾滋病、性病等，严重危害社会。因此，此类镇痛药物必须按《麻醉药品管理条例》严格管理，控制使用。

3. 急性中毒　过量易发生中毒。表现为昏迷、瞳孔极度缩小、呼吸深度抑制，呼吸频率、潮气量均降低，呼吸频率可减慢至3～4次/分，常伴血压下降，甚至休克，呼吸麻痹是中毒致死的主要原因。抢救措施为人工呼吸、适量给氧、静脉注射阿片受体阻断药纳洛酮及其他支持疗法。

【禁忌证】

(1) 吗啡能通过胎盘或乳汁，抑制新生儿或婴儿呼吸，并延长产程，故禁用于分娩止痛及哺乳妇止痛。

(2) 慢性阻塞性肺病、支气管哮喘、肺源性心脏病、颅脑损伤、颅内高压患者及肝功能严重减退者禁用。

可待因(codeine，甲基吗啡)

口服易吸收，在肝内代谢，约10%脱甲基转变为吗啡，使其活性增强。可待因的镇痛、镇咳、依赖性、欣快感均较吗啡弱，其镇咳强度约为吗啡的1/4，镇痛强度约为吗啡的1/10，临床主要用于中枢性镇咳和中等程度疼痛的镇痛。无明显便秘、尿潴留及直立性低血压等不良反应。长期使用仍可产生依赖性，亦属限制性应用的麻醉药品。

第二节　人工合成镇痛药

吗啡镇痛作用强大，但因易产生药物依赖性及呼吸抑制，因而临床基本不使用吗啡。人工合成镇痛药因依赖性较轻取代了吗啡的临床应用，其化学结构虽与吗啡不同，但能激动或部分激动阿片受体，产生与吗啡相似的药理作用，代表药为哌替啶。

哌替啶(pethidine，度冷丁)

【体内过程】

口服、皮下或肌内注射均易吸收，口服1～2 h血中浓度达高峰，$t_{1/2}$约为3 h。皮下或肌内注射后约10 min显效，作用持续2～4 h，故临床常注射给药。可透过血脑屏障和胎盘屏障。主要在肝内代谢，代谢产物去甲哌替啶有中枢兴奋作用，可致惊厥。主要经肾脏排泄，少量原形药物和代谢产物可经乳汁排泄。

【药理作用】

镇痛强度为吗啡的1/7～1/10，镇静、致欣快感、呼吸抑制和扩血管作用与吗啡相近。也能提高平滑肌和括约肌的张力，但作用时间短，较少引起便秘和尿潴留。无明显镇咳、缩瞳作用。对妊娠末期子宫正常收缩无影响，不对抗缩宫素的作用，故不延长产程。

【临床用途】

1. 镇痛　可用于各种急性剧痛，如手术、创伤、晚期恶性肿瘤所致疼痛及内脏绞痛等，内脏绞痛需与解痉药如阿托品合用；因新生儿对哌替啶的呼吸抑制作用非常敏感，用于分娩止痛时，临产前2～4 h内不宜使用。

2. 心源性哮喘　可替代吗啡用于心源性哮喘。

3. 麻醉前给药　哌替啶的镇静作用，可消除患者对手术的恐惧，减少麻醉药用量，并缩短诱导期。缺点是对呼吸有抑制作用，并可引起低血压。

4. 人工冬眠　与氯丙嗪、异丙嗪配伍组成冬眠合剂，用于人工冬眠疗法。

【不良反应及防治】

治疗量的哌替啶引起的不良反应与吗啡相似，如眩晕、出汗、口干、恶心、呕吐、心悸、直立性低血压甚至晕厥等。剂量过大可明显抑制呼吸，偶可致震颤、肌肉痉挛、反射亢进甚至惊厥，因此，中毒解救时可配合使用抗惊厥药。久用产生耐受性和依赖性，但比吗啡轻，产生也较慢，仍需控制使用。禁忌证与吗啡基本相同。

美沙酮(methadone)

【体内过程】

口服与注射吸收良好，血浆蛋白结合率高，能与各种组织中蛋白结合，反复给药可在组织中蓄积，停药后组织中药物再缓慢释放入血。

【药理作用及临床用途】

镇痛作用强度、持续时间与吗啡相似，欣快感、镇静、对平滑肌作用较吗啡弱。多用于创伤、手术及晚期恶性肿瘤等所致剧痛。因耐受性与依赖性产生较慢，戒断症状略轻，且易于治疗，亦用于吗啡、海洛因等阿片类药物或毒物依赖性脱毒的替代治疗。

【不良反应】

可抑制呼吸，临产妇女、婴幼儿及呼吸功能不全者禁用。

芬太尼(fentanyl)及其同系物

芬太尼镇痛作用是吗啡的100倍，起效快、持续时间短，主要用于麻醉辅助用药或与氟哌利多合用于神经安定、镇痛；舒芬太尼(sufentanyl)、阿芬太尼(alfentanyl)均为芬太尼的类似物，舒芬太尼镇痛作用强于芬太尼，阿芬太尼弱于芬太尼，两药起效快、持续时间短。对心血管系统影响小，常用于心血管手术麻醉。剂量过大，可引起肌肉强直，纳洛酮可对抗。静脉注射过快可引起呼吸抑制。支气管哮喘、脑损伤或脑部肿瘤、重症肌无力患者及2岁以下小儿禁用。

二氢埃托啡(dihydroetorphine)

为我国研制的强效镇痛药，其镇痛效果为为吗啡的500～1 000倍。首关消除明显，舌下给药或注射给药起效快，主要用于哌替啶等无效的慢性顽固性疼痛和晚期恶性肿瘤疼痛，也用于诱导麻醉或静脉复合麻醉及内镜检查术前用药。不良反应同吗啡。

喷他佐辛(pentazocine，镇痛新)

为阿片受体部分激动剂。

【体内过程】

口服、皮下注射和肌内注射吸收良好，首关消除明显，因肝脏代谢速率个体差异较大，镇痛效果也有较大个体差异，经肾排泄。

【药理作用及临床用途】

镇痛、呼吸抑制、兴奋平滑肌作用较吗啡弱，主要用于各种慢性疼痛。因属部分激动剂，当与吗啡同时使用时，可拮抗吗啡与阿片受体的结合，镇痛效果不如单用吗啡，因此不能与吗啡合用。

【不良反应及防治】

常见不良反应有嗜睡、眩晕、恶心、焦虑等，大剂量可引起呼吸抑制、血压升高，心率加快。局部反复注射，易产生无菌性脓肿、溃疡和瘢痕，应常更换注射部位。不易产生依赖性，已列入非麻醉药品管理范畴，但仍有产生依赖性倾向，不能作为吗啡的替代品。

曲马朵(tramado1)

口服易吸收，镇痛强度与喷他佐辛相当，无明显呼吸抑制、平滑肌兴奋作用，不影响或较少影响心血管功能。多用于中、重度急慢性疼痛，如创伤、手术、分娩、心肌梗死及恶性肿瘤疼痛等。长期应用也可产生依赖性，肝肾功能不全者慎用。

布桂嗪(bcinnazine,强痛定)

为速效镇痛药,镇痛效力约为吗啡的1/3,维持3～6 h,呼吸抑制和胃肠道作用较轻。临床多用于偏头痛、三叉神经痛、炎症及外伤性疼痛、关节痛、痛经及恶性肿瘤疼痛。有一定的依赖性。

第三节　非麻醉性镇痛药

罗痛定(rotundine)

镇痛作用较弱,但较解热镇痛药强,尚有镇静、安定作用。镇痛作用与阿片受体无关,无明显依赖性。对慢性持续性钝痛效果较好,如胃肠及肝胆系统的钝痛、一般性头痛以及脑震荡后头痛,也可用于痛经及分娩止痛,对产程及胎儿均无不良影响。

第四节　阿片受体阻断药

阿片受体拮抗剂常用纳洛酮和纳曲酮。两者化学结构与吗啡相似,与阿片受体有较强的亲和力,无内在活性,对阿片受体有竞争性阻断作用。

纳洛酮(naloxone)

首过消除明显,常采用肌内或静脉注射给药。生理情况下,无明显药理作用。阿片类药物依赖者应用,可立即出现戒断症状,具有翻转吗啡作用及消除吗啡中毒引起的呼吸抑制作用,并促进中毒昏迷者苏醒。可用于阿片类药物急性中毒,解救呼吸抑制及其他中枢抑制症状,亦可用于急性酒精中毒的解救。

纳曲酮(naltrexone)

与纳洛酮相似,生物利用度较高,作用约为纳洛酮的2倍,持续时间较长。用于阿片类药物产生依赖性患者,可降低复吸率。

【附1】恶性肿瘤所致疼痛的阶梯治疗

我国于1991年推出了"癌症患者的三级阶梯止痛治疗"方案。

1. 轻度疼痛患者　选用双氯芬酸钠、布洛芬、萘普生等解热镇痛药,规律按时给药,避免按需给药。到最大耐受量,仍达不到理想的镇痛效果时,可转入第二阶梯治疗。

2. 中度疼痛患者　选用曲马朵、罗通定或与解热镇痛药联合应用。

3. 重度疼痛患者　选用美沙酮、芬太尼、哌替啶等阿片类镇痛药,可采取多途径给药、不同药物交替应用。

【附2】脱毒治疗

在戒毒过程中,要首先使吸毒者顺利渡过急性戒断反应期,这一过程叫脱毒。脱毒就是解除吸毒者躯体依赖性,减轻因戒断症状而出现的生理上的痛苦,为下一步的康复打下基础。戒毒多采取医学、心理学以及社会学等多学科参与的综合措施。一般可分三个阶段:第一阶段,停止滥用药物,治疗戒断症状,使毒品依赖者初步摆脱躯体依赖性;第二阶段,心理康复治疗,消除毒品依赖者对毒品的渴求,减轻精神依赖性,防止复吸;第三阶段,综合干预,使吸毒者回归社会。

1. 控制戒断症状　常用替代疗法,又称替代脱毒疗法,是目前国内外毒品依赖者脱毒治疗中最常用的方法,其原理是:使用少量的依赖性低、类似吸毒者服用毒品性质的药品作为替代过渡,即人们常说的"以小毒替代大毒",减轻吸毒者因戒断症状引起的痛苦,平稳安全地完成脱毒过程。

(1) 美沙酮替代疗法:美沙酮(或丁丙诺非)与阿片受体亲和力较高,作用时间长,耐受性与依赖性产生较慢,戒断症状略轻,用于各种阿片类药物(或毒品)依赖的脱毒治疗,尤其适用于海洛因依赖者。美沙酮替代疗法使用原则是:单一用药,逐日递减,先快后慢,先大剂量后小剂量,只减不加,停药坚决。其初始阶段,因为使用剂量较大,实施比较容易,可以逐日减量20%,或按更大比例递减,多数患者能够接受。但当剂量减至10 mg/d左右时,戒治者往往出现失眠、焦虑、不安、心慌、骨关节疼痛、胃肠功能障碍、周身不适等程度不同的戒断症状,这时应暂缓减药,在某一剂量上维持一两天后再递减。

(2) 可乐定疗法:可乐定通过激动突触前膜 α_2受体,抑制去甲肾上腺素的释放,抑制脑内蓝斑核(该部位阿片受体与欣快感有关)放电,有效减轻戒断症状,尤其是交感神经系统功能亢进的戒断症状,如流泪、流涕、出汗、瞳孔散大、心率加快、血压升高、体温升高等。用药期间,需密切注意依赖者血压、心率变化。

(3)东莨菪碱综合疗法:吗啡、海洛因等引起的戒断表现有类乙酰胆碱样症状,东莨菪碱具有中枢抗胆碱作用,可用其控制呕吐、腹痛、腹泻、肌肉和关节疼痛等戒断症状。东莨菪碱用于海洛因依赖者的脱毒治疗疗效优于美沙酮和可乐定,具有快速脱毒作用,能控制戒断症状,但对精神依赖者欠佳,复吸率较高,不良反应有口干、心悸、视物模糊等症状,一般患者均能耐受。脱毒同时或脱毒后迅速给予纳曲酮(或纳洛酮)维持。

2. 预防复吸

(1) 纳曲酮(或纳洛酮):脱毒成功后,使用阿片受体阻断药纳曲酮可防止吸毒引起的欣快感。坚持长期用药,是纳曲酮预防复吸成功的前提。

(2) 其他方法:针灸、电针治疗,有助于控制戒断症状、预防复吸,可改善依赖者睡眠、增进食欲。

3. 综合干预　药物依赖者伴有不同程度的心理障碍、精神紊乱、回避社会的心理与行为活动。通过认知、行为以及心理矫治等干预,家庭成员、集体、社会共同参与,有助于防止依赖复吸,使之从生理、心理、行为等方面全方位康复。

常用药物制剂与用法

1. 盐酸哌替啶　注射剂:50 mg/ml、100 mg/2 ml;肌内注射,50 ~ 100 mg/次,极量:150 mg/次,600 mg/d。

2. 盐酸美沙酮　片剂:2.5 mg;5 ~ 10 mg/次,2 ~ 3 次/日。注射剂:5 mg/ml,5 ~ 10 mg/次;2 ~ 3 次/日,肌内注射。

3. 枸橼酸芬太尼　注射剂:0.1 mg/2 ml;皮下或肌内注射,0.5 ~ 0.1 mg/次。

4. 盐酸喷他佐辛　片剂:25、50 mg;25 ~ 50 mg/次。注射剂:30 mg/ml;皮下或肌内注射,30 mg/次。

5. 盐酸曲马朵　胶囊剂:50 mg/粒,缓释片剂:100 mg,50 ~ 100 mg/次;400 mg/d。注射剂:50 mg/2 ml、100 mg/2 ml;肌内注射,50 ~ 100 mg/次,400 mg/d。栓剂:100 mg/枚(盐酸盐);直肠内给药:1 枚(100 mg)/次,1 ~ 2 次/日。

6. 盐酸布桂嗪　片剂:30、60 mg;60 mg/次,3 ~ 4 次/日。注射液:50 mg/1 ml;皮下注射,50 mg/次。

7. 盐酸罗痛定　片剂:30 mg,60 ~ 120 mg/次;3 次/日。

8. 硫酸罗痛定　注射剂:60 mg/2 ml;肌内注射,60 mg/次。

9. 纳洛酮　注射剂:0.4 mg/ml;肌内或静脉注射,0.4 ~ 0.8 mg/次。

思 考 题

1. 吗啡有哪些不良反应? 急性中毒如何抢救?

2. 某男性患者,53 岁。3 个月前曾发生急性心肌梗死,经治疗后基本好转,已 2 周未用药。今晚突发剧咳而憋醒,不能平卧,且咳出粉红色泡沫样痰,患者烦躁、大汗淋漓。查体:心率 120 次/分、呼吸 38 次/分、血压 160/95 mmHg,两肺野可闻及密集小水泡音。某医生在治疗方案中使用了哌替啶,请解释其用药机制。

3. 请给某肝癌晚期患者制订镇痛治疗方案,并说明依据及注意事项。

第十四章

解热镇痛抗炎药

学习目标

1. 掌握解热镇痛抗炎药的共同作用及作用机制，掌握乙酰水杨酸的临床应用及不良反应。
2. 理解对乙酰氨基酚、双氯芬酸、布洛芬等药的作用特点。

解热镇痛抗炎药是一类具有解热、镇痛作用，且大多数还具有抗炎、抗风湿作用的药物，亦称非甾体类抗炎药。

第一节　解热镇痛抗炎药共同作用

【药理作用及作用机制】

1. 解热作用　通过抑制中枢前列腺素合成酶活性，减少体温调节中枢前列腺素（PG）合成，使升高的体温调定点恢复到正常水平，增强散热过程，使体温下降。但不影响正常人的体温（图 14-1）。

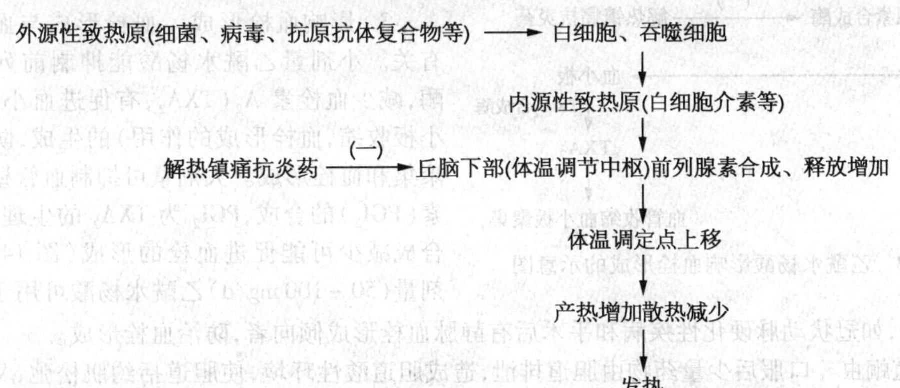

图 14-1　发热及药物作用示意图

2. 镇痛作用　组织损伤、炎症等使组织产生前列腺素、缓激肽等致痛物质，前列腺素自身为致痛物质之一，同时还对缓激肽等其他致痛物质的致痛作用起到放大作用。解热镇痛抗炎药通过抑制外周前列腺素合成酶活性，减少前列腺素合成，发挥镇痛作用(图 14-2)。对中等程度的慢性钝痛(炎性疼痛、关节痛、肌肉痛神经痛、牙痛等)有较好的镇痛作用，对内脏平滑肌痉挛等引起的绞痛、创伤引起的急性锐痛效果差。

3. 抗炎抗风湿作用　前列腺素、缓激肽等既是致痛物质同时也是重要的炎症介质，前列腺素除直接引起炎症反应外，还可增强其他炎症介质的致炎作用。解热镇痛抗炎药抑制局部前列腺素合成酶活性，减少前列腺素生成，起到镇痛抗炎双重作用，能明显减轻炎症的红、肿、热、痛等反应，可缓解风湿及类风湿关节炎的症状。但不能消除炎症病因，属对症治疗。

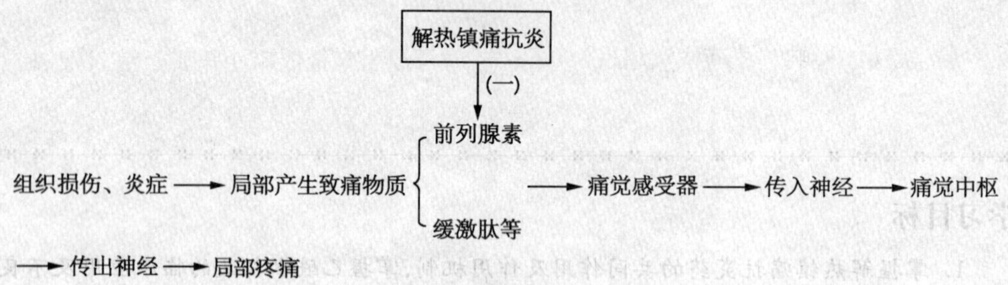

图 14-2　疼痛产生与解热镇痛药作用机制

第二节　常用解热镇痛抗炎药

乙酰水杨酸(acetyl salicylic acid，阿司匹林)

属水杨酸类，是临床应用最早、最常用的解热镇痛抗炎药。

【药理作用和临床用途】

1. 解热镇痛　有较强的解热、镇痛作用。临床主要用于感冒发热、头痛、偏头痛、牙痛、神经痛、肌肉痛和女性痛经等。

2. 抗风湿　使用最大耐受剂量(每日 3～4 g)有明显的抗炎、抗风湿作用，使风湿热症状(红、肿、热、痛活动障碍等)明显好转，也可作为急性风湿热的鉴别诊断。

3. 影响血栓形成　血栓形成与血小板聚集有关。小剂量乙酰水杨酸能抑制前列腺素合成酶，减少血栓素 A_2(TXA_2，有促进血小板聚集，血小板收缩，血栓形成的作用)的生成，防止血小板聚集和血栓形成。大剂量可抑制血管壁中前列环素(PGI_2)的合成，PGI_2 为 TXA_2 的生理拮抗剂，其合成减少可能促进血栓的形成(图 14-3)。故小剂量(50～100 mg/d)乙酰水杨酸可用于血小板高聚集性患者，如冠状动脉硬化性疾病和手术后有静脉血栓形成倾向者，防治血栓形成。

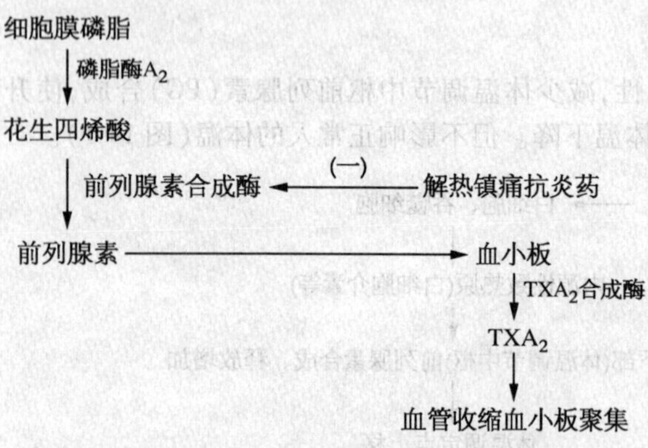

图 14-3　乙酰水杨酸影响血栓形成的示意图

4. 胆道蛔虫　口服后少量药物由胆道排泄，造成胆道酸性环境，使胆道括约肌松弛，又因蛔虫厌酸，而易退出胆道。

【不良反应及防治】

1. 胃肠道反应　最为常见，口服可直接刺激胃黏膜，引起上腹不适、恶心、呕吐。血浓度高则刺激延髓催吐化学感受区，也可致恶心及呕吐。抗风湿剂量可引起胃溃疡及无痛性胃出血，原有消化性溃疡患者，症状加重。乙酰水杨酸引起的胃肠反应与直接刺激局部胃黏膜细胞和抑制胃壁组织前列腺素合成酶使前列腺素生成减少有关，胃壁前列腺素对胃黏膜细胞有保护作用。餐后服或同服抗酸药可减轻胃肠道反应。

2. 变态反应　少数患者为荨麻疹、血管神经性水肿、支气管哮喘，甚至过敏性休克，应及时停药并进行抗过敏治疗。

3. 凝血障碍　一般剂量长期使用抑制血小板聚集功能，大剂量可抑制肝脏合成凝血酶原，使出血时间延长。可用维生素 K 防治。手术患者，术前 1 周停用乙酰水杨酸。

4. 水杨酸反应　如剂量过大（5 g/d 以上）则出现中毒反应，表现为头痛、耳鸣、视力障碍、出汗、精神恍惚、恶心、呕吐等，甚至出现惊厥和昏迷。严重中毒者应立即停药、静脉滴注碳酸氢钠碱化尿液可加快排泄。

5. 对肝、肾功能影响　血药浓度超过 150 μg/ml 时可产生剂量依赖性肝脏毒性，主要表现为血转氨酶活性升高，个别患者有肝肿大、厌食、恶心和黄疸。患病毒性感染发热的儿童和青少年服用乙酰水杨酸偶可致瑞夷综合征，表现为严重肝损害和脑病。与其他解热镇痛药相比，致肾功能损伤的发生率较低。

对乙酰氨基酚（acetaminophen，扑热息痛）

属苯胺类解热镇痛药，作用与乙酰水杨酸相当，但抗炎作用极弱，仅在超过镇痛剂量时才有一定抗炎作用，其原因不明。临床用于解热镇痛。因无明显胃肠刺激，适用于不宜使用乙酰水杨酸的头痛发热患者。常用剂量安全可靠。偶见皮肤黏膜过敏反应。长期使用极少数人可致肾毒性，如肾乳头坏死和慢性间质性肾炎等。过量误服（10～15 g 以上），可致急性中毒性肝坏死。

布洛芬（ibuprofen，异丁苯丙酸）

口服吸收快且完全，滑膜腔浓度较高。主要经肝脏代谢，肾脏排泄。解热、镇痛、抗炎作用与乙酰水杨酸相似，但胃肠道反应较少。主要用于风湿性及类风湿关节炎和骨关节炎，也可用于关节痛、牙痛、痛经及感冒发热等。

吲哚美辛（indomethacin，消炎痛）

有强大的抗炎、解热镇痛作用。因不良反应发生率高且重，目前主要用于抗炎和镇痛，如关节炎、滑液囊炎、腱鞘炎、强直性脊柱炎等。常用量不良反应发生率高达 35%～50%，约 20% 的患者必须停药。以眩晕、前额痛、精神障碍等中枢神经系统不良反应发生率最高；厌食、恶心、腹痛、诱发或加重胃和十二指肠溃疡等胃肠反应次之；也可出现黏膜变态反应、哮喘发作、中性粒细胞和血小板减少等，但罕见再生障碍性贫血。孕妇、从事危险或精细工作人员、精神病、癫痫、活动性胃十二指肠溃疡患者禁用。

其他解热镇痛抗炎药作用特点如表 14-1 所示。

表 14-1　其他有机酸类药物特点

名称	药理作用	临床应用	不良反应
双氯芬酸	解热、镇痛、抗风湿、抗炎作用强	风湿、类风湿关节炎、急性痛风、创伤及手术后炎性疼痛	胃肠道反应、溃疡出血、溶血性贫血、暂时性肝功能异常
萘普生	解热、镇痛、抗风湿、抗炎作用较强	风湿、类风湿关节炎、骨关节炎、急性痛风、三叉神经痛	胃肠道反应较轻且易耐受，偶有过敏、眩晕、乏力、哮喘
吡罗昔康	抗炎作用强、解热、镇痛	风湿、类风湿关节炎、急性痛风、强直性脊柱炎	胃肠道反应较少，易耐受，溃疡及肝、肾功能不良者禁用
美罗昔康	选择性抑制 COX_2，抗炎作用强	同吡罗昔康	大剂量可致消化道出血、溃疡
尼美舒利	选择性抑制 COX_2，抗炎作用强	类风湿关节炎、骨关节炎、呼吸道及五官软组织炎症	胃肠道反应轻微且短暂

解热镇痛药常配制为复方制剂,用于感冒、发热等疾病。目前常用的解热镇痛药复方制剂如表 14-2所示。

表 14-2 常用解热镇痛药复方成分

名称	成分与含量(g/片)						
	乙酰水杨酸	非那西丁	氨基比林	安替比林	咖啡因	氯苯那敏	巴比妥
复方阿司匹林	0.22	0.15			0.035		
复方氯苯那敏片	0.226 8	0.162			0.032 4	0.002	
去痛片		0.15	0.15		0.05		0.015
氨啡咖片		0.15	0.1		0.3		
安痛定注射液(2 ml)			0.1	0.04		0.18	

常用药物制剂与用法

1. 阿司匹林　片剂:0.05 g、0.1 g、0.3 g 、0.5 g;肠溶片剂:0.3 g。解热镇痛:0.3～0.6 g/次,3 次/日。抗风湿:3～5 g/d,分 4 次服。预防血栓形成:一日 0.05～0.1 g。

2. 吲哚美辛　片剂或胶囊:25 mg ;25 mg/次,2～3 次/日,餐中服,以后每周可递增 25 mg,至每日总量 100～150 mg。

3. 布洛芬　片剂:0.1 g、0.2 g ;0.2～0.4 g/次,3 次/日。餐中服。

4. 对乙酰氨基酚　片剂:0.3 g、0.5 g;0.3～0.6 g/次,一日不宜超过 2 g,退热疗程不宜超过 3 d,镇痛连用不宜超过 10 d。注射剂:0.25 g/2 ml ;0.25～0.5 g/次,肌内注射。

5. 萘普生　片剂(或胶囊):0.1、0.25 ;0.25 g/次,2 次/日。注射剂:100 mg/2 ml、200 mg/2 ml;100～200 mg/次,1 次/日,肌内注射。

6. 吡罗昔康　片剂:20 mg;20 mg/次,1 次/日,饭后服。注射剂:20 mg/2 ml;10～20 mg/次,1 次/日,肌内注射。

思 考 题

1. 比较解热镇痛药与阿片类镇痛药的区别。
2. 乙酰水杨酸的主要用途及常见不良反应有哪些?

第十五章

中枢兴奋药

学习目标

1. 理解兴奋延髓呼吸中枢药的临床应用及作用机制。
2. 了解大脑兴奋药物的药理作用及机制。

中枢兴奋药是能提高中枢神经系统功能活动的药物。根据中枢兴奋药的作用部位不同，分为兴奋大脑皮层的药、兴奋延髓呼吸中枢药及促大脑功能恢复药。

第一节　主要兴奋大脑皮层的药物

咖啡因(caffeine)

【药理作用及作用机制】

1. 中枢神经系统　咖啡因兴奋中枢神经系统的范围与剂量有关，小剂量(50～200 mg)能兴奋大脑皮层，表现为振奋精神，思维活跃，减轻疲劳，消除困倦，并提高对外界的反应性。剂量加大(200～500 mg)时，可直接兴奋延髓呼吸中枢和血管运动中枢，并提高呼吸中枢对 CO_2 的敏感性，使呼吸加深加快，血压升高。

2. 收缩脑血管　可缓解因脑血管扩张所致搏动性头痛。

3. 其他　对支气管和胆道等平滑肌有舒张作用。增加肾小球滤过率，减少肾小管对钠离子的重吸收而具有利尿作用。

【临床用途】

严重传染病和中枢抑制药中毒所引起的昏睡，呼吸、循环抑制，可肌内注射苯甲酸钠咖啡因，其中对吗啡引起的呼吸抑制疗效较好。常与麦角制剂配伍治疗偏头痛，与溴化物合用治疗神经官能症，与解热镇痛药配伍治疗一般性头痛。

【不良反应及防治】

不良反应少见。剂量较大时可致激动、不安、失眠、心悸、头痛、恶心、呕吐；剂量过大可致惊厥。婴儿高热时易发生惊厥，不宜用含咖啡因的解热复方制剂。因增加胃酸分泌，消化性溃疡病患者不宜久用。少数人用药后出现耐受性。孕妇慎用。与麻黄碱、肾上腺素存在相互增强作用，不宜同时注射。口服过量且时间较短者,可用温水洗胃、硫酸镁导泻;已吸收中毒者,可注射地西泮等中枢抑制药,以对抗、缓解中毒症状。

哌甲酯(methylphenidate,利他灵)

能兴奋精神、活跃情绪、减轻疲乏、消除睡意及缓解抑郁症状。较大剂量能兴奋呼吸中枢。主要用于治疗发作性睡病、小儿遗尿症、儿童多动综合征及中枢抑制药中毒引起的昏迷与呼吸抑制。不良反应有失眠、易激动、体重减轻和生长发育延缓等,禁用于青光眼和严重心脏病患者和癫痫患者。

匹莫林(pemoline ,苯异妥英)

是一种新型中枢兴奋药,药理作用与哌甲酯相似,用于治疗儿童多动症,轻度抑郁和发作性睡病。不良反应有失眠、头痛和胃肠反应等。

第二节　主要兴奋延脑呼吸中枢药

尼可刹米(nikethamide,可拉明)

【药理作用】

能直接兴奋延髓呼吸中枢,也可作用于颈动脉体和主动脉体化学感受器,反射性地兴奋呼吸中枢,提高呼吸中枢对 CO_2 的敏感性,使呼吸加深加快,当呼吸中枢抑制时其作用更为明显。该药作用温和,安全范围较大,但作用短暂,一次静脉注射仅维持 5 ~ 10 min,故常需间歇性多次静脉给药。

【临床用途】

用于各种原因引起的中枢性呼吸抑制。对肺源性心脏病引起的呼吸衰竭及吗啡中毒引起的呼吸抑制效果较好;对巴比妥类药物中毒所致呼吸抑制的效果较差。

【不良反应及防治】

大剂量可致血压升高、心动过速、肌震颤,甚至惊厥。一旦发生惊厥,可用地西泮对抗。不宜与碱性药物配伍,以免发生沉淀。

洛贝林(lobeline,山梗菜碱)

通过刺激颈动脉体和主动脉体化学感受器而反射性地兴奋呼吸中枢。安全范围大,不易引起惊厥。用于新生儿窒息、一氧化碳中毒所致的窒息、小儿感染性疾病所致的呼吸衰竭。较大剂量可兴奋迷走神经中枢,引起心率减慢和房室传导阻滞。过量能引起心动过速,甚至惊厥。

多沙普仑(doxapram,多普兰)

为一种新型呼吸中枢兴奋药。小剂量通过刺激颈动脉体化学感受器反射性兴奋呼吸中枢,大剂量则直接兴奋。作用比尼可刹米强、安全范围大、起效快、疗效确实。为目前较理想的呼吸中枢兴奋药。用于各种原因引起的呼吸抑制或肺换气不足。静注过快出现恶心、呕吐,严重则可出现惊厥。

第三节　促大脑功能恢复药

吡拉西坦(piracetam)

能对抗脑组织缺氧,促进大脑对磷脂和氨基酸的利用,增加 ATP、蛋白质合成,促进信息传递,提高学习与记忆能力,改善大脑功能。临床用于治疗阿尔茨海默病、脑动脉硬化、药物及一氧化碳中毒、脑外伤等所致思维和记忆障碍、儿童智能低下等,也可用于提高先天性或继发性脑功能不全患者的智能。偶见口干、厌食、失眠及呕吐等不良反应,停药后消失。

甲氯芬酯(meclofenoxate,氯酯醒)

主要兴奋大脑皮层,能促进脑细胞氧化还原过程,增加对碳水化合物的利用,调节神经细胞代谢。对处于抑制状态的中枢神经系统具有兴奋作用,可振奋精神、消除疲劳,但显效慢,需反复用药。用于颅脑外伤性昏迷、动脉硬化或癫痫等所致的意识障碍及阿尔茨海默病、儿童精神迟钝、新生儿缺氧、小儿遗尿症等。偶见药热、皮疹等不良反应。

胞磷胆碱(citicoline)

是促进卵磷脂合成的主要辅酶。卵磷脂合成增加,能促进脑组织代谢及大脑功能恢复。对脑循环障碍患者,有降低脑血管阻力、增加脑血流量、改善脑循环及催醒作用。临床主要用于急性颅脑外伤、脑手术后意识障碍,对脑动脉硬化症、脑梗死、脑出血等多种器质性脑损害患者能促进意识清醒,改善偏瘫、肌强直及智力障碍等症状。不良反应轻,偶有一过性血压下降、失眠、兴奋及发热等、脑出血急性期慎用,有癫痫史者禁用。

常用药物制剂与用法

1. 苯甲酸钠咖啡因 注射剂:0.25 g/1 ml、0.5 g/2 ml;皮下、肌注或静注:1～2 ml(0.25～0.5 g)/次,1.0～2.0 g/d。极量:1.5 g/次,3.0 g/d

2. 匹莫林 片剂:20 mg;20～40 mg/次(每日晨一次服);不超过60 mg/d,通常午餐后不用药。

3. 哌甲酯 片剂:10 mg;2～3 次/日。注射剂:20 mg/ml;10～20 mg/次, 1～3 次/日,皮下、肌内或静脉注射。

4. 甲氯芬酯 片剂:0.1 g ;0.1～0.2 g/次,3 次/日,至少服用1周。粉针剂:0.25 g;0.25 g/次,溶于5%葡萄糖250 ml静滴。

5. 尼可刹米 注射剂:0.375 g/1.5 ml、0.5 g/2 ml;皮下、肌注或静注:0.25～0.5 g/次;极量:1.25 g/次。

6. 洛贝林 注射剂:3 mg/1 ml、10 mg/1 ml;皮下或肌注:10 mg/次;极量:20 mg/次;50 mg/d;静注:3 mg/次,必要时隔30 min重复使用;极量6 mg/次,20 mg/d,新生儿窒息可注入脐静脉3 mg。

7. 多沙普仑 注射剂:20 mg/1 ml、100 mg/5 ml;0.5～1 mg/kg·次,用5%葡萄糖注射液稀释后静滴。一日总量不超过300 mg。

思考题

1. 试述咖啡因的药理作用、临床用途。
2. 比较尼可刹米、洛贝林在作用部位、临床用途方面的异同。

第四篇

作用于循环系统及血液系统药

第十六章

利尿药及脱水药

学习目标

1. 掌握各种利尿药药理作用、临床用途、主要不良反应及用药注意事项。
2. 理解各类利尿药的作用部位及作用机制；理解脱水药的临床用途。
3. 了解脱水药的作用机制。

第一节　利　尿　药

利尿药(diuretics)是一类选择性作用于肾脏，增加水和电解质的排出，从而使尿量增多的药物。临床主要用于治疗各种原因引起的水肿，也可用于高血压等某些非水肿性疾病的治疗，临床用途很广。常用的利尿药按它们的效应和作用部位分为三类：①高效利尿药：有呋塞米、依他尼酸及布美他尼等；②中效利尿药：有噻嗪类利尿药及氯酞酮等；③低效利尿药：有螺内酯、氨苯蝶啶、阿米洛利等。

为了便于理解各类利尿药的作用及其机制，合理使用利尿药，先介绍与利尿药有关的肾泌尿生理及各类利尿药的作用部位。

一、肾脏泌尿生理及利尿药作用部位

尿液的生成是通过肾小球滤过、肾小管重吸收及分泌而实现的，现分述如下。

(一) 肾小球

血液流经肾小球、除蛋白质和血细胞外，其他成分均可滤过而形成原尿。正常人每日生成的原尿可达180 L左右，但绝大部分被重吸收。影响原尿量的主要因素是肾血流量和有效滤过压。有些药物(如强心苷、氨茶碱等)能通过增加肾血流量和肾小球滤过率，使原尿量增多，但由于存在球-管平衡的调节机制，终尿量增加并不多，只能产生较弱的利尿作用。

(二) 肾小管

正常人每日排出终尿仅1～2 L，约占原尿量的1%，而99%的水、钠被肾小管重吸收。如果药物能使肾小管重吸收减少，则终尿量可成倍增加。由此可见，肾小管是利尿药作用的重要部位。利尿药的作用强度主要以其对肾小管作用部位的不同而有所区别。

1. 近曲小管　此段重吸收 Na^+ 约占原尿 Na^+ 量的60%～65%，原尿中约有90%的 $NaHCO_3$ 及部

分 NaCl 在此段被重吸收。

该段 Na^+ 主要通过钠泵和 H^+- Na^+ 交换的方式被重吸收。近曲小管上皮细胞内的 H^+ 来自 H_2CO_3，而 H_2CO_3 由碳酸酐酶催化 CO_2 和 H_2O 生成。低效利尿药乙酰唑胺可通过抑制碳酸酐酶，减少 H^+ 的生成，抑制 H^+- Na^+ 交换，促进 Na^+ 排出产生利尿作用。但乙酰唑胺的利尿作用较弱，而且易致代谢性酸中毒，现已少作利尿药使用。目前尚无作用于近曲小管的高效利尿药。

2. 髓袢升枝粗段　髓袢升枝的功能与利尿药作用关系密切。是高效利尿药的重要作用部位，此段再吸收原尿中 30% ~35% 的 Na^+，而不伴有水的再吸收。在该段管腔膜上存在着 Na^+-K^+-$2Cl^-$ 共同转运载体，将 Na^+、K^+、Cl^- 重吸收进入细胞内。高效利尿药能选择性地阻断该转运体，因而也称为髓袢利尿药。

重吸收进入肾小管壁细胞内的 Na^+ 可通过基侧膜的 Na^+，K^+-ATP 酶主动转运至组织间液，细胞内的 Cl^- 可通过基侧膜的氯通道进入组织间液。细胞内的 K^+ 经管腔膜上的钾通道再循环返回管腔，由于 K^+ 返流至管腔，造成管腔内正电位上升，进而驱动 Mg^{2+} 和 Ca^{2+} 的重吸收。因此，髓袢利尿药不仅增加 NaCl 的排出，也增加 Mg^{2+} 和 Ca^{2+} 的排出。

由于此段 Na^+ 重吸收的同时几乎不伴有水的重吸收，所以管腔内的原尿随着 Na^+、Cl^- 的重吸收而被逐渐稀释，这就是尿液的稀释过程。同时，被转运到髓质间液的 Na^+、Cl^- 与尿素一起，形成此段髓质间液的高渗。当低渗尿流经处于髓质高渗区的集合管时，在抗利尿激素的影响下，大量的水被重吸收，形成高渗尿，这就是尿液的浓缩过程。髓袢类高效利尿药通过抑制 Na^+-K^+-$2Cl^-$ 共同转运载体，不但抑制了尿液的稀释过程，并且由于抑制了 Na^+、Cl^- 的重吸收，髓质的高渗无法维持，抑制了肾对尿液的浓缩过程，从而排出大量低渗尿，故利尿作用强大（图 16-1）。

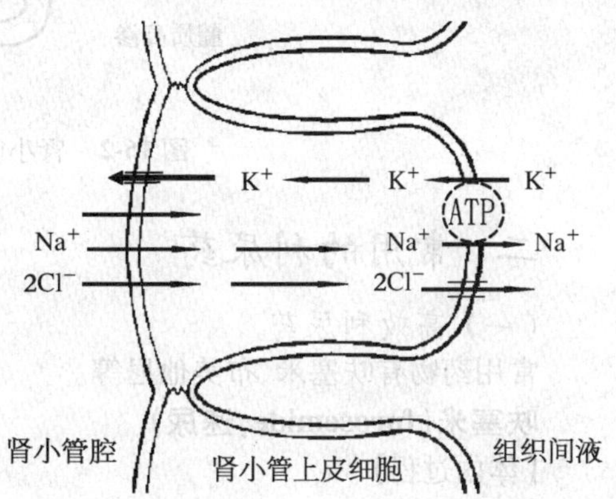

图 16-1　髓袢升支粗段吸收 NaCl 及高效利尿药的作用机制

高效利尿药呋塞米等，可抑制升枝粗段髓质和皮质部对氯化钠的再吸收，使肾的稀释功能降低，同时又使肾的浓缩功能降低。中效噻嗪类利尿药等，抑制髓袢升枝粗段皮质部（远曲小管开始部分）对 NaCl 的再吸收，使肾的稀释功能降低，但不影响肾的浓缩功能。

3. 远曲小管及集合管　此段再吸收原尿 5% ~10% 的 Na^+。

（1）远曲小管近段对 Na^+ 重吸收的方式主要通过 Na^+-Cl^- 共同转运载体，但转运速率比髓袢升支粗段慢。中效利尿药噻嗪类主要抑制远曲小管的 Na^+-Cl^- 共同转运载体，影响尿液的稀释过程，产生中等强度的利尿作用。

（2）远曲小管远端和集合管腔膜存在着钠和钾通道，管腔液中的 Na^+ 经钠通道进入细胞内，而细胞内的 K^+ 则经钾通道排入管腔液，形成 K^+-Na^+ 交换。这一过程主要受醛固酮的调节，低效利尿药螺内酯通过拮抗醛固酮，间接抑制 K^+-Na^+ 交换，排 Na^+ 留 K^+ 而产生利尿作用。低效利尿药氨苯蝶啶等则通过直接抑制位于该段的钠通道，减少 Na^+ 和水的重吸收而利尿。由于作用于该部位的药物均能排钠留钾而利尿，故又称为留钾利尿药。

（3）远曲小管和集合管还可分泌 H^+，并进行 H^+-Na^+ 交换，进入管腔中的 H^+ 可与肾小管上皮细胞产生的 NH_3 结合，生成 NH4+ 从尿中排出，阿米洛利可抑制该处 H^+-Na^+ 交换。

综上所述，利尿药通过作用于肾小管的不同部位，影响尿生成的不同环节而产生强弱不等的利尿作用（图 16-2）。

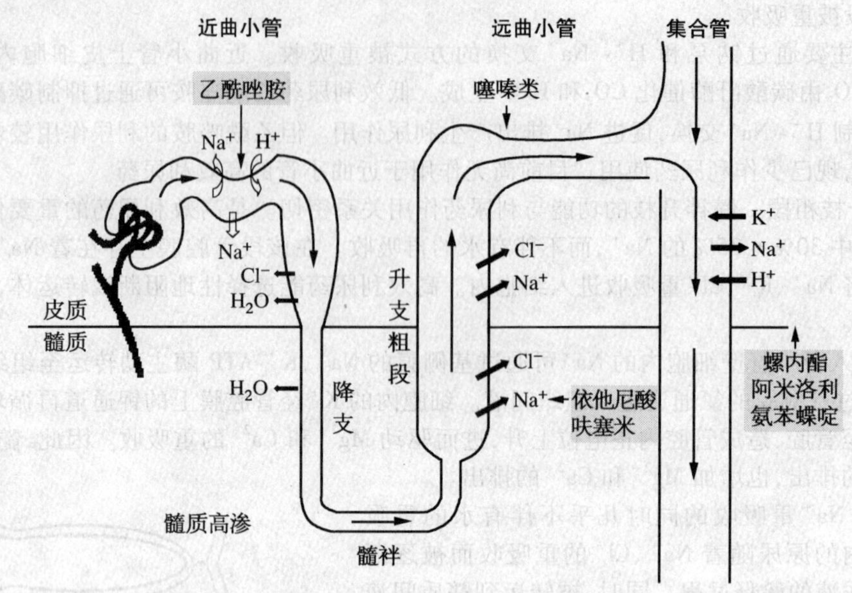

图 16-2 肾小管转运系统及利尿药的作用部位

二、常用的利尿药

(一) 高效利尿药

常用药物有呋塞米、布美他尼等。

呋塞米(furosemide,速尿)

【体内过程】

口服吸收迅速,生物利用度约为60%,约30 min 起效,1~2 h 达高峰,持续6~8 h。静脉注射5~10 min 起效,30 min 达高峰,$t_{1/2}$约1 h,维持4~6 h,血浆蛋白结合率约98%。大部分以原形经近曲小管有机酸分泌系统分泌,随尿排出,反复给药不易蓄积。由于吲哚美辛和丙磺舒与此药相互竞争近曲小管有机酸分泌途径,同用时会影响后者的排泄和作用。

【药理作用】

1. 利尿　作用强大、迅速而短暂。能使肾小管对 Na^+ 的重吸收由原来的99.4%下降为70%~80%。

利尿机制主要为抑制髓袢升支粗段 Na^+-K^+-$2Cl^-$ 共同转运载体,使 Na^+、Cl^- 重吸收减少,肾脏稀释功能降低,NaCl 排出量增多,同时使肾髓质间液渗透压降低,影响肾脏浓缩功能及减少集合管对水的重吸收,从而产生强大的利尿作用。由于排 Na^+ 较多,促进了 K^+-Na^+ 交换和 H^+-Na^+ 交换,尿中 H^+ 和 K^+ 排出也增多,易引起低血钾、低盐综合征。由于 Cl^- 的排出大于 Na^+ 的排出,易出现低氯性碱中毒。呋塞米还促进 Ca^{2+}、Mg^{2+} 排出,长期使用可使某些患者产生低镁血症。由于 Ca^{2+} 在远曲小管可被主动重吸收,所以一般不引起低钙血症。呋塞米可使尿酸排出减少。

2. 扩张血管　能扩张肾血管,降低肾血管阻力,增加肾血流量,改变肾皮质内血流分布;还能扩张全身小静脉,降低左心室充盈压,减轻肺水肿。扩张血管机制尚不完全了解,可能与该药促进前列腺素E合成,抑制其分解有关。

【临床用途】

1. 严重水肿　对各类水肿均有效,主要用于其他利尿药无效的顽固性水肿和严重水肿。

2. 急性肺水肿和脑水肿　静脉注射呋塞米治疗急性肺水肿的主要机制是:① 扩张血管,降低外周阻力,减轻心脏负荷。② 强大的利尿作用使血容量减少,回心血量也减少,左心室舒张末期压力因而降低。治疗脑水肿则是由于利尿后血液浓缩,血浆渗透压增高,利于脑水肿的消除。

3. 急慢性肾衰竭 可冲洗肾小管,防止其萎缩和坏死,可用于急性肾衰竭的早期防治。大剂量可治疗慢性肾衰竭,使尿量增加。

4. 加速毒物排出 配合输液使尿量在一天内达5L以上,可加速毒物排泄,主要用于经肾排泄的药物中毒抢救,如苯巴比妥、水杨酸类、溴化物等急性中毒。

5. 高钙血症 可抑制 Ca^{2+} 重吸收,降低血钙。

【不良反应】

1. 水和电解质紊乱 长期用药,利尿过度可引起低血容量、低血钠、低血钾、低血镁及低氯性碱中毒。以低血钾最为常见,应注意及时补钾。加服留钾利尿药有一定预防作用。当低血镁同时存在时,如不纠正低血镁,即使补充 K^+,也不易纠正低血钾。

2. 耳毒性 表现为眩晕、耳鸣、听力下降、暂时性耳聋。肾功能减退在大剂量静脉注射时易发生,应避免与氨基糖苷类抗生素等有耳毒性的药物合用。耳毒性发生的机制可能与内耳淋巴液电解质成分改变有关。

3. 胃肠道反应 可致恶心、呕吐、上腹不适及腹泻,大剂量可致胃肠道出血。口服或静脉注射均可发生。

4. 高尿酸血症 该药和尿酸均通过肾脏有机酸转运系统排泄,产生竞争性抑制,长期用药可减少尿酸排泄而致高尿酸血症。

5. 其他 过敏,表现为皮疹、嗜酸性细胞增多、间质性肾炎等,偶致骨髓抑制。严重肝肾功能不全、糖尿病、痛风及小儿慎用。

布美他尼(bumetanide,丁氧苯酸)

布美他尼的利尿作用起效快、作用强、毒性低、用量小、脂溶性大、口服吸收快而完全,0.5~1 h 显效,1~2 h 达高峰,$t_{1/2}$为1~1.5 h,作用维持4 h。该药作用机制、用途和不良反应同呋塞米,排钾作用小于呋塞米,耳毒性的发生率稍低,但仍应避免与有耳毒性的药物同用。布美他尼还能扩张血管,增加肾血流量,降低肺和全身的动脉阻力,降低右心房压力和左心室舒张末期压力,改善肺循环。

(二) 中效利尿药

噻嗪(thiazides)类利尿药

噻嗪类是临床广泛应用的一类口服利尿药和降压药,该类药物的基本结构为杂环苯并噻二嗪与一个磺酰胺基,在2、3、6位代入不同基团可得到一系列的衍生物。因化学结构上的微小差异,使此类药物在效价强度和作用时间等方面产生差异。代表药物是氢氯噻嗪(hydrochlorothiazide,双氢克尿噻),其他还有苄氟噻嗪(bendroflumethiazide)、环戊噻嗪(cyclopenthiazide)等。该类药物的作用部位及作用机制相同,药理作用相似,效能基本一致,毒性小,安全范围较大,仅所用剂量不同,但均能达到相似效果。

【体内过程】

该类药物脂溶性较高,口服吸收迅速而完全,一般口服后1~2 h 起效,4~6 h 血药浓度达高峰。所有噻嗪类药物均以有机酸的形式从肾小管分泌,自尿排出,因而与尿酸的分泌产生竞争,使尿酸的分泌速率降低。氢氯噻嗪口服生物利用度为71%左右。口服后1 h 显效,2~4 h 达高峰,可持续12~18 h。可通过胎盘进入胎儿体内。血浆蛋白结合率为64%,主要以原形从近曲小管分泌,自尿排出。$t_{1/2}$为2.5 h,尿毒症患者对氢氯噻嗪的清除率下降,半衰期延长。

【药理作用】

1. 利尿 作用温和而持久。其机制是抑制远曲小管近段的 Na^+-Cl^- 共同转运载体,减少 Na^+、Cl^- 的重吸收,影响肾脏的稀释功能而产生利尿作用。因该类药物对尿液的浓缩过程没有影响,所以利尿效能中等。由于转运至远曲小管的 Na^+ 增加,促进了 Na^+-K^+ 交换,K^+ 的排出也增加,长期服用可引起低血钾。

噻嗪类长期或大量用药还可引起低镁血症。此外，能增强远曲小管对 Ca^{2+} 的重吸收，使 Ca^{2+} 从肾排出减少。

2. 抗利尿　噻嗪类药物使尿崩症患者尿量明显减少，口渴症状减轻。其机制与噻嗪类对磷酸二酯酶的抑制作用有关，因而增加远曲小管及集合管细胞内 cAMP 的含量，后者能提高远曲小管对水的通透性。同时因增加 NaCl 的排出、造成负盐平衡，导致血浆渗透压的降低，减轻口渴感和减少饮水量，也使胞外容量减少和导致尿量减少。

3. 降压　用药初期通过利尿作用减少血容量而降压，后期因排钠较多，降低血管平滑肌对儿茶酚胺等加压物质的敏感性而降压（详见第十九章）。

【临床用途】

1. 轻、中度水肿　是治疗各类轻、中度水肿的常用药。对肾性水肿的疗效与肾功能有关，肾功能不良者疗效差；对肝性水肿与螺内酯合用疗效增加，可避免血钾过低诱发肝昏迷。但由于该药可抑制碳酸酐酶，减少 H^+ 分泌，使 NH_3 排出减少，血氨升高，有加重肝昏迷的危险，应慎用。

2. 高血压　轻、中度高血压可单用或与其他降压药合用。

3. 尿崩症　用于肾性尿崩症及加压素无效的垂体性尿崩症。轻症效果好，重症疗效差。

【不良反应】

1. 电解质紊乱　长期用药可引起低血钾、低血镁、低氯性碱中毒及低血钠症。低血钾症较多见，表现为疲倦、软弱、眩晕或轻度胃肠反应，合用留钾利尿药可防治。

2. 代谢异常　包括：①血糖升高。与剂量有关，一般在用药 2 ~ 3 个月后出现，停药后能自行恢复。可能因抑制胰岛素的分泌，以及组织利用葡萄糖减少，使血糖升高，糖尿病患者应慎用。②高脂血症。三酰甘油及 LDL 增加，HDL 减少，高脂血症患者不宜使用。③高尿酸血症。竞争性抑制尿酸从肾小管分泌，增加近曲小管对尿酸的重吸收，痛风患者慎用。

3. 过敏 偶有过敏性皮疹、皮炎、粒细胞减少、血小板减少、溶血性贫血等过敏反应。

（三）低效利尿药

低效利尿药包括留钾利尿药及乙酰唑胺。

螺内酯（spironolactone，安体舒通，antisterone）

螺内酯是人工合成的抗醛固酮药。

【药理作用】

螺内酯及其代谢产物的结构均与醛固酮相似，可与醛固酮竞争远曲小管远端和集合管的醛固酮受体，拮抗醛固酮的保钠排钾作用，促进 Na^+ 和水的排出。其作用特点为：① 作用弱，起效慢，维持时间长。口服后 1 d 起效，2 ~ 3 d 达高峰，停药后作用可持续 2 ~ 3 d。② 作用的发挥依赖于体内醛固酮的存在，对伴有醛固酮升高的顽固性水肿，如肝硬化腹腔积液，利尿作用较明显。

【临床用途】

用于醛固酮增多的顽固性水肿，因利尿作用弱，较少单用，常与噻嗪类利尿药合用，也用于原发性醛固酮增多症。

【不良反应】

不良反应较少，久用可致高血钾；少数患者可出现消化道反应及头痛、困倦、精神错乱；还有性激素样副作用，如男性乳房发育、女性多毛、月经不调等，停药后可消失。肾功能不全及血钾过高者禁用。

氨苯蝶啶（triamterene）

氨苯蝶啶作用于远曲小管远端和集合管，通过阻滞管腔膜上的钠通道，减少 Na^+ 的重吸收，同时抑制 K^+ 的分泌，从而产生排钠留钾利尿作用。口服 2 h 起效，6 h 血药浓度达峰值，作用维持 12 ~ 18 h，$t_{1/2}$ 为 2 ~ 4 h，无尿者可达 10 h 以上。临床治疗各类水肿，单用疗效较差，常与噻嗪类合用。

不良反应较少，久用可致高血钾；偶见嗜睡及恶心、呕吐、腹泻等消化道症状。严重肝、肾功能不全，有高血钾倾向者禁用。

阿米洛利(amiloride,氨氯吡咪)

阿米洛利作用部位与氨苯蝶啶相似,在远曲小管远段和集合管抑制 Na^+-K^+ 交换,还阻滞 Na^+-H^+ 反向转运体,抑制 Na^+-H^+ 交换,促进 Na^+ 的排出,使 H^+ 分泌减少,也有留钾作用。该药利尿作用比氨苯蝶啶强,单次口服起效时间为 2 h,6 ~ 8 h 达高峰,作用持续 24 h 左右,$t_{1/2}$ 为 6 ~ 9 h。该药临床适应证同氨苯蝶啶,常与噻嗪类合用,单独使用可致高血钾。偶尔引起低血钠、轻度代谢性酸中毒和胃肠道反应。无尿、肾功能损害、糖尿病、酸中毒和低血钠患者慎用。

第二节　脱　水　药

脱水药(dehydrant agents)又称渗透性利尿药,能提高血浆渗透压而使组织脱水。一般而言,脱水药应具备以下特点:① 静脉注射后不易透过毛细血管进入组织,迅速提高血浆渗透压。② 易经肾小球滤过,但不易被肾小管重吸收,可在肾小管形成高渗透压而具有渗透利尿作用。③ 在体内不易被代谢。该类药物包括甘露醇、山梨醇、高渗葡萄糖等。

甘露醇(mannitol)

甘露醇为己六醇结构,可溶于水,临床上用其 20% 的高渗水溶液。

【药理作用】

1. 脱水　口服甘露醇不吸收,只发挥泻下作用。静脉注射不易从毛细血管渗入组织,能迅速提高血浆渗透压,使组织间液水分向血浆转移,产生组织脱水作用。静脉滴注后 20 min,颅内压和眼压显著下降,2 ~ 3 h 作用达高峰,持续 6 ~ 8 h。

2. 利尿　静脉注射后产生的脱水作用,可使循环血量增加,并提高肾小球滤过率。甘露醇在肾小管内几乎不被吸收,使原尿渗透压升高,肾小管对水的重吸收减少。更为重要的是该药还可间接抑制 Na^+-K^+-$2Cl^-$ 共同转运载体,使 Na^+、Cl^- 等重吸收减少而增加尿量。

【临床用途】

1. 脑水肿及青光眼　降低颅内压安全有效,为首选药,也用于青光眼急性发作和患者术前用途,降低眼压。

2. 预防急性肾衰竭　少尿时,通过脱水作用可减轻肾间质水肿,同时维持足够尿量,使肾小管内有害物质稀释,防止肾小管萎缩坏死。此外,可改善肾血流,预防急性肾衰竭。

【不良反应】

少见。静脉注射太快可引起一过性头痛、眩晕、视力模糊及注射部位疼痛。因甘露醇可以增加循环血容量而加重心脏负荷,禁用于慢性心功能不全者和无尿者。活动性颅内出血者也禁用。

山梨醇(sorbitol)

山梨醇是甘露醇的同分异构体,作用与临床用途同甘露醇,进入体内大部分在肝内转化为果糖,所以作用较弱。易溶于水,价廉,一般用其 25% 的高渗液。

高渗葡萄糖(hypertonic glucose)

50% 的高渗葡萄糖也有脱水和渗透性利尿作用,但可部分地从血管弥散进入组织中并被代谢,所以作用弱且不持久。主要用于脑水肿和急性肺水肿,一般与甘露醇合用。

常用药物制剂与用法

1. 呋塞米　片剂:20 mg/片,20 mg/次,1 ~ 3 次/日,为避免发生电解质紊乱,应从小量开始,间歇给药,即服药 1 ~ 3 日,停药 2 ~ 4 日。注射剂,20 mg/2 ml,20 mg/次,每日或隔日 1 次,肌内注射或稀释后缓慢静脉注射。

2. 布美他尼　片剂:1 mg/片、5 mg/片,1 ~ 5 mg/d,口服。

3. 依他尼酸　片剂:25 mg/片。25 mg/次,1 ~ 3 次/日,口服小量开始,可增加剂量至有效为止。

4. 氢氯噻嗪　片剂:25 mg/片,25 ~ 50 mg/次,2 ~ 3 次/日,口服。

5. 氯酞酮　片剂:20 mg/片,100 mg/次,每日或隔日 1 次,口服。

6. 螺内酯　胶囊:20 mg/胶囊,20 mg/次,3 ~ 4 次/日,口服。

7. 氨苯蝶啶　片剂:50 mg/片,50 ~ 100 mg/次,2 ~ 3 次/日,口服。

8. 甘露醇　注射液:20 g/100 ml、50 g/250 ml,1 ~ 2 g/(kg · 次),静脉滴注 10 ml/分。必要时每 4 ~ 6 h重复使用。

9. 山梨醇　注射液:25 g/100 ml、50 g/250 ml,1 ~ 2 g/kg · 次,静脉滴注,必要时可重复注射。

10. 葡萄糖　注射液:50% 溶液 20 ml/支,40 ~ 60 ml/次,静脉注射。

思 考 题

1. 呋塞米、氢氯噻嗪、螺内酯的作用部位各在何处?
2. 呋塞米的主要不良反应是什么?
3. 呋塞米与强心苷配伍使用时应注意什么?

第十七章

抗心律失常药

学习目标

1. 掌握各类抗心律失常药物的药理作用、临床用途及主要不良反应。
2. 理解抗心律失常药物的基本电生理机制。
3. 了解心律失常产生的电生理机制。

心律失常是心动节律和频率的异常，是严重的心脏疾病。它有缓慢型和快速型之分，前者常用异丙肾上腺素或阿托品治疗。后者的药物治疗比较复杂，本章讨论的是治疗快速型心律失常的药物。

第一节 心脏电生理学基础

一、正常心肌电生理

（一）心肌细胞膜电位

心肌细胞在静息期，细胞膜两侧处于内负外正的极化状态。心肌细胞兴奋时，发生除极和复极，形成动作电位。它分为5个时相，0相为除极，是 Na^+ 快速内流所致。1相为快速复极初期，由 K^+ 短暂外流所致。2相平台期，缓慢复极，由 Ca^{2+} 及少量 Na^+ 经慢通道内流与 K^+ 外流所致。3相为快速复极末期，由 K^+ 外流所致。0~3相的时程合称为动作电位时程（action potential duration，APD）。4相为静息期，非自律细胞中膜电位维持在静息水平，在自律细胞则为自发性舒张期除极，是特殊 Na^+ 内流所致，其通道在 −50 mV开始开放，它除极达到阈电位

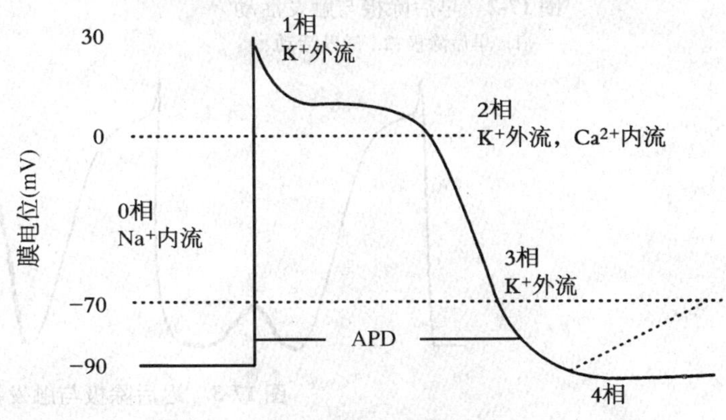

图 17-1 正常心室肌细胞动作电位

就重新激发动作电位(图 17-1)。

（二）快反应和慢反应电活动

心工作肌和传导系统细胞的膜电位大(负值较大),除极速率快,传导速度也快,呈快反应电活动,其除极由 Na^+ 内流所促成;窦房结和房室结细胞膜电位小(负值较小),除极慢,传导也慢,呈慢反应电活动,除极由 Ca^{2+} 内流形成。心肌病变时,由于缺氧缺血使膜电位减小,快反应细胞也表现出慢反应电活动。

（三）膜反应性和传导速度

膜反应性是指膜电位水平与其所激发的 0 相上升最大速率之间的关系。一般膜电位大,0 相上升快,振幅大,传导速度就快;反之,则传导减慢。可见膜反应性是决定传导速度的重要因素,其典型曲线呈"S"状,多种因素(包括药物)可以增高或降低之。

（四）有效不应期

复极过程中膜电位恢复到 -60 ~ -50 mV 时,细胞才对刺激发生可扩布的动作电位。从除极开始到这以前的一段时间即为有效不应期(effective refractory period,ERP),它反映快钠通道恢复有效开放所需的最短时间。其时间长短一般与 APD 的长短变化相应,但程度可有不同。一个 APD 中,ERP 数值大,就意味着心肌不起反应的时间延长,不易发生快速型心律失常。

二、心律失常发生的电生理学机制

心律失常可由冲动形成障碍和冲动传导障碍或两者兼有所引起。

（一）冲动形成障碍

1. 自律性增高　自律细胞 4 相自发除极速率加快或最大舒张电位减小都会使冲动形成增多,引起快速型心律失常。此外,自律和非自律细胞膜电位减小到 -60 mV 或更小时,就引起 4 相自发除极而发放冲动,即异常自律性。

2. 后除极与触发活动　后除极是在一个动作电位中继 0 相除极后所发生的除极,其频率较快,振幅较小,呈振荡性波动,膜电位不稳定,容易引起异常冲动发放,这称为触发活动(triggered activity)。后除极分早后除极与迟后除极两种。前者发生于完全复极之前的 2 或 3 相中,主要由 Ca^{2+} 内流增多所引起;后者发生在完全复极之后的 4 相中,是细胞内 Ca^{2+} 过多诱发 Na^+ 短暂内流所引起(图 17-2、17-3)。

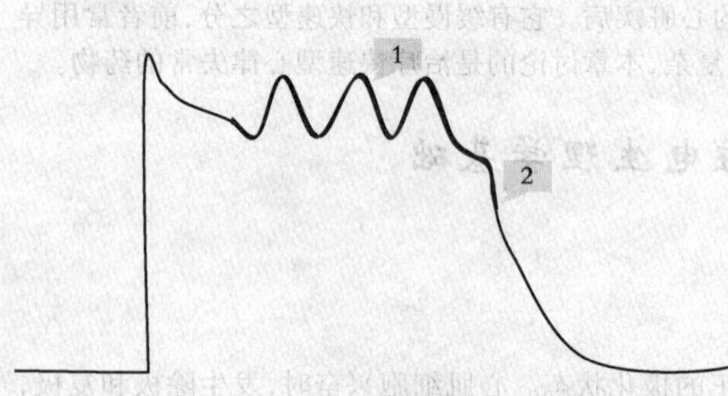

图 17-2　早后除极与触发活动

1. 早后除极;2. 触发活动

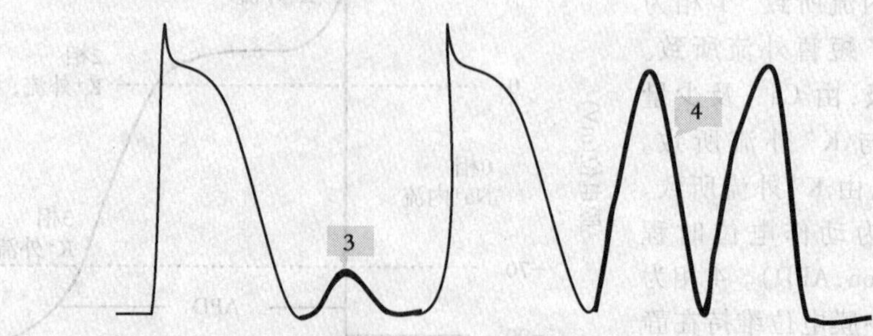

图 17-3　迟后除极与触发活动

3. 迟后除极;4. 触发活动

（二）冲动传导障碍

1. 单纯性传导障碍 包括传导减慢，传导阻滞，单向传导阻滞等。后者的发生可能与邻近细胞不应期长短不一或病变引起的传导递减有关。

2. 折返激动 指冲动经传导通路折回原处而反复运行的现象。如图所示，正常时蒲肯野纤维AB与AC两支同时传导冲动到达心室肌BC，激发除极与收缩，而后冲动在BC段内各自消失在对方的不应期中。在病变条件下，如AC支发生单向传导阻滞，冲动不能下传，只能沿AB支经BC段而逆行至AC支，在此得以逆行通过单向阻滞区而折回至AB支，然后冲动继续沿上述通路运行，形成折返。这样，一个冲动就会反复多次激活心肌，引起快速型心律失常（图17-4）。

邻近细胞ERP长短不一也会引起折返。如图17-4所示，设AC支ERP延长，冲动到达落在ERP中而消失，但可经邻近的AB支下传而后逆行的冲动可因AC支的过而折回至AB处继续运行，形成折返。

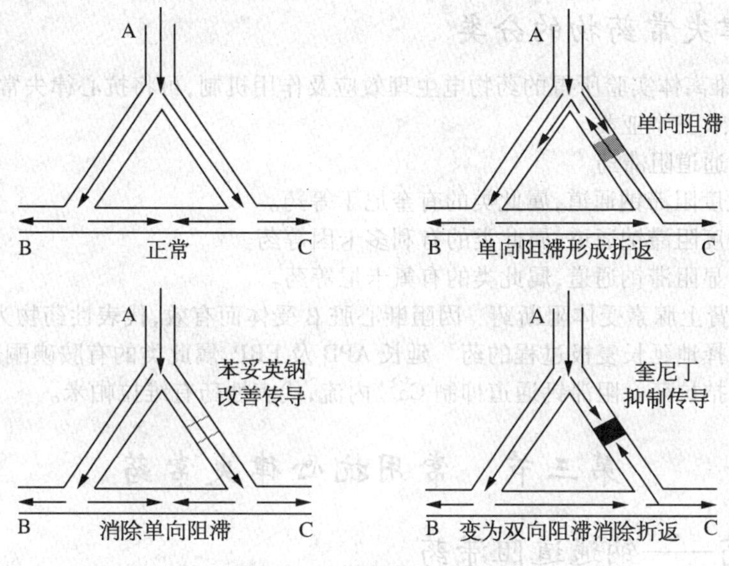

图17-4 折返激动示意图

第二节 抗心律失常药的基本电生理作用及药物分类

一、抗心律失常药的基本电生理作用

药物的基本电生理作用是影响心肌细胞膜的离子通道，通过改变离子流而改变心肌细胞的电生理特性，针对心律失常发生的机制，可将药物的基本电生理作用概括如下。

（一）降低自律性

药物抑制快反应细胞4相Na^+内流或抑制慢反应细胞4相Ca^{2+}内流就能降低自律性。药物促进K^+外流而增大最大舒张电位，使其较远离阈电位，也将降低自律性。

（二）减少后除极与触发活动

早后除极的发生与Ca^{2+}内流增多有关，迟后除极所致的触发活动与细胞内Ca^{2+}过多和短暂Na^+内流有关。

（三）改变膜反应性而改变传导性

增强膜反应性改善传导或减弱膜反应性而减慢传导都能取消折返激动，前者因改善传导而取消单向阻滞，因此停止折返激动；后者因减慢传导而使单向传导阻滞发展成双向阻滞，从而停止折返激动。

(四) 改变ERP及APD而减少折返

药物对此有三种可能的影响:

1. 延长APD、ERP 但延长ERP更为显著,这称绝对延长ERP。一般认为ERP与APD的比值(ERP/APD)在抗心律失常作用中有一定意义,比值较正常为大,即说明在一个APD中ERP占时增多,冲动将有更多机会落入ERP中,折返易被取消。

2. 缩短APD、ERP 但缩短APD更较显著。因缩短APD更明显,所以ERP/APD比值仍较正常为大,这称相对延长ERP,同样能取消折返。

3. 促使邻近细胞ERP的不均一(长短不一) 趋向均一也可防止折返的发生。一般延长ERP的药物,使ERP较长的细胞延长较少,ERP较短者延长较多,从而使长短不一的ERP较为接近。反之亦然。所以在不同条件下,这些药物都能发挥促使ERP均一的效应。

二、抗心律失常药物的分类

根据蒲肯野纤维离体实验所得的药物电生理效应及作用机制,可将抗心律失常药分为四类,其中Ⅰ类药又分为A、B、C三个亚类。

1. Ⅰ类——钠通道阻滞药

(1) ⅠA类:适度阻滞钠通道,属此类的有奎尼丁等药。

(2) ⅠB类:轻度阻滞钠通道,属此类的有利多卡因等药。

(3) ⅠC类:明显阻滞钠通道,属此类的有氟卡尼等药。

2. Ⅱ类——β肾上腺素受体阻断药 因阻断心脏β受体而有效,代表性药物为普萘洛尔。

3. Ⅲ类——选择地延长复极过程的药 延长APD及ERP,属此类的有胺碘酮。

4. Ⅳ类——钙拮抗药 阻滞钙通道抑制 Ca^{2+} 内流,代表性药有维拉帕米。

第三节 常用抗心律失常药

一、Ⅰ类药——钠通道阻滞药

(一) ⅠA类药物

能适度减少除极时 Na^+ 内流,降低0相上升最大速率,降低动作电位振幅,减慢传导速度;也能减少异位起搏细胞4相 Na^+ 内流而降低自律性;也延长钠通道失活后恢复开放所需的时间,即延长ERP及APD,且以延长ERP为显。这类药还能不同程度地抑制 K^+ 和 Ca^{2+} 通道。

奎尼丁(quinidine)

奎尼丁是由金鸡纳树皮中提出的生物碱,是抗疟药奎宁的右旋体。

【体内过程】

口服吸收好,生物利用度为70%~80%,1~2 h血药浓度达高峰,血浆蛋白结合率为80%左右,心肌中的药物浓度是血中浓度的10倍以上。口服后30 min起效,作用持续6 h,$t_{1/2}$ 为5~7 h。主要经肝脏羟基化代谢,代谢产物仍有生物活性,20% 以药物原型经肾脏排出。

【药理作用】

1. 降低自律性 通过阻滞钠通道,适度抑制 Na^+ 内流,4期自动除极速率减慢,心房肌、心室肌和蒲肯野纤维的自律性降低,其中对心房肌的作用更强。

2. 减慢传导速度 适度抑制 Na^+ 内流,使动作电位0期上升的速率和振幅降低,从而使心房肌、心室肌、蒲肯野纤维的传导减慢,可使单向阻滞变为双向阻滞,消除折返激动。

3. 延长有效不应期 减慢2期 Ca^{2+} 内流和3期 K^+ 外流,延长APD和ERP。对ERP的延长作用更明显。此外,可使邻近细胞的ERP趋于一致,减少折返的发生。

4. 其他　竞争性地阻滞 M 受体，有抗胆碱作用，此作用可使心率加快、房室结传导加快；还可阻滞 α 受体，扩张血管，使血压降低。此外，对 Ca^{2+} 内流的抑制会对心肌产生负性肌力作用。

【临床用途】

奎尼丁为广谱抗心律失常药，可用于心房颤动、心房扑动、室上性及室性期前收缩和心动过速的治疗。在治疗心房颤动、心房扑动时，应先用强心苷或钙通道阻滞药抑制房室传导，控制心室率后再用奎尼丁治疗。可用于预激综合征的预防。

【不良反应】

安全范围小，约 1/3 患者出现不良反应。

1. 胃肠道反应　用药早期常有恶心、呕吐、腹泻等。

2. 心血管反应

(1) 低血压：抑制心肌收缩力和扩张血管可引起低血压，静脉给药及患者有心功能不全时更易发生。

(2) 致心律失常作用：可引起多种心律失常，并可出现奎尼丁晕厥，甚至心室颤动而致猝死。当窦房结功能低下时，可引起心动过缓或停搏。因此，服药期间应进行心电图和血压监护。

3. 金鸡纳反应　长期用药可引起。轻者出现耳鸣、头痛、视力模糊，重者出现谵妄、精神失常。

4. 过敏反应　偶见血小板、粒细胞减少等。

【禁忌证】

严重心肌损害、心功能不全、重度房室传导阻滞、低血压、强心苷中毒及对奎尼丁过敏者禁用。肝、肾功能不全者慎用。

【药物相互作用】

药物代谢酶诱导剂苯巴比妥能减弱奎尼丁的作用。奎尼丁有 α 受体阻断作用，与其他血管舒张药有相加作用。合用硝酸甘油应注意诱发严重体位性低血压。

普鲁卡因胺(procainamide)

普鲁卡因胺是普鲁卡因的衍生物，作用较持久。

【体内过程】

口服吸收快，服后约 45 min 血药浓度达峰值；肌注后 30 min 血药浓度达峰值。$t_{1/2}$为 3～6 h。

【药理作用】

作用与奎尼丁相似但较弱，降低心肌自律性，减慢房室传导，延长大部分心脏组织的 APD 和 ERP，消除折返。其抑制心肌收缩力作用弱于奎尼丁，无明显的 α 受体阻滞及抗胆碱作用。

【临床用途】

对室上性和室性心律失常均有效，静脉注射或滴注用于抢救危急病例。常用于治疗室性心动过速，但不作首选。

【不良反应】

包括：① 常见厌食、恶心、呕吐。② 大剂量有心脏抑制作用，静脉注射可出现低血压。③ 长期应用可引起红斑狼疮样综合征及白细胞减少。禁忌证同奎尼丁。

（二）ⅠB 类药物

这类药物能轻度降低 0 相上升最大速率；也能抑制 4 相 Na^+ 内流，降低自律性。由于它们还有促进 K^+ 外流的作用，因而缩短复极过程，且以缩短 APD 更显著。

利多卡因(lidocaine)

利多卡因是局麻药。现用于室性心律失常。

【体内过程】

口服吸收良好，但肝首关消除明显，血浆蛋白结合率约为 70%，$t_{1/2}$ 约为 2 h，作用时间较短，常用静脉滴注法。

【药理作用】

利多卡因对心脏的直接作用是抑制 Na^+ 内流,促进 K^+ 外流,但仅对希-蒲系统发生影响,对其他部位心组织及自主神经并无作用。

1. 降低自律性　能降低蒲肯野纤维的自律性,对窦房结没有影响,由于4相除极速率下降而提高阈电位,可减少复极的不均一性。

2. 传导速度　利多卡因对传导速度的影响比较复杂。治疗浓度对希-蒲系统的传导速度没有影响,但在细胞外 K^+ 浓度较高时则能减慢传导。大量高浓度(10 μg/ml)的利多卡因则明显抑制0相上升速率而减慢传导。

3. 缩短不应期　利多卡因缩短蒲肯野纤维及心室肌的APD、ERP,且缩短APD更为显著,故为相对延长ERP。

【临床用途】

利多卡因是一窄谱抗心律失常药,仅用于室性心律失常,特别适用于危急病例。治疗急性心肌梗死及强心苷所致的室性期前收缩,室性心动过速及心室颤动有效。也可用于心肌梗死急性期以防止心室颤动的发生。

【不良反应】

对心血管抑制轻,比较安全,不良反应发生率较低,多在静脉注射剂量过大或过快时出现。

1. 中枢神经系统反应　嗜睡、头痛、视力模糊,过量可引起惊厥甚至呼吸抑制。

2. 心血管反应　窦性心动过缓、窦性停搏、房室传导阻滞、血压下降,多见于用药剂量过大时。禁用于严重室内和房室传导阻滞者。

美西律(mexiletine,慢心律)

美西律化学结构及电生理效应均与利多卡因相近似,可口服用药。口服生物利用度约为90%,$t_{1/2}$为9~12 h。其药理作用似利多卡因,属窄谱抗心律失常药。临床常用于治疗或预防室性心律失常(如急性心肌梗死、二尖瓣脱垂、QT延长综合征、洋地黄中毒等)。不良反应常有胃肠反应及中枢神经系统反应。心血管反应一般较少发生。

苯妥英钠(phenytoin sodium)

苯妥英钠既是一个良好的抗癫痫药,又是一个有效的抗心律失常药。其药理作用及临床用途都与利多卡因类似,该药除能阻滞钠通道降低蒲肯野纤维的自律性外,还能与强心苷竞争 Na^+-K^+-ATP酶,对强心苷中毒所致的室性心律失常是首选药,对其他原因引起的室性心律失常疗效不如利多卡因。静脉注射剂量过大或过快时可出现心血管抑制的毒性反应。不良反应参见抗癫痫药。

(三) IC类药物

主要电生理作用是:重度阻滞钠通道,明显抑制 Na^+ 内流,降低自律性,抑制传导作用较强,对复极过程影响小。

普罗帕酮(propafenone,心律平)

【体内过程】

口服吸收完全,首过效应明显,生物利用度低于20%。口服后30 min起效,2~3 h作用达峰值,作用可持续11 h。主要经肝脏代谢,99%以代谢物形式经肾脏排出,$t_{1/2}$为2.4~11.8 h。

【药理作用】

该药抑制0期及4期 Na^+ 内流的作用强于奎尼丁,还有较弱的β受体阻滞作用和钙通道阻滞作用。

1. 降低自律性　明显抑制 Na^+ 内流,降低蒲肯野纤维和心室肌细胞的自律性。

2. 明显减慢传导速度　可使心房、心室和蒲肯野纤维的传导速度明显减慢。

3. 轻度延长ERP和APD　但对复极过程影响较奎尼丁弱。

4. 其他　轻度抑制心肌收缩力。

【临床用途】

适用于室性、室上性心律失常及预激综合征伴心动过速者，是广谱抗心律失常药。近年来的应用表明，该药疗效确切，起效迅速，作用时间持久。

【不良反应】

常见的不良反应有恶心、呕吐、味觉改变、头晕等。心血管反应有心律失常、房室传导阻滞、心功能不全、低血压等。窦房结功能低下、严重房室传导阻滞、心源性休克者禁用。低血压、肝、肾功能不良者慎用。

二、Ⅱ类药——β受体阻滞药

该类药物具有抗高血压、抗心绞痛及抗心律失常等作用，在此仅介绍其抗心律失常作用。

普萘洛尔(propranolol，心得安)

【药理作用】

通过阻滞心脏的 β_1 受体而发挥抗心律失常作用。表现为减慢窦房结、心房内传导组织及蒲肯野纤维4期自动除极化速率，降低自律性，减慢心率。在运动和情绪激动时作用明显。还有膜稳定作用，表现为减慢0期 Na^+ 内流，使0期除极化速率降低，减慢心脏传导速度和延长房室结的有效不应期。

【临床用途】

1. 室上性心律失常　如心房颤动、心房扑动及阵发性室上性心动过速等，也用于治疗因焦虑、甲状腺功能亢进等引起的窦性心动过速。

2. 室性心律失常　特别是对由于运动和情绪激动引起的疗效显著。对急性心肌梗死患者，长期使用可减少心律失常的发生及再梗死率，从而降低病死率。

其他Ⅱ类抗心律失常药有美托洛尔(metoprolol)、阿替洛尔(atenolol)、纳多洛尔(nadolol)、吲哚洛尔(pindolol)等。

三、Ⅲ类药——延长动作电位时程药

该类药物又称钾通道阻滞药，减少 K^+ 外流，明显抑制心肌的复极过程，延长APD和ERP，但对动作电位幅度和去极化速率影响小。

胺碘酮(amiodarone，乙胺碘呋酮)

【体内过程】

口服吸收缓慢且不完全，生物利用度约40%。在体内分布广泛，尤以脂肪组织为多，有再分布现象。该药需连续服药1周才起效，3周作用达高峰，静脉注射10 min起作用，可维持1～2 h。主要经肝脏代谢，经胆汁和粪便排泄，其代谢物可在脂肪组织中蓄积达数月之久，全部消除约需4个月。$t_{1/2}$ 为14～26 d，停药后作用可维持1个月左右。

【药理作用】

阻滞心肌细胞膜钾通道，还可阻滞钠通道和钙通道，并可轻度非竞争性地阻滞α受体和β受体。

1. 延长有效不应期　抑制 K^+ 外流，抑制复极过程，明显延长APD和ERP。

2. 降低自律性　阻滞钠、钙通道和β受体，降低窦房结和蒲肯野纤维的自律性。

3. 减慢传导　阻滞钠、钙通道，减慢房室结及蒲肯野纤维的传导速度。

4. 扩张血管　扩张外周血管，降低心脏作功，减少心肌耗氧量。

【临床用途】

为广谱抗心律失常药，可用于各种室上性和室性心律失常，对心房扑动、心房颤动和室上性心动过速疗效好，对合并预激综合征者有效率达90%以上。因可减少心肌耗氧量，所以适用于冠心病并发的心律失常。

【不良反应】

1. 心血管反应　窦性心动过缓、房室传导阻滞及QT间期延长(发生率高,需定期查心电图),偶见室性心动过速。静脉注射过快可引起血压下降、心力衰竭。

2. 心血管外反应　因含碘,长期服用可引起甲状腺功能亢进或低下;因少量经泪腺排出,可在角膜形成棕黄色药物颗粒沉着,一般不影响视力,停药后可消退;偶致肺间质纤维化,预后严重;还可引起胃肠道反应及皮肤光过敏症等。长期服用者应定期进行肺部X线检查、肝功能检查、监测血清T_3、T_4等。心动过缓、房室传导阻滞、QT间期延长综合征、甲状腺功能障碍及对碘过敏者禁用。

索他洛尔(sotalol)

索他洛尔口服吸收快,生物利用度达90%。几乎全部以原形经肾脏排泄。$t_{1/2}$为12~15 h。能阻滞β受体,降低自律性,减慢房室结传导;抑制K^+外流,抑制复极过程,明显延长APD和ERP。用于各种严重室性心律失常,也可治疗阵发性室上性心动过速及心房颤动。不良反应少,少数QT间期延长者偶可出现尖端扭转型室性心动过速。

四、Ⅵ类药——钙通道阻滞药

该类药物除用于心律失常的治疗外,还用于高血压、心绞痛等的治疗。在此主要介绍其抗心律失常作用。

维拉帕米(verapamil,异搏定)

【体内过程】

口服吸收迅速,由于首关消除效应,生物利用度仅为10%~35%。服后0.5~1 h起效,作用维持6 h左右。静脉注射剂量仅为口服量的1/10,注射后立即起效,但仅维持20 min左右。血浆蛋白结合率约90%,大部分在肝脏代谢,$t_{1/2}$为4~10 h,肝功能不良者消除减慢,$t_{1/2}$延长。

【药理作用】

维拉帕米阻滞心肌细胞膜的钙通道,抑制Ca^{2+}内流,具有以下作用:

1. 降低自律性　减慢4期自动除极化速率而降低慢反应细胞的自律性。也可减少后除极所引起的触发活动。

2. 减慢传导速度　使慢反应细胞0期除极上升速率减慢、振幅减小而使冲动传导减慢,可变单向阻滞为双向阻滞,从而消除折返。这一作用可终止房室结的折返激动,还可减慢心房颤动、心房扑动时的心室率。

3. 延长动作电位时程和有效不应期　对房室结的作用明显,高浓度时也延长浦肯野纤维的APD和ERP。

4. 其他　抑制心肌收缩力、扩张冠脉、扩张外周血管。

【临床用途】

静脉注射适用于治疗阵发性室上性心动过速,是首选药物之一,对冠心病、高血压伴发心律失常者尤其适用;对强心苷中毒引起的室性早搏(迟后除极)也有效。

【不良反应】

静脉注射过快或剂量过大可引起心动过缓、房室传导阻滞甚至心脏停搏,也可引起血压下降,诱发心力衰竭。其他不良反应有恶心、呕吐、便秘、头痛、眩晕、面部潮红等。病态窦房结综合征、心力衰竭及Ⅱ、Ⅲ度房室传导阻滞、心源性休克及低血压患者禁用;心房颤动合并预激综合征者也禁用。

地尔硫䓬(diltiazem,硫氮䓬酮)

地尔硫䓬口服吸收迅速而完全,生物利用度为40%。$t_{1/2}$为4 h。抑制心脏作用与维拉帕米相似且稍弱,抑制房室结传导作用明显,抑制心肌收缩力较弱,可明显扩张冠状动脉,解除冠状动脉痉挛,但扩张外周血管作用不如硝苯地平强大,此外还有β受体阻滞作用。临床常用于阵发性、室上性心动过速的治疗。也用于心绞痛、高血压和肥厚型心肌病的治疗。不良反应与维拉帕米相似,但较少。孕妇禁用。

第四节　抗快速型心律失常药的选用

首先要针对原发病进行治疗，对室颤等恶性心律失常应首先电击除颤，在此基础上根据心律失常的类型选择药物。

一、室上性心律失常

（1）室上性期前收缩或心动过速时，若无症状可不用抗心律失常药；若有症状可选用维拉帕米、普罗帕酮、β受体阻滞药或强心苷治疗。

（2）心房颤动或心房扑动时，符合复律指征者，在药物复律方面可选用奎尼丁、胺碘酮、普罗帕酮治疗；预防复发可选用奎尼丁、胺碘酮或普罗帕酮治疗。

（3）慢性房颤控制心室率时，可选用强心苷、β受体阻滞药、维拉帕米或地尔硫䓬治疗，同时加用抗凝药预防血栓形成。

（4）预激综合征伴阵发性房颤时，可选用普罗帕酮、胺碘酮、奎尼丁或普鲁卡因胺治疗。禁用强心苷、维拉帕米。

二、室性心律失常

（1）室性早搏发生于没有器质性心脏病也没有症状者，可不用抗心律失常药，若有症状可选用美西律、普罗帕酮。心率偏快、血压偏高者可选用β受体阻滞药、维拉帕米或地尔硫䓬治疗。

（2）伴心肌缺血或心肌梗死者，首选利多卡因，次选普鲁卡因胺、普罗帕酮、美西律、胺碘酮等。

（3）伴心功能不全者，可选用普罗帕酮、美西律、胺碘酮等。

（4）伴强心苷中毒者，在停用强心苷及补充氯化钾的基础上，选用苯妥英钠或利多卡因。

常用药物制剂与用法

1. 硫酸奎尼丁　片剂：0.2 g/片，用于房颤与心房扑动的复律，首先给0.1 g试服剂量，观察2 h如无不良反应，可以两种方式进行复律：① 0.2 g 1次/8 h，连服3 d，其中有30%左右的患者可恢复窦律。② 首日0.2 g，1次/2 h，共5次；次日0.3 g，1次2 h，共5次；第三日0.4 g，1次/2 h，共5次。每次给药前测血压和QT间期，一旦复律成功，以有效单剂量作为维持量，每6～8 h给药1次。

2. 盐酸普鲁卡因胺　片剂：0.125 g/片，0.25 g/片，0.25～0.5 g/次、1次/4～6 h。注射液：0.1 g/ml、0.2 g/2 ml，0.5 g/5 ml。1～2 g/kg·次注射静脉注射（静注）速度不超过50 mg/min，然后以2～4 mg/min静脉滴注（静滴）维持。

3. 盐酸利多卡因　注射液：0.1 g/5 ml、0.4 g/20 ml，负荷量1.0 mg/kg，3～5 min内静注，继以1～2 mg/min静脉滴注维持，如无效，5～10 min后可重复负荷量，但1 h内最大量不超过200～300 mg（4.5 mg/kg）。

4. 美西律　片剂：50 mg/片，100 mg /片，50～200 mg/次、1次/8 h，如需要，2～3d后可增减50 mg。

5. 苯妥英钠　片剂：50 mg/片，50 mg /片，0.1～0.2 g/次，2～3次/日。0.25 g/次，以注射用水20～40 ml稀释，于6～10 min注完，静脉注射速度小于25～50 mg/min为宜，必要时5～10 min后再静脉注射0.1 g，直至心律纠正或总量达0.5 g为止。3～5 mg/(kg·次)，隔4～6 h 1次，肌内注射。

6. 普罗帕酮　片剂：100 mg/片，150 mg /片；150 mg、3次/d，1次/8 h，如需要，3～4d后加量到200 mg，1次/8 h。最大200 mg、1次/6 h。注射液：35 mg/10 ml，静注70 mg/次，以10 mg/min静注，单次最大剂量不超过140 mg。

7. 盐酸普萘洛尔　片剂：10 mg/片，10～20 mg/次，3次/日。1～3 mg/次，以5%葡萄糖液100 ml稀释，静脉滴注，按需要调整滴注速度。

8. 胺碘酮　片剂：100 mg/片，开始时200 mg/次，3次/日。维持量为100 mg/次，3次/日。静脉注射，300～450 mg/d。或静脉滴注，300 mg加至250 ml等渗盐水中，于30 min内滴完。

9. 维拉帕米　片剂：40 mg/片，40～80 mg/次，3次/d。静注，如无反应，15 min后可重复5 mg/5 min。

10. 地尔硫䓬　片剂:30 mg/片,30 mg/次,3 次/d。静注负荷量 15 ~ 25 mg(0.25 mg/kg),随后 5 ~ 15 mg/h 静脉滴注。如首剂负荷量心室率控制不满意,15 min 内再给负荷量。静注地尔硫䓬应监测血压。

思 考 题

1. 简述利多卡因抗心律失常作用及应用。
2. 何谓折返激动？抗心律失常通过哪些电生理作用取消折返激动现象？
3. 简述心律失常发生机制和抗心律失常药物作用机制。
4. 简述维拉帕米的抗心律失常作用机制和不良反应。

第十八章

抗心绞痛药与抗动脉粥样硬化药

学习目标

1. 掌握各类抗心绞痛药的作用、临床用途及不良反应。
2. 理解硝酸酯类、β 受体阻断药、钙通道阻断药抗心绞痛机制。
3. 了解抗动脉粥样硬化药作用、临床用途及不良反应。

第一节　抗心绞痛药

心绞痛是冠状动脉粥样硬化性心脏病(冠心病)的常见症状,是冠状动脉供血不足,心肌急剧的、暂时的缺血和缺氧所引起的临床综合征。发作时胸骨后部及心前区出现阵发性绞痛或闷痛,并可放射至左上肢,疼痛是由缺血、缺氧的代谢产物乳酸、丙酮酸或类似激肽的多肽类物质等所引起。

临床上将心绞痛分为三型:①稳定型心绞痛,最常见,多在体力活动时发病;②不稳定型心绞痛,不定时频繁发作,有可能发展为心肌梗死或猝死,也可逐渐恢复为稳定型心绞痛;③变异型心绞痛,为冠状动脉痉挛所诱发,休息时也可发病。

心肌暂时性缺血缺氧是由于血和氧的供需失去平衡所致。药物可通过舒张静脉,减少回心血量、降低前负荷;舒张外周小动脉、降低血压,减轻后负荷;降低室壁肌张力;减慢心率及降低收缩性等作用而降低心肌对氧的需求。

一、硝酸酯类及亚硝酸酯类

硝酸酯类药物有:硝酸甘油,硝酸异山梨酯,单硝酸异山梨酯,其中硝酸甘油最常用。

硝酸甘油(nitroglycerin)

硝酸甘油是硝酸酯类药物的代表药,治疗心绞痛已有 100 多年历史。

【体内过程】

硝酸甘油舌下含服易经口腔黏膜迅速吸收,2 ~ 5 min 出现作用,3 ~ 10 min 作用达峰值,维持 20 ~ 30 min,血浆 $t_{1/2}$ 约为 3 min,舌下含化的生物利用度为 80%,也可经皮肤吸收而达到治疗效果。在肝经有机硝酸酯还原酶脱硝酸而形成二硝酸或单硝酸盐而失效,最后与葡萄糖醛酸结合,从尿排出。

【药理作用】

硝酸甘油的基本作用是松弛平滑肌,但以松弛血管平滑肌的作用最为明显,现分述如下:

1. 降低心肌耗氧量　硝酸甘油能舒张全身静脉和动脉，但舒张毛细血管后静脉远较舒张小动脉的作用为强。外周静脉扩张，回心血量减少，左心室舒张末压(前负荷)降低。扩张动脉使外周阻力(后负荷)降低。动静脉扩张使心肌耗氧量减少。对较大的冠状动脉也有明显舒张作用，对毛细血管括约肌则作用较弱。它也能舒张头、面、颈、皮肤血管及肺血管。

2. 改善缺血区的血供　硝酸甘油能明显舒张较大的心外膜血管及狭窄的冠状血管以及侧枝血管，此作用在冠状动脉痉挛时更为明显。它对阻力血管的舒张作用微弱。当冠状动脉因粥样硬化或痉挛而发生狭窄时，缺血区的阻力血管已因缺氧而处于舒张状态。这样，非缺血区阻力就比缺血区为大，用药后将迫使血液从输送血管经侧枝血管流向缺血区，而改善缺血区的血流供应(图 18-1)。

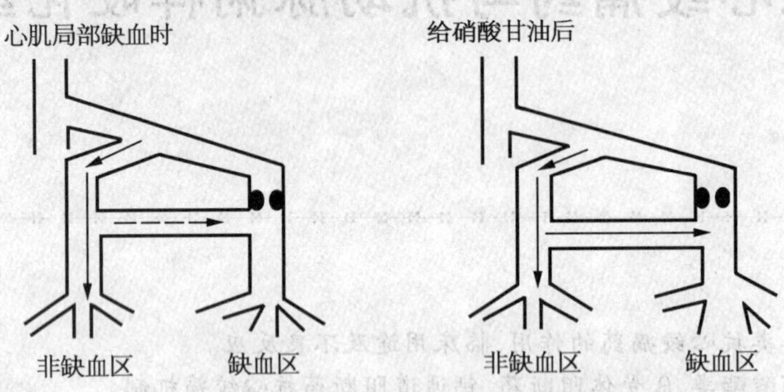

图 18-1　硝酸甘油对冠状动脉血流分布的影响

3. 增加心内膜下区的血液灌流量　硝酸甘油能使冠状动脉血流量重新分配。心内膜下血管是由心外膜血管垂直穿过心肌延伸而来的，因此内膜下血流易受心室壁肌张力及室内压力的影响，张力与压力增高时，内膜层血流量就减少。在心绞痛急性发作时，左心室舒张末压力增高，所以心内膜下区域缺血最为严重。硝酸甘油能降低左心室舒张末压，舒张心外膜血管及侧枝血管，使血液易从心外膜区域向心内膜下缺血区流动，从而增加缺血区的血流量，增加心内膜下区的血液灌流量。

【作用机制】

血管内皮细胞能释放扩血管物质，即一氧化氮，它激活鸟苷酸环化酶(GC)增加细胞内 cGMP 的含量，从而激活依赖于 cGMP 的蛋白激酶。促使肌球蛋白轻链去磷酸化，而松弛血管平滑肌。硝酸酯类药能在平滑肌细胞及血管内皮细胞中产生 NO 而舒张血管，在平滑肌细胞能与硝酸酯受体结合，并被硝酸酯受体的巯基还原成 NO 或 SNO(亚硝巯基)。此外，释出的 NO 还能抑制血小板聚集和黏附，有利于冠心病的治疗。

【临床应用】

对各型心绞痛均有效，用药后能中止发作，也可预防发作。对急性心肌梗死不仅能减少耗氧量，尚有抗血小板聚集和黏附作用，使坏死的心肌得以存活或使梗死面积缩小，但应限制用量，以免过度降压。

【不良反应】

多数不良反应是其血管舒张作用所继发。如短时的面颊部皮肤发红；而搏动性头痛则是脑膜血管舒张所引起；大剂量出现体位性低血压及晕厥；眼内血管扩张则可升高眼压。剂量过大可使血压过度下降，冠状动脉灌注压过低，并可反射性兴奋交感神经、增加心率、加强心肌收缩性反使耗氧量增加而加重心绞痛发作。超剂量时还会引起高铁血红蛋白症。

连续用药后可出现耐受性，停药 1～2 周后，耐受性可消失。耐受性的发生可能与“硝酸酯受体”中的巯基被耗竭有关。为克服耐受性可采用下列措施：调整给药次数和剂量，不宜频繁给药；采用最小剂量；采用间歇给药法，无论采用何种给药途径，如口服、舌下、静注或经皮肤，每天不用药的间歇期必须在 8 h 以上；补充含巯基的药物，如加用卡托普利、甲硫氨酸等，可能阻止耐受性。

硝酸异山梨酯(isosorbide dinitrate)

硝酸异山梨酯的作用及作用机制与硝酸甘油相似而作用较弱,与硝酸甘油相比作用出现较慢、维持时间较久,经肝代谢后可得两个活性代谢产物,仍具有扩管及抗心绞痛作用。但剂量范围个体差异较大,不良反应较多。

二、β受体阻断药

β受体阻断药如普萘洛尔、吲哚洛尔、噻吗洛尔及选择性 β_1 受体阻断药如阿替洛尔、美托洛尔、醋丁洛尔等均可用于心绞痛,能使多数患者心绞痛发作次数减少,硝酸甘油用量减少,并增加运动耐量,改善缺血性心电图的变化。以普萘洛尔为例介绍如下。

【药理作用】

心绞痛时,交感神经活性增强,心肌局部和血中儿茶酚胺含量增高,更大程度地激动β受体,使心肌收缩性加强,心率加快,心肌耗氧量明显增加,因而加重了心肌缺血缺氧。普萘洛尔等β受体阻断药则能明显降低心肌耗氧量,也降低后负荷而缓解心绞痛。临床观察表明,用普萘洛尔后,对心率减慢和收缩性减弱较明显的患者,所获疗效最好。

普萘洛尔还能改善缺血区的供血,因用药后心肌耗氧量减少,非缺血区的血管阻力增高。促使血液向缺血区已舒张的阻力血管流动,从而增加缺血区的供血。其次,β受体阻断药能减慢心率,使舒张期延长,从而冠状动脉的灌流时间延长,这有利于血液从心外膜血管流向易缺血的心内膜区。普萘洛尔还能促进氧自血红蛋白的解离而增加全身组织包括心肌的供氧。

【临床应用】

治疗稳定及不稳定型心绞痛,可减少发作次数,对兼患高血压或心律失常者更为适用。对心肌梗死也有效,能缩小梗死范围。普萘洛尔不宜用于与冠状动脉痉挛有关的变异型心绞痛,因冠状动脉上的β受体被阻断后,α受体占优势,易致冠状动脉收缩。

普萘洛尔有效剂量的个体差异较大,一般宜从小量开始,以后每隔数日增加10～20 mg,多数患者用量可达80～240 mg/d。久用停药时,应逐渐减量,否则会加剧心绞痛的发作,引起心肌梗死或突然死亡,可能是长期用药后β受体数量增加(向上调节),而突然停药时对内源性儿茶酚胺的反应有所增强所致。长期应用后对血脂也有影响,本类药物禁用于血脂异常的患者。合用普萘洛尔和硝酸甘油可相互取长补短,如普萘洛尔可取消硝酸甘油所引起的反射性心率加快;硝酸甘油却可缩小普萘洛尔所扩大的心室容积,而两药对耗氧量的降低却有协同作用,还可减少不良反应的发生。

三、钙拮抗药

抗心绞痛常用的钙拮抗药有硝苯地平,维拉帕米,地尔硫䓬等。

【药理作用及临床应用】

钙拮抗药通过阻断血管平滑肌电压依赖性钙通道,降低 Ca^{2+} 内流而扩张冠状动脉和外周动脉,并能使心肌收缩性下降、心率减慢,减轻心脏负荷,从而降低心肌耗氧量。它们也因舒张冠状血管,增加冠状动脉流量而改善缺血区的供血供氧等,且有保护心肌细胞免受缺血的伤害。

钙拮抗药对冠状动脉痉挛及变异型心绞痛有效,也可用于稳定型及不稳定型心绞痛,但硝苯地平对不稳定型心绞痛的治疗有一定的局限性,因其有能引起心率加快而增加心肌缺血的危险。但维拉帕米和地尔硫䓬则不同,可直接作用于心脏,引起心率轻度减慢。钙拮抗药对急性心肌梗死能促进侧枝循环,缩小梗死面积。

β受体阻滞药与硝苯地平合用较为理想,与维拉帕米合用时应注意对心脏的抑制和致血压下降的作用。

第二节 抗动脉粥样硬化药

动脉粥样硬化(atherosclerosis)是缺血性心脑血管病的病理基础。在我国,心脑血管病发病率与死亡率近年也明显增加。因而,抗动脉粥样硬化药(antiatherosclerotic drugs)的研究日益受到重视。动脉粥样硬化病因、病理复杂,本类药物涉及面较广。本章主要介绍调血脂药、抗氧化药、多烯脂肪酸类及保护动脉内皮药等。

血脂以胆固醇酯(CE)和三酰甘油(TG)为核心。胆固醇(Ch)和磷脂(PL)构成球形颗粒,再与载脂蛋白(apo)相结合,形成脂蛋白溶于血浆进行转运与代谢。脂蛋白可分为乳糜微粒(CM)、极低密度脂蛋白(VLDL)、中间密度脂蛋白(IDL)、低密度脂蛋白(LDL)和高密度脂蛋白(HDL)等。

一、HMG-CoA 还原酶抑制药

羟基甲基戊二酸单酰辅酶 A(3-hydroxy-3-methylglutaryl-coenzyme A,HMG-CoA)还原酶抑制药,又称为他汀类药(statins),从霉菌培养液中提取,用于临床的有洛伐他汀(lovastatin)、普伐他汀(pravastatin)、辛伐他汀(simvastatin)以及人工合成的氟伐他汀(fluvastatin)、阿伐他汀(atorvastatin)等。

【体内过程】

除氟伐他汀口服吸收完全而迅速,不受食物的影响外,其他药物口服均吸收不完全,且易受食物的影响。药物大部分经肝代谢灭活,小部分经肾原形排泄。

【药理作用】

HMG-CoA 还原酶是合成胆固醇的限速酶,因此能在肝脏竞争抑制 HMG-CoA 还原酶,从而阻碍内源性胆固醇的合成,降低血浆总胆固醇水平。

此外,他汀类药物还具有提高血管平滑肌对扩张血管物质的反应性、抑制血管平滑肌细胞增殖、迁移和促进其凋亡、减少动脉壁泡沫细胞的形成、抑制巨噬细胞和单核细胞的黏附和分泌功能、抑制血小板聚集等作用。

【临床应用】

是原发性高胆固醇血症、杂合子家族性高胆固醇血症以及糖尿病和肾性高脂血症的首选药。

【不良反应】

该类药物不良反应轻,少数患者可有:① 轻度胃肠道反应、头痛和皮疹。② 血清转氨酶升高,肝病患者慎用或禁用。③ 无力、肌痛、肌酸磷酸激酶(CPK)升高等骨骼肌溶解症状,普伐他汀不易进入骨骼肌细胞,此反应轻,与苯氧酸类、烟酸类、红霉素、环孢素合用则症状加重。

二、胆汁酸结合树脂

胆汁酸结合树脂(bile acid binding resins)是碱性阴离子交换树脂,不溶于水,不易被消化酶破坏,常用药物有考来烯胺(cholestyramine,消胆胺)和考来替泊(colestipol,降胆宁)。胆固醇在肝脏经 7-α 羟化酶转化为胆汁酸排入肠道,95%被肠道重吸收形成肝肠循环,胆汁酸可反馈抑制 7-α 羟化酶而减少胆汁酸的合成,肠道胆汁酸有利于胆固醇的吸收。这类药物与胆汁酸结合而妨碍胆固醇的吸收,达到降血脂的目的,主要用于治疗高胆固醇血症。常见的不良反应是恶心、腹胀、便秘等;长期使用可引起水溶性维生素缺乏;该药以氯化物形式出现,可引起高氯性酸中毒;可妨碍噻嗪类、香豆素类、洋地黄类药物吸收。

三、烟酸

烟酸(nicotinic acid)是广谱调血脂药,用药 1 ~ 4 日可使 VLDL 和 TG 下降,与考来烯胺合用作用增强。其调血脂作用可能与抑制脂肪酶活性,肝脏合成 TG 的原料减少而使 VLDL 合成减少,继而引起 LDL 生成较少有关。可用于高脂血症和心肌梗死的治疗。可引起皮肤潮红、瘙痒等,服药前 30 min

服用阿司匹林可缓解;也可引起恶心、呕吐、腹泻等胃肠刺激症状;大剂量可引起高血糖和高尿酸血症及肝功能异常。

四、苯氧酸类

苯氧酸类(fibric acid)常用药物有吉非罗齐(吉非贝齐,gemfibrozil)、苯扎贝特(benzafibrate)、非诺贝特(fenofibrate)、环丙贝特(ciprofibrate)等。此类药物可明显降低血浆TG、VLDL,中度降低TC和LDL-C,升高HDL。此外还具有抑制血小板聚集、抗凝血、降低血浆黏度、增加纤溶酶活性作用。该类药物主要用于高脂血症。不良反应有恶心、腹痛和腹泻等,偶见皮疹、脱发、视力模糊、血象和肝功能异常等。

五、多烯不饱和脂肪酸类

多烯不饱和脂肪酸类(polyunsaturated fatty acids,PUFAs),主要存在于玉米、葵花籽等植物油中,也存在于海洋生物藻、鱼及贝壳类中。此类药物使血浆TC和LDL-C下降,TG、VLDL明显下降,HDL-C升高;也有抑制血小板聚集、使全血黏度下降、红细胞可变性增加、抑制血管平滑肌向内膜增殖和舒张血管等作用。上述作用均有利于防治动脉粥样硬化。该类药物能竞争性地抑制花生四烯酸利用环氧酶,减少TXA_2的生成,其抗血小板作用可能与此有关。临床除用于降血脂外,也可用于预防血管再造术后的再梗阻。

六、抗氧化剂

氧自由基(oxygen free radical)可对LDL进行氧化修饰,形成氧化修饰的LDL,有细胞毒性,通过以下途径促进动脉粥样硬化形成:① 抑制LDL与其受体结合和巨噬细胞游走,使LDL不能被清除而沉积在动脉内壁下。② 可损伤血管内皮。③ 促进血小板、白细胞与内皮细胞黏附。④ 分泌生长因子,造成血管平滑肌过度生长。

维生素E(vitamin E)

维生素E苯环的羟基失去电子或H^+,可清除氧自由基和过氧化物,也可抑制磷脂酶A_2和脂氧酶,减少氧自由基的生成,中断过氧化物和丙二醛生成。本身生成的生育醌又可被维生素C或氧化还原系统复原而继续发挥作用。能防止动脉粥样硬化病变过程。

普罗布考(probucol,丙丁酚)

普罗布考口服吸收率低于10%,且不规则,餐后服用吸收增加。降血脂作用弱,抗氧化作用强。主要与其他调血脂药合用治疗高胆固醇血症。用药后少数患者有消化道反应和肝功能异常;偶见嗜酸性粒细胞增加、感觉异常、血管神经性水肿;个别患者心电图QT间期延长。禁用于QT间期延长、心肌损伤的患者。

七、保护动脉内皮药

在动脉粥硬化的发病过程中,血管内皮损伤有重要意义。机械、化学、细菌毒素因素都可损伤血管内皮,改变其通透性,引起白细胞和血小板黏附,并释放各种活性因子,导致内皮进一步损伤,最终促使动脉粥样硬化斑块形成。所以保护血管内皮免受各种因子损伤,是抗动脉粥样硬化的重要措施。

硫酸多糖(polysaccharide sulfate)

硫酸多糖是一类含有硫酸基的多糖,从动物脏器或藻类中提取或半合成的硫酸多糖如肝素(heparin)、硫酸类肝素(heparan sulfate)、硫酸软骨素A(chondroitin sulfate A)、硫酸葡聚糖(dextran sulfate)等都有抗多种化学物质致动脉内皮损伤的作用。对血管再造术后再狭窄也有预防作用。这类物质具有大量阴电荷,结合在血管内皮表面,能防止白细胞、血小板以及有害因子的黏附,因而有保护作用,对平滑肌细胞增生也有抑制作用。

常用药物制剂及用法

1. 硝酸甘油　片剂:0.3 mg/片、0.5 mg/片、0.6 mg/片,0.3～0.6 mg/次,舌下含化。贴剂(Transderm-Nitro 5 及 10,在 24 h 内分别可吸收 5 及 10 mg 硝酸甘油)1 次/日,贴皮肤时间不超过 8 h。
2. 硝酸异山梨酯(消心痛)　片剂:2.5 mg/片、5 mg/片、10 mg/片,5～10 mg/次,舌下含化。
3. 单硝酸异山梨酯　片剂:20 mg/片,20 mg/次,2～3 次/日,口服。
4. 盐酸普萘洛尔　片剂:10 mg/片,10 mg/次,3 次/日,可根据病情增减剂量。
5. 硝苯地平(心痛定)　片剂:10 mg/片,10～20 mg/次,3 次/日,口服。缓释片,20 mg/次,1～2 次/日。
6. 洛伐他汀　片剂:20～40 mg/次,1 次/日,晚餐时服,必要时 4 周内可增至 80 mg/次,1 次/日。
7. 普伐他汀　片剂:5～10 mg/次,2 次/日。
8. 塞伐他汀　片剂:10 mg/次,1 次/日。
9. 考来烯胺　粉剂:4～5 g/次,3～4 次/日,进餐时服。
10. 考来替泊　粉剂:4～5 g/次,3～4 次/日,进餐时服。
11. 烟酸　片剂:开始 0.1 g/次,逐渐增至 1～2 g/次,3 次/日,饭后服。
12. 吉非贝齐　胶囊剂,片剂:600 mg/次,2 次/日。
13. 苯扎贝特　片剂:200 mg/次,3 次/日。
14. 非诺贝特　片剂:100 mg/次,3 次/日,饭后服。
15. 环丙贝特　片剂;开始 100 mg/次,可增至 200 mg/次,1 次/日。
16. 普罗布考　片剂:250～500 mg/次,2 次/日。
17. 硫酸软骨素 A　片剂:600 mg/次,3 次/日。注射剂:40 mg/次,2 次/日,肌内注射。

思 考 题

1. 抗心绞痛药分为哪几类？各类列举一个代表药并说明其作用机制。
2. 常用于抗心绞痛钙拮抗剂有哪些？临床应用时应如何选择？

第十九章

抗高血压药

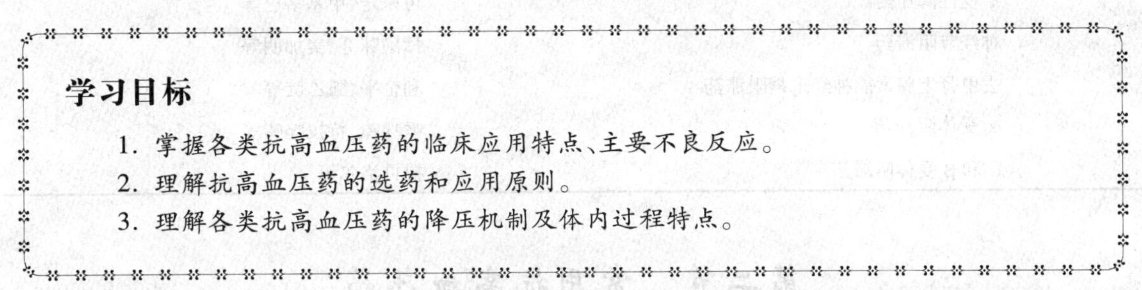

学习目标

1. 掌握各类抗高血压药的临床应用特点、主要不良反应。
2. 理解抗高血压药的选药和应用原则。
3. 理解各类抗高血压药的降压机制及体内过程特点。

抗高血压药(antihypertensive)是一类能够降低外周血管阻力,使动脉血压下降,治疗高血压的药物。参照世界卫生组织/国际高血压联盟将高血压定义为:未服抗高血压药的情况下,收缩压超过140 mmHg(18.665 kPa)和(或)舒张压≥90 mmHg(11.999 kPa)。高血压中除少数(约占10%)为继发性外,绝大部分(约占90%)的发病原因及机制还未完全阐明,称为原发性高血压。对于原发性高血压,目前尚无针对病因的根治方法。但它的药物治疗在近几十年中有显著进展,合理应用抗高血压药物,能控制血压并减少或防止心、脑、肾等并发症,包括心力衰竭、猝死等,从而降低发病率及死亡率,延长寿命。多数高血压患者需长期服药以控制症状,若能配合非药物治疗,如低盐饮食,减少饮酒,控制体重,改变生活方式等,可取得更好的效果。

第一节　抗高血压药物的分类

血压的生理调节极为复杂,在众多的神经体液调节机制中,交感神经系统、肾素-血管紧张素-醛固酮系统及内皮素系统起着重要作用,许多抗高血压药物往往通过影响这些系统而发挥降压效应。

目前使用的多种抗高血压药,可通过不同方式直接或间接影响这些环节而发挥降压作用。抗高血压药根据其作用机制和作用部位,分类如表19-1所示。

表19-1　抗高血压药物的分类

药物分类	常用药物
利尿降压药	氢氯噻嗪等
钙通道阻滞药	硝苯地平、尼群地平等
β-受体阻滞药	普萘洛尔、美托洛尔等

续表

药物分类	常用药物
肾素-血管紧张素系统抑制药	
血管紧张素转化酶(ACE)抑制药	卡托普利、依那普利等
血管紧张素Ⅱ受体阻滞药	氯沙坦等
其他类	
血管舒张药	
直接舒张血管药	肼屈嗪、硝普钠等
钾通道开放药	吡那地尔、米诺地尔等
其他舒张血管药	吲达帕胺等
交感神经阻滞药	
中枢性降压药	可乐定、甲基多巴等
神经节阻滞药	樟磺咪芬、美加明等
去甲肾上腺素能神经末梢阻滞药	利舍平、胍乙啶等
α_1受体阻滞药	哌唑嗪、特拉唑嗪等
α 和 β 受体阻滞药	拉贝洛尔等

第二节 常用抗高血压药

目前,国内外广泛应用或称为第一线抗高血压药的是利尿药、钙通道阻滞药、β 受体阻滞药和 ACE 抑制药及血管紧张素Ⅱ受体阻滞药。

一、利尿降压药

利尿药是 WHO 推荐的一线降压药,常作为治疗高血压的基础药物。各类利尿药单用即有降压作用。许多降压药在长期使用过程中,可引起不同程度的水钠潴留,影响降压效果。合用利尿药能消除水钠潴留,使降压作用增强。常用药物为噻嗪类,其中以氢氯噻嗪最常用。

氢氯噻嗪(hydrochlorothiazide)

【药理作用】

氢氯噻嗪降压作用确切、温和、持久,降压过程平稳,长期应用不易发生耐受性。目前认为,排钠利尿,使细胞外液及血容量减少是利尿药初期的降压机制;长期应用使小动脉细胞内低钠,通过 Na^+-Ca^{2+} 交换机制减少 Ca^{2+} 内流,降低细胞内钙,使血管平滑肌对去甲肾上腺素等加压物质的反应性减弱。

【临床应用】

可单用于轻度高血压或与其他降压药合用治疗各类高血压,联合用药可增强降压作用,并防止其他药物引起的水钠潴留。该药长期大剂量使用可致低血钾,引起血脂、血糖及尿酸升高,还能增高血浆肾素活性,合用 β 受体阻滞药可避免或减少不良反应。

二、钙通道阻滞药

该类药物的基本作用是抑制细胞外 Ca^{2+} 的内流,使血管平滑肌细胞内 Ca^{2+} 降低,导致血管平滑肌松弛、血管扩张、血压下降。该类药物在降压的同时可激活压力感受器介导的交感神经兴奋。二氢吡啶类结构的硝苯地平、尼群地平等可由于交感神经兴奋引起心率加快。但维拉帕米和地尔硫䓬对心脏有负性频率作用，心率加快不明显。代表药物主要有硝苯地平、尼群地平、氨氯地平、尼卡地平和维拉帕米等。

硝苯地平（nifedipine）

【药理作用】

硝苯地平抑制细胞外 Ca^{2+} 的内流，选择性松弛血管平滑肌。口服后 30～60 min 起效，1～2 h 达降压高峰，作用持续 3 h；舌下含服 2～3 min 起效，喷雾吸入 5 min 内起效，持续 6～8 h。降压时伴有反射性心率加快，心输出量增加，血浆肾素活性增高。

【临床应用】

各型高血压，可单用或与利尿药、β 受体阻滞药、ACEI 合用，以增强疗效，减少不良反应。若使用该药的控释剂或缓释剂，减少血药浓度波动，可降低不良反应的发生率，延长作用时间，减少用药次数。

【不良反应】

一般较轻，常见面部潮红、头痛、眩晕、心悸、踝部水肿。踝部水肿系毛细血管前血管扩张所致，非水钠潴留。该药的短效制剂有可能加重心肌缺血，伴有心肌缺血的高血压患者慎用。

尼群地平（nitrendipine）

尼群地平作用、用途与硝苯地平相似，对血管平滑肌松弛作用较硝苯地平强，降压作用温和持久。不良反应与硝苯地平相似，肝功能不良者慎用或减量。

氨氯地平（amlodipine）

氨氯地平具有高度的血管选择性，半衰期长，作用平稳而持久，被称为第三代钙通道阻滞药。该药起效缓和，渐进降压，由血管扩张引起的头痛、面红、心率加快等症状不明显。口服吸收好，生物利用度高，$t_{1/2}$长达 40～50 h，每日只需服药 1 次，降压作用可维持 24 h，血药浓度较稳定，可减少血压波动造成的器官损伤，用于治疗各型高血压。不良反应与硝苯地平相似，但发生率低，价格较贵。

三、β 受体阻滞药

β 受体阻滞药除用于治疗心律失常、心绞痛外，也是疗效确切的抗高血压药，主要有普萘洛尔及美托洛尔、阿替洛尔、纳多洛尔、吲哚洛尔等。

普萘洛尔（propranolol）

【体内过程】

普萘洛尔口服首关效应明显，生物利用度为 25%，个体差异大，$t_{1/2}$约为 4 h。起效慢，连用 2 周以上才产生降压作用，收缩压、舒张压均降低。

【药理作用】

该药为非选择性 β 受体阻滞药，对 $β_1$、$β_2$ 受体都有作用。降压机制尚未完全阐明，目前认为和下列作用有关：① 减少心输出量。阻断心肌 $β_1$受体，使心肌收缩力减弱，心率减慢，心输出量减少而发挥作用。② 抑制肾素分泌。阻断肾小球旁器部位的 $β_1$受体，减少肾素分泌，从而抑制肾素-血管紧张素系统。③ 降低外周交感神经活性。阻断去甲肾上腺素能神经突触前膜 $β_2$ 受体，消除正反馈作用，减少 NA 的释放。④ 抑制外周交感神经张力而降压。⑤ 促进具有扩张血管作用的前列环素生成。

【临床应用】

适用于轻、中度高血压，对伴有心输出量偏高或血浆肾素活性增高者以及伴有冠心病、脑血管病变者更适宜。

【不良反应】

该类药物长期使用不能突然停药，以免诱发或加重心绞痛。支气管哮喘、严重左心室衰竭及重度房室传导阻滞者禁用。

美托洛尔（metoprolol）和阿替洛尔（atenolol）

美托洛尔和阿替洛尔的降压机制与普萘洛尔相同，但对心脏 $β_1$受体有较大选择性，对支气管的

β_2受体影响较小。口服用于各种程度的高血压,降压作用持续时间较长,每日服用1~2次,作用优于普萘洛尔。

四、肾素-血管紧张素系统抑制药

肾素-血管紧张素-醛固酮系统(RAAS)在血压调节及体液的平衡中起到十分重要的作用,对高血压发病有重大影响。除存在整体的RAAS外,组织中也存在独立的RAAS。作用于该系统的药物主要为ACEI(血管紧张素转化酶抑制药)和AngⅡ(血管紧张素Ⅱ)受体拮抗药。

(一) 血管紧张素转化酶抑制药

血管紧张素Ⅱ(angiotensinⅡ,AngⅡ)是一个很强的血管收缩剂。卡托普利是第一个口服有效的ACEI。近年来又合成了10余种高效、长效且不良反应较少的ACEI。该类药物的作用特点为:①降压时不伴有反射性心率加快,对心输出量没有明显影响。②可防止或逆转高血压患者的血管壁增厚心肌重构。③能增加肾血流量,保护肾脏。④能改善胰岛素抵抗,不引起电解质紊乱和脂质代谢改变。⑤久用不易产生耐受性。

卡托普利(captopril)

【体内过程】

口服生物利用度约为70%,胃肠道食物可减少其吸收,宜在饭前1 h空腹服用。口服后15~30 min血压开始下降,1~1.5 h达降压高峰,降压持续8~12 h。部分在肝脏代谢,主要从尿排出,约40%~50%为原形药物。肾功能不全者药物有蓄积,$t_{1/2}$为2~3 h,不透过血脑屏障。

【药理作用】

卡托普利具有中等强度的降压作用,可降低外周阻力,不伴有反射性心率加快,同时可以增加肾血流量。降压机制主要涉及:① 抑制血管紧张素Ⅰ转化酶(ACE),减少AngⅡ形成,从而取消AngⅡ收缩血管、促进儿茶酚胺释放的作用。②ACE又称激肽酶Ⅱ,能降解缓激肽等,使之失活。抑制ACE,可减少缓激肽降解,提高缓激肽在血中的含量,进而促进一氧化氮(NO)及前列环素(PGI_2)的生成,增强扩张血管效应。③抑制AngⅡ生成的同时,可减少醛固酮分泌,有利于水、钠排出。其特异性扩张肾血管作用也有利于促进水、钠排泄。

【临床应用】

用于各型高血压,降压作用与血浆肾素水平相关,对血浆肾素活性高者疗效较好,尤其适用于合并有糖尿病、左心室肥厚、心力衰竭、心肌梗死的高血压患者。重型及顽固性高血压宜与利尿药及β受体阻滞药合用。

【不良反应】

耐受性良好,但应从小剂量开始使用。主要不良反应有咳嗽、血管神经性水肿、皮疹、味觉及嗅觉改变等。久用可发生中性粒细胞减少,应定期检查血象。因减少AngⅡ生成的同时减少醛固酮分泌,可致高血钾。禁用于伴有双侧肾动脉狭窄、高血钾及妊娠初期的患者。

依那普利(enalapril)

依那普利降压作用机制与卡托普利相似,但抑制ACE的作用较卡托普利强10倍,降压作用强而持久,主要用于高血压,对心功能的有益影响优于卡托普利,其他不良反应与卡托普利相似。

其他ACE抑制药还有:赖诺普利(lisinopril)、喹那普利(quinapril)、培哚普利(perindopril)、雷米普利(ramipril)、福辛普利(fosinopril)等。这些药物的共同特点是长效,每日只需服用1次。作用及临床应用与依那普利相似。

(二) 血管紧张素Ⅱ受体拮抗药

血管紧张素Ⅱ受体拮抗药可直接阻断AngⅡ的缩血管作用而降压,与ACEI相比,选择性更强,不影响缓激肽的降解,对AngⅡ的拮抗作用更完全,不良反应较ACEI少,是继ACEI后的新一代肾素-血管紧张素系统抑制药。血管紧张素Ⅱ受体(AT)主要有AT_1和AT_2两种亚型。AT_1主要分布于心血管、肾、肺及神经,对心血管功能的稳定具有调节作用。AT_2主要分布于肾上腺髓质,生理作用尚不完全清楚。该类降压药主要阻断AT_1受体,常用药有氯沙坦(losartan)、缬沙坦(valsartan)、伊白沙坦(irbesertan)等。

氯沙坦(losartan)

【体内过程】

氯沙坦口服易吸收,首过效应明显,生物利用度约为33%,达峰时间约为1 h,$t_{1/2}$为2 h。部分在体内转变为作用更强、$t_{1/2}$更长的活性代谢产物。每日服药1次,作用可维持24 h。

【药理作用】

可选择性地与AT_1受体结合,阻断AngⅡ引起的血管收缩,从而降低血压。

【临床应用】

用于各型高血压,效能与依那普利相似,对多数患者每日服1次,每次50 mg,即可有效控制血压,用药3~6 d可达最大降压效果。该药长期应用还有促进尿酸排泄作用。

【不良反应】

较ACEI少,主要有头晕、高血钾和与剂量相关的体位性低血压。孕妇及哺乳期妇女禁用。

第三节 其他抗高血压药

一、血管舒张药

(一)直接舒张血管药

肼屈嗪(hydralazine)

【体内过程】

口服吸收良好,血浆峰浓度和最大降压效应出现在口服后30~120 min。生物利用度低(16%~35%),主要在肝内经乙酰化而失效,$t_{1/2}$约为1 h。

【药理作用】

通过松弛小动脉平滑肌,降低外周阻力而降压。降压机制目前认为可能是干预血管平滑肌细胞Ca^{2+}内流或干预Ca^{2+}自细胞储库的释放。降压作用快而较强,口服后20~30 min显效。一次给药维持12 h,降压的同时伴有反射性交感神经兴奋,使心率加快,心输出量增加,从而减弱其降压作用。降压时还伴有血浆肾素活性增高及水钠潴留。与β受体阻滞药、利尿药合用可增强疗效,相互纠正不良反应。

【临床应用】

治疗中、重度高血压。较少单独使用,仅在常用药无效时加用。

【不良反应】

多由血管扩张及其反射性反应产生,如头痛、面红、黏膜充血、心动过速,并可诱发心绞痛和心力衰竭,大剂量长期应用产生红斑狼疮样综合征,每日用量在200 mg以下则很少发生。一旦发生,应停药并用皮质激素治疗。其他还有胃肠道反应、感觉异常、麻木,偶见药热、荨麻疹等过敏反应。

【禁忌证】

冠心病、心绞痛、心动过速者禁用。

硝普钠(sodium nitroprusside)

硝普钠可直接松弛小动脉和静脉平滑肌,在血管内通过释放NO而产生强大的舒张血管作用。该药口服不吸收,静脉滴注后1~2 min起效。主要用于高血压危象、难治性心衰及麻醉时控制性降压。静脉滴注可见恶心、呕吐、出汗、头痛、发热、不安、肌肉痉挛等。

(二)钾通道开放药

钾通道开放药(potassium channel openers)又称钾通道激活药(potassium channel activators),是一类新型的血管扩张药,主要有米诺地尔(minoxidil)、吡那地尔(pinacidil)、尼可地尔(nicorandil)等。

该类药物通过激活血管平滑肌细胞膜钾通道开放,K^+ 外流增加,导致细胞膜超极化,使细胞膜电压依赖性钙通道难激活,Ca^{2+} 内流减少,从而降低细胞内钙而产生平滑肌舒张作用。

吡那地尔(pinacidil)

【药理作用】

吡那地尔扩张血管,使收缩压和舒张压均下降,降压机制可能系激活血管平滑肌细胞膜 ATP 敏感性钾通道,K^+ 外流增加。

【临床应用】

主要用于轻、中度高血压。与利尿药和 β 受体阻滞药合用可提高疗效。

【不良反应】

主要为水钠潴留及头痛、嗜睡、乏力、心悸、心电图 T 波改变、体位性低血压、颜面潮红及多毛症等。

(三)其他舒张血管药

吲达帕胺(indapamide)

吲达帕胺具有利尿作用与钙通道阻滞作用。化学结构虽不同于噻嗪类,但利尿强度相似。其对血管平滑肌有较高的选择性,使外周阻力下降,产生降压效应。该药对血管平滑肌的作用大于利尿作用,但不引起体位性低血压、颜面潮红和心动过速。口服后 2~3 h 起效,$t_{1/2}$ 为 13 h 左右。单独服用对轻中度原发性高血压具有良好疗效,也可与 β 受体阻滞药联合应用。不良反应有眩晕、头痛、恶心、失眠等。高剂量时利尿作用增强,可致低血钾。严重肝、肾功能不良者慎用。

二、交感神经阻滞药

(一)中枢性抗高血压药

该类药物包括可乐定(clonidine)、甲基多巴(methyldopa)和莫索尼定(moxonidine)。

可乐定

可乐定为咪唑类衍生物,化学名为二氯苯胺咪唑啉。

【体内过程】

口服吸收良好,生物利用度约 75%,口服半小时后起效,2~4 h 作用达高峰,持续 6~8 h,$t_{1/2}$ 为 7.4~13 h。易透过血脑屏障,血浆蛋白结合率为 20%,约 50% 在肝脏代谢,其余以原形经肾脏排出。

【药理作用】

降压作用中等偏强,静脉注射给药可引起血压短暂升高(激动外周 α_1 受体),随后血压持续下降。口服仅出现降压效应而无升压过程。

降压作用机制较复杂,目前认为主要是激动血管运动中枢延髓腹外侧核吻侧端的 I_1-咪唑啉受体,使外周交感张力降低,从而产生降压作用。该药的降压机制还涉及激动脑内阿片受体,促进内源性阿片肽的释放;激动外周交感神经突触前膜 α_2 受体及其相邻的咪唑啉受体,通过负反馈抑制去甲肾上腺素的释放。此外,该药还可产生镇静作用及一定的镇痛作用,能抑制胃肠道分泌和运动。

【临床应用】

较少单独使用,与利尿剂合用有协同作用。常用于其他降压药无效的中、重度高血压,对兼有溃疡病的高血压及肾性高血压较为适宜。

【不良反应】

常见口干、嗜睡和便秘,其他有头痛、眩晕、腮腺肿痛、鼻黏膜干燥、阳痿、抑郁、水肿、体重增加和心动过缓等。合用利尿药可减少水肿等水钠潴留现象。突然停药可引起交感神经亢进的停药综合征,表现为血压骤升、心悸、兴奋、震颤、腹痛、出汗等,再用可乐定或用酚妥拉明可取消上述反应,因此需要逐渐减量后再停药。

莫索尼定(moxonidine)

莫索尼定是第二代中枢性降压药,主要通过激动延髓腹外侧核吻侧端 I_1 咪唑啉受体而发挥降压作用。优点为对 I_1 咪唑啉受体的选择性比可乐定高,口服吸收好,作用持久,可每日给药1次。降压作用略低于可乐定,因其对 α_2 受体作用较弱,不良反应较可乐定少,无停药反跳现象。主要不良反应有口干、嗜睡等。主要用于轻、中度高血压。

（二）神经节阻滞药

通过阻断交感神经节而降血压,作用快而强。但因副交感神经节同时被阻断,所以不良反应多而严重,且易发生体位性低血压和耐受性,目前已基本不用,仅偶尔用于高血压危象、高血压脑病等危急情况以及外科手术中的控制性降压,以减少手术中出血。代表药物有樟磺咪芬(timethaphan,阿方那特)及美卡拉明(mecamyhamine,美加明)。

（三）去甲肾上腺素能神经末梢阻滞药

该类药物主要通过抑制交感神经末梢摄取去甲肾上腺素和多巴胺,耗竭递质而产生降压作用,如利舍平及胍乙啶。这类药物不良反应多,目前已不单独使用,仅作为一些传统的抗高血压药复方制剂的成分之一。此外,该类药物还是研究交感神经活动的重要工具药。

（四）α_1 受体阻滞药

哌唑嗪(prazosin)

哌唑嗪是人工合成的喹啉哌嗪类衍生物。

【体内过程】

口服易吸收,首过效应较强,生物利用度为60%。口服后2 h达血药峰值,$t_{1/2}$ 为2.5~4 h。降压作用可持续1 h。药物大部分在肝脏代谢。

【药理作用】

可舒张小动脉和静脉血管平滑肌,降压作用中等偏强,与甲基多巴相仿。降压机制为选择性阻断突触后膜 α_1 受体,对具有负反馈作用的突触前膜 α_2 受体无影响,降压时不引起反射性心率加快。

【临床应用】

用于轻、中度高血压及伴有肾功能障碍者,重度高血压需合用利尿药或β受体阻滞药,也用于嗜铬细胞瘤的治疗。

【不良反应】

有首剂现象(首次用药90 min内出现体位性低血压、心悸、晕厥、意识消失),用药数次后这种现象可消失。若首次剂量减为0.5 mg,在临睡前服用可避免其发生。其他不良反应有眩晕、疲乏、鼻塞、口干、尿频、头痛、嗜睡及胃肠道反应等,一般无须停药。

同类药物还有特拉唑嗪(terazosin)、乌拉地尔(urapidil)等。特拉唑嗪还可以降低前列腺及膀胱出口平滑肌的紧张度,可用于良性前列腺肥大。

（五）α、β受体阻滞药

拉贝洛尔(labetalol)

【药理作用】

拉贝洛尔阻断β受体的作用为阻断 α_1 受体作用的4~8倍,对 α_2 受体无作用。阻断 β_1 受体的作用比阻断 β_2 受体作用略强。在等效剂量下,其心率减慢作用比普萘洛尔轻,降压作用出现较快。该药阻断 α_1 受体的血管扩张作用也是其降压及抗心绞痛的作用机制之一。

【临床应用】

用于各型高血压及高血压伴有心绞痛的患者。静脉注射可以治疗高血压危象,注射后最大降压作用在5 min内产生,可持续6 h,血压控制后可改用口服维持。

【不良反应】

该药收缩支气管作用较普萘洛尔为轻,但仍可诱发支气管哮喘。由于 α_1 受体阻断作用,可产生体位性低血压。头皮刺麻感是该药的特殊反应,其他尚有胃肠道反应、头痛、乏力、皮疹和过敏反应。

卡维地洛(carvedilol)

卡维地洛为α、β受体阻滞药,阻断β受体的同时具有舒张血管作用,降压作用比普萘洛尔强,药效可维持24 h，主要适用于轻中度高血压或伴有肾功能不全、糖尿病的患者，作用优于普萘洛尔。

第四节 抗高血压药物的应用原则

高血压药物治疗的最终目标不仅仅是单纯地降低血压，必须考虑减轻或逆转患者的靶器官损伤，防止严重并发症的出现，从而提高生活质量，延长生命。为达到这一目标，应用抗高血压药物时应遵循以下原则。

1. 根据高血压程度选用药物　高血压的药物治疗主要选用利尿药、β受体阻断药、钙拮抗药及ACEI四大类，再配合非药物治疗如改善患者的生活方式及习惯就有助于控制血压。

轻度高血压应选择作用比较温和的降压药，如氢氯噻嗪、卡托普利、硝苯地平等中的一种或两种合用。中度高血压可采用两种药物联合治疗，如氢氯噻嗪合用β受体阻滞药、可乐定、哌唑嗪中的1种或3种药联用。重度高血压可采用三药联用，如氢氯噻嗪+钙离子阻滞药+β受体阻滞药。疗效不满意时可改用或加用降压作用较强的直接血管扩张药、中枢性降压药如胍乙啶等。

必须指出现有抗高血压药物长期单独使用后常会失效，如加大剂量又易引起不良反应而难以继续应用，所以临床实践中常采用联合用药，以增强疗效及减少不良反应的发生。

2. 高血压危象及脑病时药物的选用　宜静脉给药以迅速降低血压，可选用硝普钠、二氮嗪，也可用高效利尿药如呋噻米等，但应注意不可降压过快，以免造成重要器官灌流不足等。

3. 根据并发症选用药物

(1) 高血压合并心功能不全、心扩大者，宜用利尿药、卡托普利、哌唑嗪等，不宜用β受体阻断药。

(2) 高血压合并肾功能不良者，宜用卡托普利、硝苯地平、甲基多巴。

(3) 高血压合并窦性心动过速，年龄在50岁以下者，宜用β受体阻断药。

(4) 高血压合并消化性溃疡者，宜用可乐定，不用利血平。高血压合并支气管哮喘、慢性阻塞性肺部疾患者，不用β受体阻断药。高血压伴有潜在性糖尿病或痛风者，不宜用噻嗪类利尿药。高血压伴有精神抑郁者，不宜用利血平或甲基多巴。

4. 平稳持续降压　高血压病一旦确诊，就应积极治疗，力求将血压控制在38/83 mmHg（目标血压）以下。药物宜从小剂量开始，逐步增加，达到效果后改用维持量，应避免降压过快、过剧。血压波动过大可增加靶器官的损害，更换药物应逐步替代。

5. 联合用药　联合用药可从不同环节发挥协同降压作用，又能相互减轻各自的不良反应，各药用量也可相应减少。但联合用药时要注意各药的作用特点，同类药物不宜合用。

6. 长期用药　高血压病的治疗需要长期系统用药甚至终生用药，应提高患者对长期治疗重要性的认识，坚持按医嘱用药，即使血压趋向正常也不能随便停药。

7. 剂量个体化　不同患者或同一患者在不同病程阶段所需药物和剂量不同。应坚持"最好疗效，最小不良反应"的原则，综合患者的病情和药物特点，采用个体化治疗方案。

常用药物制剂及用法

1. 盐酸可乐定　片剂：0.075 mg/片，0.075～0.15 mg/次，3次/日，口服，根据病情可适当逐渐增加剂量。0.15～0.3 mg/次，肌内注射或静脉注射，必要时6 h重复1次。

2. 盐酸哌唑嗪　胶囊剂：1 mg/胶囊、2 mg/胶囊、5 mg/胶囊，1 mg/次，3次/日，口服。

3. 盐酸普萘洛尔　片剂：10 mg/片，10～20 mg/次，3～4次/日，口服，以后每周增加剂量10～20 mg，每日剂量有用至120 mg者。

4. 盐酸肼屈嗪　片剂：10 mg/片、20 mg/片、50 mg/片，10～25 mg/次，3次/日，口服。

5. 米诺地尔　片剂：2.5 mg/片，2.5 mg/次，2次/日，口服，逐渐增至5～10 mg/次，2次/日。

6. 硝普钠　粉针剂：50 mg/支，临用时以5%葡萄糖溶液2～3 ml溶解后再用同一溶液500 ml稀释，缓慢静脉滴注（容器避光），速度每分钟不超过3 μg/kg。配制时间超过4 h的溶液不宜使用。

7. 氢氯噻嗪　片剂:25 mg/片,12.5 ~ 25 mg/次,2 次/日,口服,见效后酌减,给维持量。

8. 硝苯地平　片剂:10 mg/片,5 ~ 10 mg/次,3 次/日,舌下含化。

9. 卡托普利　片剂:25 mg/片、50 mg/片、100 mg/片,开始 12.5 ~ 25 mg/次,口服,渐增至 50 mg/次,2 ~ 3 次/日,每 1 日最大剂量为 450 mg.

10. 依那普利　片剂:5 mg/片、10 mg/片。开始 2.5 ~ 5 mg,口服,渐增至 5 ~ 40 mg,分 1 ~ 2 次服用。

思 考 题

1. 简述抗高血压药的分类、代表药。
2. 直接扩张血管的降压药有哪些不良反应？如何克服？
3. 分别简述普萘洛尔和卡托普利的降压机制。

第二十章

抗慢性心功能不全药

学习目标

1. 掌握强心苷的药理作用、作用机制、临床应用、不良反应以及防治。
2. 理解肾素-血管紧张素-醛固酮系统抑制药治疗慢性心功能不全的作用机制及防治作用。
3. 了解利尿药、血管扩张药、β受体阻断药抗慢性心功能不全的药理作用。

慢性心功能不全(congestive heart failure. CHF)又称充血性心力衰竭,是各种病因引起的心肌收缩无力,心肌不能泵出足够的血液以适应机体的需要,所形成的动脉缺血、静脉淤血的一种临床综合征,CHF时,心肌的结构与功能均发生变化,出现心血管重构,心率、心脏前后负荷及耗氧量增加。同时,神经内分泌的变化还表现在交感神经及肾素-血管紧张素-醛固酮系统(RAAS)的激活,致血管紧张素Ⅱ增加,进一步加剧心脏功能障碍。随着心血管系统疾病发病率的增高及人口趋于老龄化,CHF的发病逐渐增多,致残率和致死率较高。目前药物治疗是主要的治疗手段。

根据药物的作用及作用机制(图20-1),治疗CHF的药物可分以下几类:①正性肌力药;②肾素-血管紧张素-醛固酮系统抑制药;③减轻心脏负荷药;④β受体阻断药。

第一节 正性肌力药

一、强心苷类

强心苷是一类选择性作用于心脏,加强心肌收缩力的苷类化合物,目前在临床上使用的有地高辛、洋地黄毒苷、毛花苷丙及毒毛花苷K等,其中以地高辛最为常用。

【体内过程】

强心苷类的体内过程主要与其脂溶性有关,脂溶性高的药物如洋地黄毒苷,其口服吸收率高,与血浆蛋白结合率也高,消除较慢,半衰期最长,反之脂溶性低的药物如毒毛花苷K,口服吸收率低,与血浆蛋白结合率低,消除较快,半衰期最短,而地高辛则介于两者之间,由于地高辛口服吸收有较大的个体差异,故生物利用度是有区别的,同时地高辛主要从肾排泄,故肾功能不全者应用时应注意减量,以免发生蓄积中毒(表20-1)。

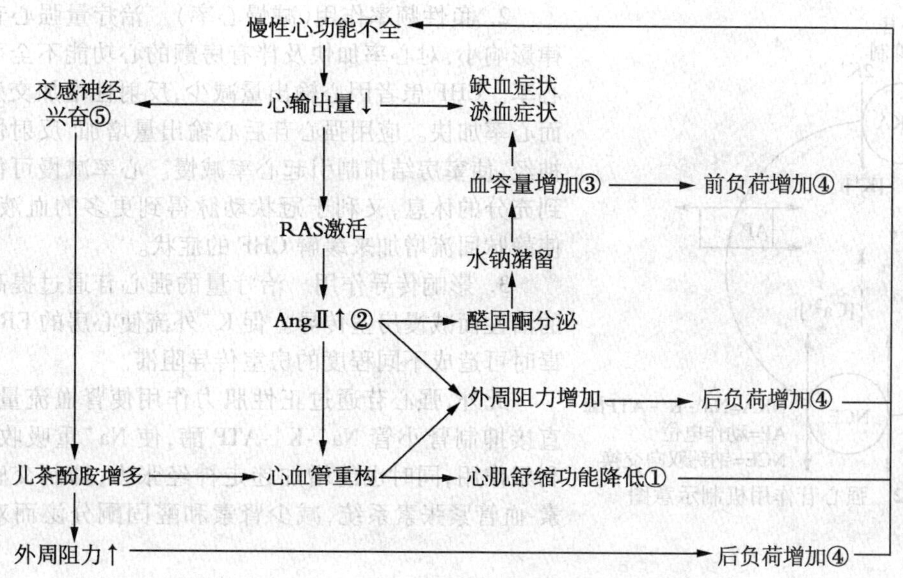

图 20-1　慢性心功能不全发病机制及药物作用环节

①正性肌力药；②ACEI；③利尿药；④扩血管药；⑤β 受体阻断药

表 20-1　常用强心苷的体内过程比较

分类	药物	口服吸收(%)	蛋白结合(%)	肝代谢(%)	肝肠循环(%)	肾排泄(%)	$t_{1/2}$
慢效	洋地黄毒苷	90～100	97	70	26	10	5～7 d
中效	地高辛	65～85	25	20	7	60～90	36 h
速效	毛花苷 C	20～40	5	极少	少	90～100	23 h
	毒毛花苷 K	2～5	5	0	少	100	19 h

【药理作用及作用机制】

1．正性肌力作用(加强心肌收缩力)　强心苷对心脏有高度选择性，能明显地加强衰竭心脏的收缩力，增加心输出量，从而解除心功能不全的症状，其正性肌力作用表现以下特点：

(1) 缩短收缩期，相对延长舒张期。强心苷加速心肌收缩速度，使心肌收缩敏捷有力，心室收缩期缩短，舒张期相对延长，有利于衰竭心肌充分休息和冠状动脉灌流增加，使心输出量增加。

(2) 增加衰竭心脏的输出量。强心苷的正性肌力作用，使心脏的泵血功能得到改善，消除了心力衰竭时反射性交感神经兴奋所引起的血管收缩，使血管扩张，外周阻力降低，有利于增加心输出量。

(3) 降低衰竭心脏耗氧量。由于强心苷增加心输出量使心室腔内残存的血量减少，心室容积缩小，心室壁张力下降，以及减慢心率的作用，使心肌耗氧量明显降低，这也是强心苷的强心作用区别于儿茶酚胺等药物的显著特点。

强心苷加强心肌收缩力是通过增加心肌细胞内 Ca^{2+} 浓度而实现的。治疗量的强心苷能与心肌细胞膜上的强心苷受体 Na^+，K^+-ATP 酶结合，适度地抑制该酶的活性(活性降低 20%～40%)，使 Na^+-K^+ 交换受阻，细胞内的 Na^+ 浓度升高，促进了潜在的 Na^+-Ca^{2+} 交换，使 Ca^{2+} 内流增加，储 Ca^{2+} 和释放 Ca^{2+} 增加，故心肌细胞内 Ca^{2+} 浓度升高，通过兴奋-收缩偶联作用使心肌收缩力增强。而中毒量的强心苷，过度地抑制 Na^+，K^+-ATP 酶的活性(活性降低 60%～80%)使细胞内的 Na^+ 和 Ca^{2+} 大量增加，致胞内 Ca^{2+} 增加，诱发心肌细胞后除极触发活动；同时 K^+ 量明显减少，使细胞内缺 K^+，导致心肌细胞自律性增高，传导减慢，易致心律失常(图 20-2)。

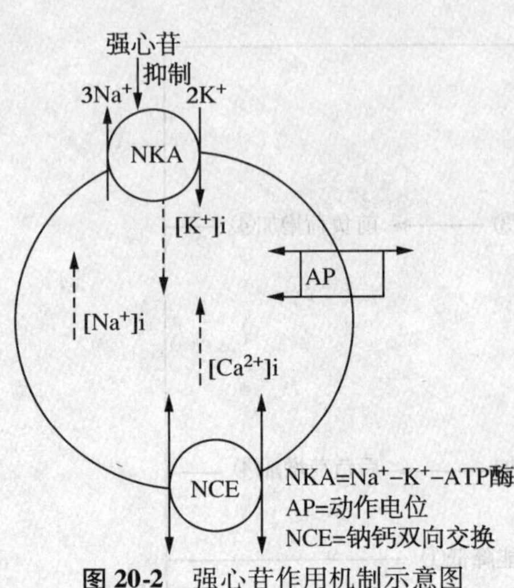

图 20-2 强心苷作用机制示意图

2. 负性频率作用(减慢心率) 治疗量强心苷对正常心律影响小,对心率加快及伴有房颤的心功能不全可显著减慢心率。CHF 患者因心输出量减少,反射性增加交感神经活性而心率加快。应用强心苷后心输出量增加,反射性兴奋迷走神经,使窦房结抑制引起心率减慢。心率减慢可使心脏既得到充分的休息,又利于冠状动脉得到更多的血液供应,还能使静脉回流增加来缓解 CHF 的症状。

3. 影响传导作用 治疗量的强心苷通过提高迷走神经的活性而减慢房室传导。促 K^+ 外流使心房的 ERP 缩短。中毒时可造成不同程度的房室传导阻滞。

此外,强心苷通过正性肌力作用使肾血流量增加,也可直接抑制肾小管 Na^+-K^+-ATP 酶,使 Na^+ 重吸收减少,产生利尿作用,同时也能增加迷走神经张力,抑制交感神经及肾素-血管紧张素系统,减少肾素和醛固酮分泌而对心脏具有保护作用。

【临床用途】

1. 慢性心功能不全 强心苷对 CHF 的疗效因病因和程度的不同有明显差异,其中,对伴有心房颤动或心室率快的 CHF 疗效最佳;对瓣膜病、高血压、先天性心脏病所引起的低排出量 CHF 疗效较好;但对甲状腺功能亢进、贫血、脚气病等因能量产生障碍所致高排出量的 CHF 应加上病因性治疗,对肺心病所致心力衰竭,疗效较差,因缺氧易致强心苷中毒,对机械阻塞性心衰如:缩窄性心包炎、重度二尖瓣狭窄几乎无效。

2. 心房颤动 系心房各部位发生众多紊乱而细弱的纤维性颤动(400~600 次/分)。其主要危害是引起室率过快,妨碍心室充盈,导致循环障碍。强心苷的作用在于,增强迷走神经张力和抑制房室传导,延长房室结有效不应期,阻止过多的心房冲动到达心室,而隐匿在房室结中,以减慢心室频率,缓解循环障碍,但并不能制止房颤。

3. 心房扑动 心房扑动时心房率一般为 250~300 次/分,但此时心房扑动的冲动较强而规则,更易传入心室,而使心室率快而难于控制,影响心脏的泵血功能,强心苷可不均一地缩短心房的有效不应期,使房扑转为房颤,然后再发挥治疗心房颤动的作用,某些患者在转为房颤后,停用强心苷有可能恢复窦性节律。此外,强心苷能提高迷走神经的活性而终止阵发性室上性心动过速的发作。

【不良反应与防治】

1. 心脏毒性反应 是最严重的中毒反应,临床上遇到的各种心律失常都可能发生。以室性期前收缩(与 Na^+,K^+-ATP 酶被抑制,细胞内缺 K^+ 有关)和房室传导阻滞(由迷走神经兴奋性提高所致)最为常见,也可出现窦性心动过缓(与抑制窦房结,降低其自律性有关),而室性心动过速最为严重,一旦发生应立即抢救,否则可发展为心室纤颤。

2. 神经系统反应 主要有头痛,头晕、乏力、失眠、谵妄、视觉障碍,如黄视、绿视、视物模糊等,色视是强心苷中毒的先兆症状,可作为停药的指征。

3. 消化系统反应 较为常见,表现为厌食,恶心、呕吐、腹泻等是强心苷中毒的先兆症状。但应与强心苷用量不足心衰未被控制所引起的胃肠道静脉淤血症状相区别。

4. 中毒防治

(1) 预防:

1) 避免中毒的诱因,如高血钙,低血钾、低血镁及缺氧。

2) 警惕中毒的先兆症状,如厌食、色视、早搏及窦缓(低于 60 次/分)等,一旦出现,应及时减量和停药。心电图及强心苷血药浓度的监测则有更重要的诊断意义。

(2) 治疗:

1）快速型心律失常：氯化钾是治疗强心苷中毒所致的快速型心律失常的有效药物。钾离子与强心苷竞争 Na^+，K^+-ATP 酶，阻止毒性症状进一步的发展。苯妥英钠能抑制室性心律失常，因能与强心苷竞争性争夺 Na^+，K^+-ATP 酶而产生解毒效果。利多卡因对心室颤动更好，对严重中毒者可使用地高辛抗体 Fab 片段，可把强心苷从 Na^+，K^+-ATP 酶的结合中心解离出来，疗效迅速可靠。

2）心动过缓、传导阻滞：可用阿托品治疗。

【给药方法】

1. 先全效量再用维持量　一般在短期内给予足量强心苷以发挥充分疗效达全效量，然后逐日给予维持量以补充每日从体内消除的药量，可根据病情的不同采用速给法或缓给法。

2. 逐日恒量给药法　即采用小剂量地高辛（0.125～0.25 mg）逐日给予，经 4～5 个半衰期可达到稳态血药浓度而产生充分疗效，能够明显降低中毒的发生率。

二、非强心苷类正性肌力药

（一）β 受体激动药

多巴酚丁胺（dobutamine）

主要激动心脏 β_1 受体，能明显增强心肌收缩力，增加心输出量，改善泵血功能，但对 β_2 受体及 α_1 受体作用弱，临床用于心肌梗死后的 CHF 患者。

异布帕明（ibopamine）

作用与多巴胺相似，激动多巴胺受体及 β_1 和 α_1 受体。加强心肌收缩力，降低外周阻力，增加心输出量。同时舒张肾血管，增加肾血流量，有显著利尿作用，故能缓解 CHF 症状，改善心功能。

（二）磷酸二酯酶抑制药（PDEI）

米力农（milrinone）和维司力农（vesnarinone）

磷酸二酯酶抑制药因抑制了磷酸二酯酶，明显提高心肌细胞内 cAMP 的含量，可产生正性肌力作用。而血管平滑肌细胞内的 cAMP 增加，则可松弛血管平滑肌，减轻心肌负荷，降低心肌耗氧量。临床短期用于治疗急性重症 CHF，可明显改善心功能，缓解症状，提高运动耐力。

第二节　肾素-血管紧张素-醛固酮系统抑制药

一、血管紧张素Ⅰ转化酶（ACE）抑制药

卡托普利（captopril）、依那普利（enalapril）、西拉普利（cilazapril）及贝那普利（benazapril）。它们的作用基本相似。

【药理作用及作用机制】

包括：①减少 AngⅡ生成，扩张外周血管，减轻心脏的后负荷；②降低醛固酮的分泌，减轻钠水潴留，使回心血量减少，心脏的前负荷减轻；③使组织中 AngⅡ减少，阻止或逆转心血管重构，改善心功能。此外，ACE 抑制药还可抑制交感神经活性，减少去甲肾上腺素的释放，恢复 CHF 时下调的 β 受体数目，提高副交感神经的张力。

【临床用途】

治疗心功能不全，尤以重症及难治性心衰以及高血症伴心功能不全者。由于 ACE 抑制药能逆转心血管重构，既能缓解症状，又能降低病死率。临床常与利尿药、地高辛合用，作为治疗 CHF 的基本药物。

【不良反应】

干咳、血管神经性水肿、皮疹、味觉缺乏、血钾升高、脱发等。因对胎儿有害，孕妇禁用。

二、血管紧张素Ⅱ受体(AT_1)阻断药

氯沙坦(losartan)、缬沙坦(valsartan)、厄贝沙坦(irbesartan)

这类药物由于直接在AT_1受体部位阻断AngⅡ的作用。对非ACE系统产生的AngⅡ也有作用,还有拮抗AngⅡ生长因子作用,故能防止及逆转心血管重构,其抗CHF的临床作用与ACE抑制药相似,所不同的对缓激肽途径无影响,故不引起咳嗽,血管神经性水肿等。孕妇及哺乳期妇女禁用。

第三节 减轻心脏负荷药

一、利尿药

利尿药是治疗CHF的基本药物,包括中效能:噻嗪类,如氢氯噻嗪、氯酞酮、吲达帕胺等;高效能:呋塞米;低效能:螺内酯、阿米洛利。

【药理作用及作用机制】

能排钠利尿,减少血容量和回心血量,降低心脏前后负荷,消除或缓解静脉淤血及其所引发的肺水肿和外周水肿,对CHF伴有水肿或有明显淤血者尤为适用。

【临床用途】

轻度CHF单用噻嗪类;中度CHF宜袢利尿药或噻嗪类和留钾利尿药合用;而重度CHF、慢性CHF的急性发作、急性肺水肿则用呋塞米治疗。

二、血管扩张药

血管扩张药通过舒张容量血管和阻力血管,降低心脏前后负荷,改善其泵血功能,缓解CHF症状,常用药物有:

1. 硝苯地平、肼屈嗪、卡托普利　主要舒张小动脉,降低心脏后负荷,用于心输出量明显减少,外周阻力高的CHF患者。

2. 硝酸甘油　主要舒张静脉,减少回心血量,也能舒张动脉,增加冠脉血流量,降低心脏前后负荷,用于肺静脉淤血症状明显和伴有心肌缺血的CHF患者。

3. 硝普钠、哌唑嗪　能扩张容量血管和阻力血管,用于心输出量低,肺静脉压高的CHF患者。

第四节 β受体阻断药

卡维地洛(carvedilol)、比索洛尔(hisoprolol)及美托洛尔(metoprolol)。

【药理作用及作用机制】

CHF时交感神经活性增高,心肌耗氧量增加,损伤心肌及RAAS活性增高,β受体下调。而β受体阻断药能:①阻断β受体,阻断儿茶酚胺的心脏毒性。②上调β受体数目,恢复对儿茶酚胺的敏感性,促进心肌舒缩功能的协调性。③抑制RAAS的作用,扩张血管,减轻水钠潴留,降低心脏前后负荷,减少心肌耗氧量,逆转心室重构,改善心功能。④减慢心率,延长左心室充盈时间,增加心肌血流灌注。⑤抗心律失常作用,降低CHF猝死的发生率。⑥卡维洛尔阻断α受体,降低后负荷。⑦降低心肌细胞内的Ca^{2+}量和自由基减少心肌细胞的损伤和死亡。

【临床用途】

1975年前禁用负性肌力作用药物,认为可能使CHF恶化。目前临床主要用于扩张型及缺血性CHF,改善心功能,阻止症状恶化,也用于CHF伴有高血压、心律失常、冠心病、心梗等,可降低心律失常及猝死的发生率,注意从小剂量开始,合用其他抗CHF药(如利尿药、ACEI、强心苷等)可消除其负性肌力作用。

严重心动过缓、左心室功能减退、房室传导阻滞、低血压及支气管哮喘慎用或禁用。

常用药物制剂与用法

1. 洋地黄毒苷　片剂:0.1 mg,0.05 ~ 0.2 mg/次,口服。极量:0.4 mg/次,1 mg/d。

2. 地高辛　片剂:0.5 mg,一般首剂 0.25 ~ 0.75 mg,以后 0.25 ~ 0.5 mg,1 次/6 h,直到洋地黄化,再改用维持量(0.25 ~ 0.5 mg/d)轻型病例:0.5 mg/d。

3. 毛花苷丙　片剂:0.5 mg。注射液:0.4 mg/2 ml,静脉注射。

4. 毒毛花苷 K　注射液:0.25 mg/ml,0.25 mg/次,0.5 ~ 1 mg/d。极量:0.5 mg/次,1 mg/d,静脉注射。

5. 卡托普利　口服从 12.5 mg,2 ~ 3 次/日开始,最大剂量为 150 mg/d。

6. 依那普利　2.5 ~ 10/mg,2 次/日,最大剂量为 40 mg/d。

7. 富马酸比索洛尔　片剂:5 mg、10 mg。1.25 mg/d,口服,在 6 个月内渐增剂量至 5 mg/d,最大剂量为 10 mg/d。

8. 多巴酚丁胺　注射液:20 mg/2 ml、250 mg/5 ml。250 mg/d,加入 5% 葡萄糖溶液 250 ml 或 500 ml,静脉滴注,每分钟 2.5 ~ 10 μg/kg。

9. 米力农　片剂:2.5 mg、10 mg,5 ~ 10 mg/次。1 次/日,口服。注射液:10 mg/10 ml,25 ~ 50 μg/kg,静脉注射,小儿每分钟 0.25 ~ 1 μg/kg。

10. 异布帕明　片剂:50 mg,50 ~ 100 mg/次,2 ~ 3 次/日。

思 考 题

1. 强心苷正性肌力作用的机制是什么？对心脏有哪些作用及临床用途？
2. 试述强心苷的不良反应及心脏毒性的防治措施？
3. 肾上腺素能加强心肌收缩力,为什么不能用于治疗 CHF？
4. 简述 ACE 抑制药和 β 受体阻断药治疗 CHF 的作用原理。
5. 治疗 CHF 的药物分几类？每类各举一药名。

第二十一章

影响血液及造血系统药

学习目标

1. 掌握肝素、香豆素类、铁剂、维生素 K 的药理作用及适应证。
2. 理解叶酸、维生素 B_{12}、链激酶、尿激酶、抗血小板药的作用机制、作用特点及应用。
3. 了解其他作用于血液和造血器官的药物。

第一节 抗贫血药

循环血液中红细胞数或血红蛋白量低于正常称为贫血。根据贫血的病因不同可分为:①缺铁性贫血;②巨幼红细胞性贫血;③再生障碍性贫血。贫血的治疗原则是对因治疗及补充治疗。缺铁性贫血可用铁剂,巨幼细胞性贫血可用叶酸和维生素 B_{12}治疗。而再生障碍性贫血是由骨髓造血功能抑制所致,所以治疗比较困难。

铁剂

常用的有**硫酸亚铁**(ferrous sulfate)、**枸橼酸铁铵**(ferric ammonium citrate)和右旋糖酐铁(iron dextran)等。

【体内过程】

口服铁剂或食物中外源性铁都以 Fe^{2+}形式在十二指肠和空肠上段吸收。胃酸、维生素 C、食物中果糖、半胱氨酸等有助于铁的还原,可促进吸收。胃酸缺乏以及食物中高磷、高钙、鞣酸等物质使铁沉淀,有碍吸收;四环素等与铁络合,也不利于吸收。一般食物中铁吸收率为 10%,成人每天需补充铁 1 mg 。铁的吸收与体内贮存铁多少有关。吸收进入肠黏膜的铁根据机体需要或直接进入骨髓供造血使用,或与肠黏膜去铁蛋白结合以铁蛋白形式贮存。其中,铁主要随肠黏膜脱落排泄,也可经尿、胆汁、汗腺排除。

【药理作用及临床应用】

铁是构成血红蛋白、肌红蛋白等的必需元素;机体缺铁时,对血红蛋白铁影响最大,呈现缺铁性贫血。临床主要用于治疗缺铁性贫血。如铁的吸收减少(胃酸不足、慢性腹泻、胃肠功能障碍等),铁的消耗过多(妊娠、儿童发育期、长期病理性失血、疟疾),应注意配合病因治疗。口服铁剂一周,症状可逐渐改善,但达正常值常需 1 ~3 个月。为使体内铁储存恢复正常,待血红蛋白正常后尚需减半量继续服药 2～3 个月。

【不良反应】

1．胃肠症状　口服铁剂对胃肠道有刺激性，可引起恶心、腹痛、腹泻。饭后服用可以减轻。也可引起便秘，因铁与肠腔中硫化氢结合，减少了硫化氢对肠壁的刺激作用。

2．中毒症状　小儿误服 1 g 以上铁剂可引起急性中毒，表现为坏死性胃肠炎、呕吐、腹痛、血性腹泻、休克、呼吸困难、死亡。急救措施为以磷酸盐或碳酸盐溶液洗胃，并以特殊解毒剂去铁胺注入胃内以结合残存的铁。

叶酸(folic acid)

叶酸广泛存在于动、植物性食品中。人体对叶酸的需要量为每日约 50 μg。

【药理作用】

叶酸进入体内首先被还原和甲基化成 5-甲基四氢叶酸，然后进入细胞内作为甲基供给体使维生素 B_{12} 转成甲基 B_{12}，自身变为四氢叶酸，作为一碳单位的载体，参与多种生化代谢(图 21-1)。当叶酸及维生素 B_{12} 缺乏时，则出现代谢障碍，其中，最明显的是胸腺嘧啶脱氧核苷酸(dTMP)合成受阻，导致 DNA 合成障碍，细胞有丝分裂减少，出现巨幼红细胞性贫血。

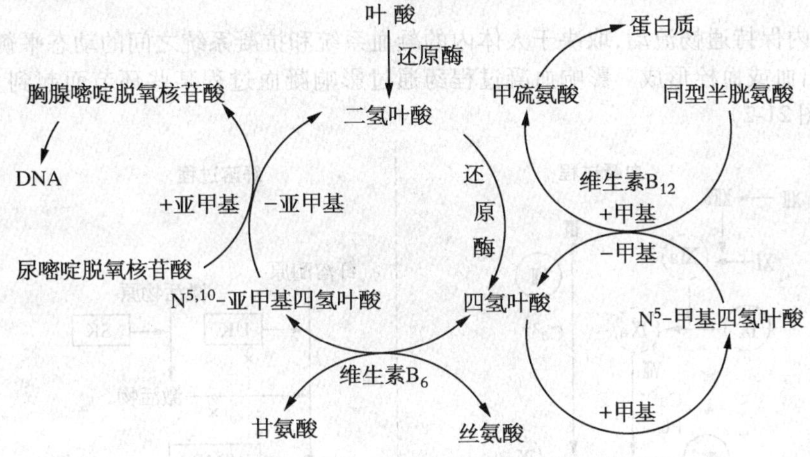

图 21-1　叶酸和维生素 B_{12} 作用示意图

【临床应用】

巨幼红细胞性贫血时与维生素 B_{12} 合用效果更好。对叶酸对抗剂甲氨蝶呤、乙胺嘧啶、甲氧苄氨嘧啶等所致巨幼红细胞性贫血，由于二氢叶酸还原酶抑制，应用叶酸无效，需用甲酰四氢叶酸钙治疗。恶性贫血由维生素 B_{12} 缺乏所致，大剂量叶酸治疗可纠正血象，但不能改善神经症状。

维生素 B_{12} (VitB_{12})

维生素 B_{12} 为含钴复合物，广泛存在于动物内脏、牛奶、蛋黄中。正常人每天需要维生素 B_{12} 1 μg，每天从食物中提供 2～3 μg 即可满足需要。

【体内过程】

食物中的维生素 B_{12} 必须与胃壁细胞分泌的糖蛋白即"内因子"结合才能免受消化液的破坏而顺利被肠壁吸收。吸收后有 90% 储存于肝，主要经肾排泄。胃黏膜萎缩致"内因子"缺乏可影响维生素 B_{12} 吸收，引起"恶性贫血"。治疗时须注射给药。

【药理作用】

维生素 B_{12} 为细胞分裂和维持神经组织髓鞘完整所必需。体内维生素 B_{12} 主要参与下列两种代谢过程。

1．促进叶酸的循环再利用　使同型半胱氨酸甲基化成甲硫氨酸需有甲基 B_{12} 参与促进四氢叶酸循环利用(图 21-1)。故维生素 B_{12} 缺乏会引起叶酸代谢循环受阻,导致叶酸缺乏症。

2. 维持有髓鞘神经纤维功能　甲基丙二酰辅酶 A 转变为琥珀酰辅酶 A 而进入三羧酸循环,需有甲基丙二酰辅酶 A 变位酶的催化,而脱氧腺苷 B_{12} 是其变位酶的辅酶。当维生素 B_{12} 缺乏,甲基丙二酰辅酶 A 积聚,导致异常脂肪酸合成,影响正常神经髓鞘脂质合成,出现神经症状。

【临床应用】

主要用于恶性贫血及巨幼红细胞性贫血。也可用于神经系统疾病及肝脏疾病的辅助治疗。

红细胞生成素(erythropoietin,EPO)

红细胞生成素是由肾脏近曲小管管周细胞产生的糖蛋白激素,分子量约 34 kDa。现用 DNA 重组技术合成。能刺激红系干细胞生成,促成红细胞成熟,使网织细胞从骨髓中释出。已发现红系干细胞表面有 EPO 受体,结合后引起细胞内磷酸化及 Ca^{2+} 浓度增加。注射 2 000 ~ 10 000 U,可用于慢性肾功能不全、肿瘤化疗及获得性免疫缺陷综合征(艾滋病)药物治疗等引起的贫血。不良反应与红细胞压积上升过快有关的血压上升、血凝增强等。

第二节　影响血凝过程药

血液在血管内保持通畅流动,取决于人体内的凝血系统和抗凝系统之间的动态平衡,一旦平衡被破坏,就会出现出血或血栓形成。影响血凝过程药通过影响凝血过程某些环节而起到止血或防治血栓形成的作用(图 21-2)。

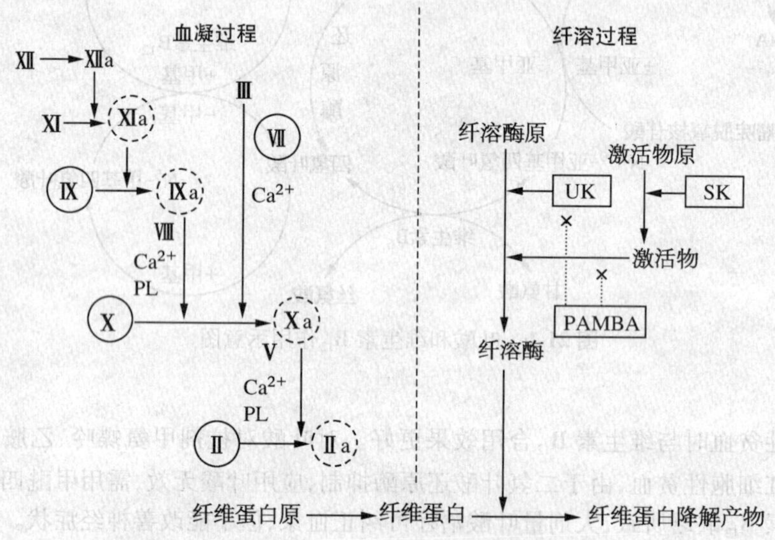

图 21-2　血凝过程、纤溶过程及药物对其影响示意图

PL:血小板磷脂;UK:尿激酶;SK:链激酶;◯内为维生素 K 促进生成的凝血因子;←激活或促进;◌内为肝素促进灭活的凝血因子;×……抑制

一、促凝血药

(一) 促进凝血因子生成止血药

维生素 K(vitamin K)

维生素 K 的基本结构为甲萘醌。K_1 存在于植物中,K_2 由肠道细菌合成,均为脂溶性,需胆汁的帮助才能吸收。K_3 为人工合成的亚硫酸氢钠甲萘醌,K_4 为乙酰甲萘醌,均为水溶性。

【药理作用】

维生素 K 作为羧化酶的辅酶参与凝血因子Ⅱ、Ⅶ、Ⅸ、Ⅹ的合成。促进这些凝血因子前体蛋白分子氨基末端谷氨酸残基的γ-羧化作用。维生素K缺乏，凝血因子Ⅱ、Ⅶ、Ⅸ、Ⅹ合成停留于前体状态，导致凝血障碍，使凝血酶原时间延长，引起出血。

【临床应用】

用于维生素K缺乏或低凝血酶原引起的出血，如梗阻性黄疸、胆瘘，慢性腹泻所致出血，新生儿出血，香豆素类、水杨酸钠等所致出血。长期应用广谱抗生素能致维生素K缺乏症。此外，维生素K还可以缓解胃肠绞痛。

【不良反应】

维生素 K_1 静脉注射太快可产生潮红、呼吸困难、胸痛、虚脱。一般以肌注为宜。较大剂量维生素 K_3 对新生儿、早产儿可发生溶血及高铁血红蛋白症。葡萄糖-6-磷酸脱氢酶缺乏患者也可诱发溶血。

（二）抗纤维蛋白溶解的止血药

临床常用的有氨甲苯酸（aminomethylbenzoic acid，PAMBA，对羧基苄胺，止血芳酸）、氨甲环酸（tranexamic acid，AMCHA，凝血酸，止血环酸）。

【药理作用】

抑制纤溶酶原激活因子，从而抑制纤溶酶的形成，使纤维蛋白不能溶解而止血；大剂量也能直接抑制纤溶酶活性（见图21-2）。

【临床应用】

用于纤维蛋白溶解活性增高的出血，如DIC后期、产后出血及肺、肝、胰、前列腺等手术后出血。

【不良反应】

但用量过大可致血栓形成，诱发心肌梗死。

氨甲环酸的作用和用途与氨甲苯酸相似，但作用较强。

（三）作用于血管的止血药

垂体后叶素（pituitrin）

【药理作用和临床应用】

本品由垂体后叶分泌，含缩宫素和抗利尿激素。抗利尿激素能收缩血管，使血压升高，又称加压素。主要用于治疗肺咯血、上消化道出血和尿崩症等。缩宫素，又称催产素，主要用于引产，由于有升高血压作用，现产科已少用。因能被消化液破坏，不宜口服。

【不良反应】

用药后，如出现面色苍白、出汗、心悸、胸闷、腹痛、过敏性休克等，应立即停药。高血压、冠心病、心力衰竭、肺源性心脏病者禁用。

酚磺乙胺（etamsylate，止血敏）

能增加血小板生成，增强其聚集及黏合力，促使凝血活性物质释放，缩短凝血时间，达到止血效果。还有增强毛细血管低抗力，减少其通透性的功效，止血作用迅速，持续时间较长。用于防治手术前后及血管因素出血，偶见过敏反应。

二、抗凝血药

抗凝血药是一类干扰凝血因子，阻止血液凝固的药物，主要用于血栓栓塞性疾病的预防与治疗。

（一）抗凝血因子药

肝素（heparin）

肝素最初得自肝，故名。药用的肝素是从猪小肠和牛肺中提取而得。肝素带大量阴电荷，呈强酸性，口服不被吸收，常静脉给药。

【药理作用】

肝素在体内、体外均有强大抗凝作用。可使多种凝血因子灭活。这一作用依赖于抗凝血酶Ⅲ（antithrombin Ⅲ，ATⅢ）。ATⅢ是凝血酶及因子Ⅻα、Ⅺα、Ⅸα、Ⅹα等含丝氨酸的蛋白酶的抑制剂。

它与凝血酶形成 ATⅢ凝血酶复合物而使酶灭活，肝素可加速这一反应达千倍以上。从而抑制凝血酶原转化为凝血酶，对抗凝血酶的作用，也能阻止血小板聚集和释放反应。此外也有降脂作用。

【临床应用】

1. 血栓栓塞性疾病　防止血栓形成与扩大，如深静脉血栓、肺栓塞、脑栓塞以及急性心肌梗死。

2. 弥散性血管内凝血（DIC）　应早期应用，防止因纤维蛋白原及其他凝血因子耗竭而发生继发性出血。

3. 体外抗凝　体外循环、心导管检查及血液透析等。

【不良反应】

应用过量易引起自发性出血。一旦发生，停用肝素，注射带有阳电荷的鱼精蛋白，每 1 mg 鱼精蛋白可中和 100 U 肝素。部分患者应用肝素 2～14 d 期间可出现血小板缺乏，与肝素引起血小板聚集作用有关。肝素也可引起皮疹、药热等过敏反应，妊娠妇女应用可引起早产及胎儿死亡。连续应用肝素 3～6 个月，可引起骨质疏松，产生自发性骨折。肝、肾功能不全，有出血素质、消化性溃疡、严重高血压患者、孕妇都禁用。

香豆素类

香豆素类吸收后在体内代谢才发挥抗凝作用，故称口服抗凝药。有双香豆素（dicoumarol）、华法林（warfarin，苄丙酮香豆素）和醋硝香豆素（acenocoumarol，新抗凝）。

【药理作用】

香豆素类是维生素 K 拮抗剂，在肝脏抑制维生素 K 由环氧型向氢醌型转化，阻止维生素 K 的反复利用，影响凝血因子Ⅱ、Ⅶ、Ⅸ、Ⅹ的活化，从而影响凝血过程。对已形成的凝血因子无效，需待原有凝血因子耗竭后方显效；因此抗凝作用作用缓慢而持久且体外无效。一般需 12～24 h 后发挥作用，1～3 d达到高峰，持续 3～4 d。华法林和新抗凝的作用较双香豆素强而快。

【临床应用】

主要口服用于防治血栓栓塞性疾病。由于起效慢，对需快速抗凝者应先选用肝素，后用香豆素类维持治疗。

【不良反应】

过量易发生出血，可用维生素 K 对抗，必要时输新鲜血浆或全血以迅速恢复凝血因子的功能。其他不良反应有胃肠反应、过敏等。用药剂量应根据凝血酶原时间控制在 25～30 s（正常值为 12 s）进行调节。

【药物相互作用】

阿司匹林、水合氯醛、羟基保泰松、甲磺丁脲、奎尼丁、水杨酸盐、丙咪嗪、甲硝唑、西咪替丁等，因与香豆素类竞争血浆蛋白，使其游离溶度增加，均使本类药物作用加强。而巴比妥类、苯妥英钠及口服避孕药药酶诱导作用，可使本类药物作用减弱。

枸橼酸钠（sodium citrate）

枸橼酸钠与血浆钙形成可溶性络合物，使血钙下降而阻碍血液凝固，临床常作为输血时的抗凝剂。每 100 ml 全血加 2.5% 枸橼酸钠溶液 10 ml。大量输血（>1 000 ml）或注射过快，可引起低血钙及心功能不全，用葡萄糖酸钙或氯化钙对抗。

（二）抗血小板药

阿司匹林（aspirin）

阿司匹林抑制环加氧酶，减少血栓素 A_2 的产生，从而抑制血小板聚集。每天口服 75 mg 的阿司匹林就能引起最大抗血小板作用。现已明确，阿司匹林对血小板功能亢进而引起的血栓栓塞性疾病效果肯定。对急性心肌梗塞或不稳定性心绞痛患者，可降低再梗塞率及死亡率；对一过性脑缺血也可减少发生率及死亡率。

双嘧达莫（dipyridamole，潘生丁）

双嘧达莫对血小板有抑制作用，能抑制磷酸二酯酶，使 cAMP 增高，也能抑制腺苷摄取，进而激活血小板腺苷环化酶使 cAMP 浓度增高。用于血栓栓塞性疾病的治疗。单独应用作用较弱,与阿司匹林合用作用增强,与华法林合用防止心脏瓣膜置换术术后血栓形成。

前列环素(prostacyclin)

前列环素(PGI_2)能激活腺苷环化酶而使 cAMP 浓度增高。既能抑制多种诱导剂引起的血小板聚集与分泌,又能扩张血管,有抗血栓形成作用。PGI_2 极不稳定,$t_{1/2}$ 仅为 2~3 min。采用静脉滴注,用于急性心肌梗死,外周闭塞性血管疾病等。

噻氯匹啶(ticlopidine)

噻氯匹啶为一强效血小板抑制剂,能抑制 ADP、花生四烯酸、胶原、凝血酶和血小板活化因子等所引起的血小板聚集。口服吸收良好,临床用于预防急性心肌再梗死,一过性脑缺血及稳定型心绞痛等。

(三)纤维蛋白溶解药

链激酶(streprokinase,SK)

链激酶是 C 组 β 溶血性链球菌产生的一种蛋白质,能与纤溶酶原结合形成复合物,促使纤溶酶原转变成纤溶酶,溶解纤维蛋白,导致血栓溶解(如图 21-2)。静脉内注射可使急性心肌梗死面积缩小,梗死血管重建血流。对深静脉血栓、肺栓塞、眼底血管栓塞均有疗效。但须早期用药,血栓形成不超过 6 h 疗效最佳。严重不良反应为出血,因为被激活的纤溶酶不但溶解病理性的纤维蛋白,也溶解生理性的纤维蛋白。SK 有抗原性,体内若有 SK 抗体可中和 SK,还可引起过敏反应。活动性出血、严重高血压及肾功能不全患者禁用。

尿激酶(urokinase,UK)

尿激酶由人肾细胞合成,自尿中分离而得,无抗原性。能直接激活纤溶酶原。UK 在肝、肾灭活。$t_{1/2}$ 为 11~16 min。临床应用同 SK,用于脑栓塞疗效明显。因价格昂贵,仅用于 SK 过敏或耐受者。不良反应为出血及发热,较 SK 少。禁忌证同 SK。

组织型纤溶酶原激活剂(tissuse plasminogen activator,t-PA)

组织型纤溶酶原激活剂为较新的纤溶药。内源性 t-PA 由血管内皮产生,已能用 DNA 重组技术制备。t-PA 对循环血液中纤溶酶原作用很弱,对与纤维蛋白结合的纤溶酶原作用则强数百倍,所以对血栓部位有一定选择性。$t_{1/2}$ 为 5 min,静脉滴注用于急性心肌梗死和肺栓塞。剂量过大也引起出血。

第三节 血容量扩充剂

大量失血或失血浆(如烧伤)可引起血容量降低,导致休克。迅速补足以至扩充血容量是抗休克的基本疗法。除全血和血浆外,也可应用人工合成的血容量扩充剂。理想的血容量扩充剂既能维持血液胶体渗透压、排泄较慢又无毒、无抗原性。目前最常用的是右旋糖酐。

右旋糖酐(dextran)

右旋糖酐是葡萄糖的聚合物,临床应用的有中分子量(平均分子量为 70 000),低分子量(平均分子量为 40 000)和小分子量(平均分子量为 10 000)右旋糖酐。分别称右旋糖酐 70,右旋糖酐 40 和右旋糖酐 10。

【药理作用】

右旋糖酐分子量较大,不易渗出血管,可提高血浆胶体渗透压,从而扩充血容量,维持血压。作用强度与维持时间依中、低、小分子量而逐渐缩小。低分子和小分子右旋糖酐能抑制血小板和红细胞聚集,降低血液黏滞性,并对凝血因子Ⅱ有抑制作用,因而能防止血栓形成和改善微循环。它们还有渗透性利尿作用。

【临床应用】

各类右旋糖酐主要用于低血容量休克,包括急性失血、创伤和烧伤性休克。低分子右旋糖酐由于能改善微循环,抗休克效应更好。低分子、小分子右旋糖酐酐也用于 DIC,血栓形成性疾病,如脑血栓形成、心肌梗死、心绞痛、血管闭塞性脉管炎、视网膜动静脉血栓等。

【不良反应】

少数患者用药后出现发热及皮肤过敏反应,故首次用药应严密观察 5 ~ 10 min,以便及时停药和抢救。用量过大可出现凝血障碍。禁用于血小板减少症、出血性疾病及心功能不全患者。

第四节 电解质及酸碱平衡调节药

一、调节电解质平衡药

氯化钠(sodium chloride)

【药理作用】

钠是维持细胞外液渗透压和容量的重要成分,细胞外液中钠离子占阳离子含量 90%。此外钠还以碳酸氢钠形式构成缓冲系统,对调节体液的酸碱平衡具有重要作用。

【临床应用】

1. 低钠综合征 表现为全身虚弱、肌肉阵挛、循环障碍等,重则谵妄、昏迷,以致死亡。可补充生理盐水和高渗(3% ~5%)氯化钠溶液。

2. 脱水或休克 氯化钠注射液可补充血容量和钠离子,在大量出血而又无法进行输血时,可输入其注射液以维持血容量进行急救。

3. 慢性肾上腺皮质功能不全(阿狄森病) 补充氯化钠,每日约 10 g。此外,生理盐水可用于洗伤口、洗眼及洗鼻等。

【不良反应】

1. 高血钠症 大量输液引起,脑、肾、心脏功能不全及血浆蛋白过低者慎用。肺水肿患者禁用。

2. 高氯性酸中毒 生理盐水含钠、氯离子各 154 mmol,比血浆氯离子浓度高出 50%,对已有酸中毒者如大量应用,故可采用碳酸氢钠-生理盐水或乳酸钠-生理盐水。

氯化钾(potassium chloride)

【药理作用】

钾为细胞内主要阳离子,是维持细胞内渗透压的重要成分。钾通过与细胞外的氢离子交换参与酸碱平衡的调节。钾也参与神经冲动传导和神经末梢递质乙酰胆碱的合成,钾过多时则抑制心肌的自律性、传导性和兴奋性。

【临床用途】

1. 低钾血症 低钾血症多由严重吐泻、不能进食、长期应用排钾利尿剂或肾上腺皮质激素所引起。

2. 心律失常 强心苷中毒引起的阵发性心动过速或频发室性期前收缩。

【用法】

补充钾盐大多采用口服,1 次 1 g,1 日 3 次。血钾过低,病情危急或吐泻严重口服不易吸收时,可用静滴,每次用 10% ~15% 液 10 ml,用 5% ~10% 葡萄糖液 500 ml 稀释或根据病情酌定用量。

【不良反应】

1. 胃肠反应 口服本品溶液或无糖衣片,对胃肠道有较强的刺激性,严重者造成胃肠溃疡、坏死。宜采用本品的 10% 水溶液稀释于饮料中在餐后服用,以减少刺激性。控释片供用则更好。

2. 心脏反应 诱发或加重房室传导阻滞,严重者心脏停搏而死亡。静滴时速度宜慢。肾功能严重减退、尿少及急性脱水者禁用。

钙盐

常用的钙盐有氯化钙(calcium chloride)、葡萄糖酸钙(calcium gluconate)及乳酸钙(calcium lactate)

【药理作用及临床用途】

正常人含钙总量约为1 400 g,其中99%以骨盐形式存在于骨中以保持骨的硬度。

1. 抗过敏　能降低毛细血管通透性,增加毛细血管壁的致密性,使渗出减少,有消炎、消肿及抗过敏等作用,可用于荨麻疹、渗出性水肿、瘙痒性皮肤病。将5%溶液10～20 ml以25%葡萄糖溶液稀释1倍后缓慢静注。

2. 维持神经肌肉组织正常兴奋性　正常人血清钙含量为2.25～2.75 mmol/L(9～11 mg/dl),血钙降低时可出现神经肌肉兴奋性升高,甚至昏迷。本品可用于血钙降低引起的手足抽搐症以及肠绞痛、输尿管绞痛等。

3. 与镁离子有竞争性拮抗作用　可解救镁盐中毒。

4. 促进骨骼和牙的钙化　用于防止慢性钙缺乏症,常用于维生素D缺乏性佝偻病、软骨病、孕妇及哺乳期妇女钙盐补充。

【不良反应】

(1) 静注时可有全身发热感,注射宜缓慢(每分钟不超过2 ml),因钙盐兴奋心脏,注射过快会使血内浓度突然增高,引起心律失常,甚至心搏停止。

(2) 在应用强心苷期间或停药后7 d以内,忌用本品。

(3) 有强烈刺激性,其5%溶液不可直接静注,应在注射前以等量葡萄糖液稀释。亦不宜作皮注或肌注。如有外漏,易导致剧痛及组织坏死,应立即用0.5%普鲁卡因溶液作局部封闭。

二、调节酸碱平衡药

碳酸氢钠(sodium bicarbonate,小苏打、重碳酸钠)

【药理作用及临床用途】

1. 代谢性酸中毒　解离的碳酸氢根离子与氢结合,使体内氢离子溶度降低。用于治疗高血钾症、伴酸中毒症状的休克、早期脑梗死。

2. 碱化尿液　可提高尿液的pH值,减少磺胺药对肾脏的损害,加速弱碱性药(苯巴比妥、阿司匹林)中毒的排泄。

【不良反应】

对局部组织有刺激作用,注射时勿漏出血管。过量可致代谢性碱中毒。还可加重水钠潴留、缺钾等,对于CHF、肾衰竭、缺钾的患者,补充碳酸氢钠时应慎重。

乳酸钠(sodium lactate)

乳酸钠进入机体后,经肝脏转化为碳酸氢钠,临床用于代谢性酸中毒及高钾血症的治疗。重症肝、肾功能障碍及心功能不全患者慎用。

常用药物制剂与用法

1. 硫酸亚铁　片剂:0.3～0.6 g/次,3次/日。
2. 枸橼酸铁铵　糖浆:1～2 ml/(kg·d),分3次服。
3. 右旋糖酐铁　注射剂:25～50 mg/次,1次/日,深部肌内注射。
4. 叶酸　片剂:5～10 mg/次,3次/日。注射剂:15～30 mg/次,1次/日。
5. 甲酰四氢叶酸钙　注射剂:3～6 mg/次,1次/日,肌内注射。
6. 维生素B_{12}　注射剂:50～500 μg/次,1-2次/日。
7. 重组人红细胞生成素　注射剂:开始50～100 μg/kg,皮下或静脉注射,3次/周。2周后视红细胞比容增减剂量。
8. 维生素K_1　注射剂:10 mg/次,2～3次/日,肌内或静脉注射。
9. 维生素K_3　注射剂:4 mg/次,2～3次/日,肌内注射。

10. 维生素 K_4　片剂:2～4 mg/次,3 次/日。

11. 氨甲苯酸　注射剂:0.1～0.3 g/次,稀释后用,一日不超过 0.6 g,静脉注射或滴注。

12. 氨甲环酸　片剂:0.25～0.5 g/次,3～4 次/日。注射剂:0.25～0.5 g/次,静脉注射或滴注,稀释后用。

13. 垂体后叶素　注射剂:5 U/ml、10 U/ml,皮下或肌内注射,5～10 U/次;静脉注射或静脉滴注,10 U/次,用 5%～10% 葡萄糖注射液稀释后用。

14. 酚磺乙胺(止血敏)　片剂:0.5～lg/次,3 次/日。注射剂:0.25～0.5 g/次,2～3 次/日。肌注或静注,静注时以 5% 葡萄糖注射液 20 ml 稀释。预防用:于术前 5～30 min 注射 0.25～0.5 g,必要时 2 h 后重复 1 次。治疗用:开始注射 0.75～1 g,后用维持量,每次 0.5 g,口服或注射,4～6 h/次。静滴:2.5～5 g/次,用 5% 葡萄糖注射液 500 ml 稀释。

15. 肝素钠　注射剂:500～1 000 U/次,静脉注射或静脉滴注,稀释后用,3～4 h 一次,总量为25 000 U。

16. 双香豆素　片剂:0.1 g/次。第一天 2～3 次/日。第二天 1～2 次/日,以后 0.05～0.1 g/d。

17. 华法林钠　片剂:首次 6～20 mg,以后 2～8 mg/d。

18. 醋硝香豆素　片剂:第一天 16～28 mg/次,第二天起 2～10 mg/次,1 次/日。

19. 阿司匹林　片剂:50～75 mg/次,1 次/日。

20. 双嘧达莫　片剂:25～50 mg/次,3 次/日。

21. 链激酶　粉针剂:静脉滴注,初导剂量,50 万 U 稀释后 30 min 滴完;维持剂量 60 万 U/h 稀释后静滴。疗程一般 24～72 h。

22. 尿激酶　粉针剂:静脉滴注,20 万～100 万 U/次,稀释后缓慢静滴。

23. 右旋糖酐　注射剂:6%,10%,视病情选用,静脉滴注。

24. 氯化钠　注射剂:0.9%/10 ml、250 ml、500 ml、1 000 ml,而 10%/10 ml 用前稀释。静脉滴注,用量与溶度视病情而定,一般 0.9 的氯化钠注射液 500～1000 ml/d。

25. 氯化钾　片剂:0.25、0.5 g。1～1.5 g/次,3 次/日。注射剂:1 g/10 ml,0.5～3 g/次,用 5%～10% 葡萄糖液稀释后缓慢静滴(溶度控制在 0.3% 以内)。

26. 氯化钙　注射剂:0.3 g/10 ml、0.5 g/10 ml,0.6 g/20 ml,1 g/20 ml。0.5～1/次,用 10%～25% 葡萄糖液 10～20 ml稀释后缓慢静脉注射,控制在 2 ml/min 以内。

27. 葡萄糖酸钙　片剂:0.1、0.5 g,0.5～2 g/次,3 次/日。

28. 乳酸钙　片剂:0.25、0.5 g,0.5～1 g/次,3 次/日。注射剂:1 g/20 ml、8 g/200 ml、5 g/100 ml,静滴,剂量视病情而定。

29. 碳酸氢钠　片剂:0.5～2 g/次,3 次/日。注射剂(5%):10、100、250 ml。静滴,剂量视病情而定。

30. 乳酸钠　注射剂(11.2%):20、50 ml。剂量视病情而定。

思 考 题

1. 请简述各种贫血应选用何药。

2. 在临床上,肺、肝、脾及甲状腺等手术出血时,不用维生素 K 止血,为什么?要用何药止血,请说明道理。

3. 试述肝素、香豆素类及枸橼酸钠的用途有何不同?肝素、华发林及尿激酶过量引起的自发性出血,分别用何药对抗?

4. 右旋糖酐为什么能用于失血性休克的扩容?

5. 临床上用于补充水与电解质及调节酸碱平衡的溶液有哪些?

第五篇

作用于内脏系统药

第二十二章

作用于消化系统药

学习目标

1. 掌握抗消化性溃疡药的药理作用、作用机制及不良反应；硫酸镁不同给药途径的药理作用及临床用途。
2. 理解泻药、胃肠动力药的药理作用和临床用途。
3. 了解助消化药、止泻药的作用特点。

消化系统药物包括助消化药、抗消化性溃疡药、泻药、止泻药、胃肠动力药、止吐药等。

第一节　助消化药

助消化药本身多为消化液的成分，能促进食物消化，增进食欲。用于消化道分泌功能减弱时发挥替代疗法的作用，另有些药物能促进消化液分泌或阻止肠内食物过度发酵，也可用于治疗消化不良。

稀盐酸（acid hydrochloric dilute）

常用 10% 的溶液，口服可增加胃液酸度，增强胃蛋白酶活性；进入十二指肠可促进胰液分泌，有助于 Ca^{2+} 和 Fe^{2+} 的吸收。主要用于慢性胃炎、胃癌和发酵性消化不良。宜在餐前或餐中用水稀释后服用。

胃蛋白酶（pepsin）

来自牛、猪、羊等胃黏膜。本品在胃酸环境中能使蛋白质水解为蛋白胨和蛋白际，也能水解多肽。此酶在 pH 值为 2 左右时活性最高，故常与稀盐酸同服。用于因食用蛋白性食物过多所致消化不良，久病消化功能减退，慢性萎缩性胃炎、胃癌等所致胃蛋白酶缺乏，对胃癌、恶性贫血患者，可改善消化不良症状。因胃内 pH 值升高可使其活性降低，本品不宜与抗酸药合用。

胰酶（pancreatin）

由牛、猪、羊等动物胰腺提取。本品内含胰蛋白酶、胰淀粉酶和胰脂肪酶，可消化蛋白质、淀粉和脂肪。在中性或弱碱性环境中活性最强，遇酸易破坏，故多与等量碳酸氢钠同服或制成肠溶片吞服。用于各种消化不良、食欲不振等，尤其适用于肝、胆、胰腺疾病所致消化功能减退。偶见过敏反应，如皮疹、支气管哮喘等。

乳酶生（lactasin）

本品为干燥的活乳酸杆菌制剂，在肠内能分解糖类生成乳酸，增加肠内酸度，从而抑制腐败菌的繁殖及蛋白质发酵、产气，有促进消化和止泻作用。用于消化不良、肠胀气及小儿饮食不当所致腹泻疗效较好。本品不宜与抗菌药、抗酸药及吸附剂合用，以免降低疗效。必要时，两药服用间隔 2 h 以上。

第二节　抗消化性溃疡药

消化性溃疡是一种常见病，发病率为10% ~20%。溃疡病的发病机制尚未完全阐明，现在认为溃疡病的发生是“攻击因子”（如胃酸、幽门螺杆菌感染等）作用增强；“防御因子”（如胃黏液、HCO_3^- 的分泌、胃黏膜等）受损所引起的。临床上抗消化性溃疡的常用药物主要是通过抑制“攻击因子”，增强“防御因子”，从而达到减轻溃疡症状，促进溃疡愈合，防止和减少溃疡病复发或并发症的目的。

一、抗酸药

抗酸药（antacids）都是碱性化合物，口服后能中和胃酸，降低胃内容物的酸度和胃蛋白酶的活性，缓解胃酸、胃蛋白酶对胃及十二指肠黏膜的侵蚀和对溃疡面的刺激，减轻疼痛，有利于溃疡愈合。理想的抗酸药应该是作用强、快、持久、不产气（CO_2）、不吸收、不引起腹泻或便秘、对黏膜及溃疡面有收敛和保护作用。单一药物很难达到这些要求，故常用复方制剂。如复方氢氧化铝片（胃舒平），每片含氢氧化铝 245 mg、三硅酸镁 105 mg、颠茄流浸膏 2.6 mg，兼有中和胃酸、保护溃疡面和解除平滑肌痉挛作用。抗酸药的作用与胃内充盈度有关，当胃内容物将近排空或完全排空后，抗酸药才能充分发挥抗酸作用，故抗酸药应在餐后 1 h、3 h 和晚上临睡前服用，一天用 7 次，可能达到较好的抗酸疗效。现已很少单独应用抗酸药来治疗溃疡，仅作为溃疡止痛的辅助治疗。常用抗酸药的药理作用特点如表 22-1 所示。

表 22-1　常用抗酸作用特点比较

特　点	氢氧化镁	氧化镁	三硅酸镁	氢氧化铝	碳酸钙	碳酸氢钠
抗酸强度	强	强	弱	中等	较强	较弱
起效时间	快	慢	慢	慢	较快	最快
维持时间	较长	久	久	久	较久	短暂
收敛作用	无	无	无	有	有	无
保护作用	无	无	有	有	无	无
碱血症	无	无	无	无	无	有
产生 CO_2	无	无	无	无	有	有
排便影响	轻泻	轻泻	轻泻	便秘	便秘	无

二、抑制胃酸分泌药

胃酸增多与溃疡病的发生密切相关，其分泌既受壁细胞上的质子泵（H^+，K^+-ATP）的直接调控，也受神经分泌（乙酰胆碱）、内分泌（胃泌素）、旁分泌（组胺、生长抑素、前列腺素）的间接调控。

（一）H_2 受体阻断药

西咪替丁、雷尼替丁、法莫替丁等 H_2 受体阻断药（详见第二十五章第二节），通过阻断胃壁细胞上的 H_2 受体，抑制基础胃酸和夜间胃酸的分泌，还能抑制组胺、胃泌素及拟胆碱药引起的胃酸分泌，并减少胃液分泌量、降低胃蛋白酶浓度，主要用于与胃酸分泌过多相关的溃疡病等疾病。

（二）M_1 受体阻断药

哌仑西平（pirenzepine）

本品是一种新型的 M_1 受体阻断药，能选择性地阻断胃壁细胞的 M_1 胆碱受体，抑制壁细胞泌酸功能，使基础胃酸分泌和五肽胃泌素、胰岛素引起的胃酸分泌均受抑制；并减少胃蛋白酶分泌，保护胃黏膜。用于治疗消化性溃疡、预防溃疡病出血。效果与 H_2 受体阻断药相似，若两者合用，获协同作用。本品不良反应较阿托品弱，以消化道症状多见，主要是口干，其次可有视物模糊、头痛、眩晕、嗜睡等。

（三）胃泌素受体阻断药

丙谷胺（proglumide）

为氨基酸的衍生物，结构与胃泌素相似，能竞争性阻断胃泌素受体，特异性地减少胃泌素分泌，进而抑制胃酸及胃蛋白酶的分泌，并对胃黏膜有保护和促进愈合作用。用于治疗胃及十二指肠溃疡，疗效比西咪替丁弱。不良反应轻微，偶有口干、腹胀、腹泻、失眠、瘙痒及下肢酸胀等反应。

（四）壁细胞 H^+ 泵抑制药

壁细胞通过受体（M_1 受体、H_2 受体、胃泌素受体）、第二信使和 H^+，K^+-ATP 酶三个环节分泌胃酸。H^+，K^+-ATP 酶（又称 H^+ 泵、质子泵）位于壁细胞小管膜上，它能将 H^+ 从壁细胞内转运到胃腔中，将 K^+ 从胃腔中转运到壁细胞内进行 H^+-K^+ 交换。抑制 H^+，K^+-ATP 酶，就能抑制胃酸形成的最后环节，发挥治疗作用。凡能抑制壁细胞上的 H^+，K^+-ATP 酶活性，阻止胃酸形成的药物，称为 H^+ 泵抑制药。

奥美拉唑（omeprazole，洛赛克）

【体内过程】

口服吸收迅速，在胃内酸性环境下生物利用度较低，反复给药，因 pH 的升高，生物利用度可达 70%。1～3 h 血药浓度达峰值，半衰期为 0.5～1 h。因该药可蓄积于胃壁细胞，且对 H^+ 泵为不可逆性的抑制，故作用可持续 20～24 h，主要在肝内代谢，80% 代谢物经肾排出。胃内食物充盈时，可减少吸收，故应餐前空腹用药.

【药理作用】

1. 抑制胃酸分泌　本品本身无活性，口服吸收后可选择性地浓集于胃壁细胞分泌小管周围，在酸性条件下转变为有活性的次磺酰胺衍生物而对 H^+，K^+-ATP 酶起抑制作用，抑制基础胃酸以及由组胺、胃泌素、乙酰胆碱、食物等激发的胃酸分泌。大剂量可导致无酸状态，是目前最强的胃酸分泌抑制药。

2. 促进溃疡愈合　抑制胃酸分泌后，胃内酸度明显下降，通过胃肠激素间的反馈调节，阻断胃泌素的泌酸作用，而增加黏膜血流量和促进胃肠黏膜生长作用，故有利于溃疡愈合。

3. 抗幽门螺杆菌　体外试验证明奥美拉唑有抗幽门螺杆菌的作用；体内试验证明能增强抗菌药对幽门螺杆菌的根除率。

【临床用途】

适用于胃及十二指肠溃疡、反流性食管炎、革-艾综合征以及上消化道出血等胃酸相关性疾病。该药能迅速缓解症状，溃疡愈合率高，复发率较低。

【不良反应】

本品的不良反应短暂而轻微，主要有恶心、呕吐、腹泻、便秘等胃肠反应；头晕、头痛、失眠等中枢神经系统反应；偶见皮疹、外周神经炎、溶血性贫血等。

本品是肝药酶抑制剂，与主要经肝代谢的药物合用时，可使上述药物体内代谢减慢。

兰索拉唑（lansoprazole）

作用与用途同奥美拉唑，对幽门螺杆菌抑制较强，但抑制胃酸分泌作用不稳定，单用效果差。不良反应少而轻。小儿用药安全性尚未确定，儿童及授乳妇女忌用。

三、胃黏膜保护药

胃壁细胞分泌的胃酸、胃蛋白酶以及胃黏膜存在的幽门螺杆菌，都可作为侵袭因子损害胃及十二指肠黏膜。正常人的胃、十二指肠黏膜，具有细胞屏障和黏液-HCO_3^- 屏障，发挥生理性的防御功能。凡能增强胃、十二指肠黏膜防御功能的药物，称为胃黏膜保护药。

硫糖铝（sucralfate，胃溃宁）

本品是一种胃黏膜防御因子增强剂。其作用机制是：①在胃酸作用下，硫糖铝可形成不溶性胶状物，与溃疡面牢固结合，形成保护膜，从而抵御胃酸和消化酶的渗透、侵蚀；②直接与胃蛋白酶、胆汁酸结合，持续抑制其活性；③促进胃黏液和碳酸氢盐的分泌，增强黏膜屏障作用；④吸附表皮生长因子浓集于溃疡处，促进黏膜上皮细胞的更新；⑤刺激局部前列腺素 E_2 的合成和释放，从而发挥黏膜保护作用，促进溃疡愈合。主要用于消化性溃疡、慢性浅表性胃炎和反流性食管炎。不良反应轻微，约有2%的患者出现便秘、口干，偶有恶心、腹泻、皮疹等。由于硫糖铝需要在酸性环境中发挥作用，故不宜与抗酸药合用。

米索前列醇（misoprostol）

为前列腺素衍生物，直接作用于胃壁细胞膜上的受体，抑制腺苷酸环化酶的活性而降低细胞内cAMP 含量，抑制基础胃酸分泌及食物、组胺、胃泌素、咖啡因等引起的胃酸分泌。促进胃黏膜分泌黏液和 HCO_3^- 及 DNA 合成，改善胃肠黏膜血流供应，增强黏膜的屏障作用，抵御阿司匹林等化学药品对胃黏膜的损伤。主要用于消化性溃疡、应激性溃疡及急性胃黏膜损伤出血。约 1/3 病例可发生腹痛、腹泻、恶心、眩晕等。孕妇禁用。

枸橼酸铋钾（bismuth potassium citrate，胶体次枸橼酸铋）

本品在胃内酸性条件下，形成氧化铋胶体沉着于溃疡表面或基底肉芽组织，形成保护膜抵御胃酸、胃蛋白酶及酸性食物对溃疡面的刺激；促进黏液分泌，增强黏液屏障作用；刺激胃黏膜合成和释放前列腺素。此外还有抗幽门螺杆菌的作用，能延缓幽门螺杆菌对抗菌药耐药性的产生。用于胃及十二指肠溃疡、慢性胃炎等，特别适用于有幽门螺杆菌感染者。偶有恶心、便秘、腹泻等胃肠反应；服药期间口中可能有氨味，并可使口腔、舌、粪便染黑。牛奶、抗酸药可干扰其作用。

四、抗幽门螺杆菌药

幽门螺杆菌在胃上皮表面生长，产生多种酶及细胞毒素，能损伤黏液层、上皮细胞、胃血流功能。根据抗幽门螺杆菌能提高消化性溃疡治愈率、降低复发率、改善慢性胃炎病变发展进程，目前临床应用的抗幽门螺杆菌药可分为抗生素（如阿莫西林、庆大霉素、克拉霉素等）、人工合成抗菌药（如甲硝唑、氧氟沙星等）、质子泵抑制药和铋制剂四类。为了增强疗效，减少不良反应，临床多采用联合用药，以不同的类别组方，配伍成二联疗法、三联疗法或四联疗法。

第三节　泻　　药

泻药是一类能增加肠内水分，促进肠蠕动，软化粪便或润滑肠道促进排便的药物。也可用于肠手术前或腹部 X 线诊断前清洁肠道、加速肠道毒物排出以及难以承受排便时腹压过高的患者。按其作用方式，可分为容积性、接触性和润滑性泻药三类。

一、容积性泻药

硫酸镁（magnesium sulfate）

本品不同的给药途径，可呈现不同的药理作用。口服给药，可发挥导泻和利胆的局部作用。注射给药，则具有抗惊厥及降压等全身作用。

【药理作用及临床用途】

1. 局部作用

(1) 导泻：大剂量硫酸镁口服后，在水溶液中解离出肠道难吸收的 Mg^{2+} 而迅速升高肠内渗透压，阻止肠内水分吸收，促进肠壁内水分向肠腔转移，扩张肠道，刺激肠壁，促进肠蠕动而导泻。此外，镁盐通过刺激十二指肠，使之分泌胆囊收缩素而促进小肠和结肠的分泌和蠕动。其导泻作用剧烈，一般于服药后 2～4 h 排出稀便或水样便。如空腹服用，大量饮水，效果更佳。临床用于排出肠内毒物、清洁肠道或与某些驱肠虫药合用促进虫体排出。

(2) 利胆：33% 的硫酸镁溶液口服或用导管直接注入十二指肠内，能反射性引起胆总管括约肌松弛和胆囊收缩，促进胆囊排空，产生利胆作用，可用于慢性胆囊炎、胆石症及阻塞性黄疸等治疗。

2. 全身作用　注射给药时，还有抗惊厥、降压作用。

【不良反应】

口服过量，可引起脱水；肾功能不全者，Mg^{2+} 少量吸收（约 20%）后可引起高镁血症。孕妇、经期妇女、急腹症、肠道出血、肾功能不全及中枢抑制药中毒者，禁用硫酸镁导泻。

硫酸钠（sodium sulfate，芒硝）

本品导泻机制同硫酸镁，但作用较弱，无中枢抑制作用，临床多用于口服中枢抑制药中毒时导泻。对肾功能不全者，用硫酸钠导泻较硫酸镁安全。

二、接触性泻药

比沙可啶（bisacodyl）

与酚酞同属二苯甲烷衍生物。口服后在肠道被细菌的酶迅速转化为去乙酰基代谢产物，刺激结肠黏膜感觉神经丛产生副交感神经反射，使肠蠕动增加而排泄。比沙可啶安全、有效。主要用于便秘、腹部 X 线或内镜检查、术前排空肠内容物。不良反应很少，反复应用可能引起腹痛。孕妇慎用。

酚酞（phenolphthalein）

口服后在碱性肠液中形成可溶性钠盐，刺激结肠黏膜，促进结肠蠕动，并抑制水、钠吸收而起缓泻作用，本品约 15% 被吸收后进入肝肠循环，故作用可维持 3～4 d。适用于慢性或习惯性便秘。不良反应轻微，偶有过敏反应、肠炎、皮疹及出血倾向等。经肾排泄时在碱性尿液中呈红色。

蓖麻油（castol oil）

本品是一种植物油，口服后在十二指肠内水解为甘油和具有刺激性的蓖麻油酸，后者刺激小肠，增强肠蠕动而导泻。口服后 2～8 h 排出大量稀便。主要用于手术前或诊断检查前清洁肠道。大剂量口服可有恶心、呕吐。月经期及孕妇不宜用。

三、润滑性泻药

液状石蜡（liquid paraffin）

本品是一种矿物油，口服后在肠内不被消化吸收，产生润滑肠壁、软化粪便作用，使粪便易于排出。适用于年老、体弱、腹部或肛门手术后及患高血压、动脉瘤、痔、疝等患者的便秘。久服可妨碍脂溶性维生素及钙、磷吸收。

开塞露

本品为直肠灌注剂，是将山梨醇、硫酸镁或甘油的高渗溶液密封于特制塑料容器内制得，使用时将药液经肛门直接注入直肠，因高渗作用和润滑作用而导泻。导泻迅速、方便、安全。用于偶发的急性便秘，效果较好。

第四节　止　泻　药

治疗腹泻应以对因治疗为主。如感染性腹泻，在首选抗菌药物的同时适当给予止泻药，可以控制症状并防止严重腹泻导致水与电解质紊乱，甚至循环衰竭。常用止泻药有抑制肠蠕动药和保护肠黏膜免受刺激的收敛剂、吸附药。

一、肠蠕动抑制药

地芬诺酯（diphenoxylate，苯乙哌啶）

本品是人工合成的哌替啶衍生物，止泻作用类似阿片类药物，能抑制肠蠕动，延缓肠内容物推动，增加水分吸收，并有收敛止泻作用。可用于急、慢性腹泻。大量久服可成瘾。偶见口干、恶心、头晕、思睡等不良反应，停药后消失。过量时导致严重中枢抑制作用，能增强巴比妥类药物的作用，两者不可合用。

洛哌丁胺（loperamide，苯丁哌胺）

化学结构与药理作用类似地芬诺酯，对胃肠道的选择性更高，很少进入中枢。止泻作用较强、快且持久。适用于急、慢性腹泻。不良反应轻微，类似地芬诺酯，中毒时可用纳洛酮对抗。大剂量时对中枢有抑制作用，儿童更敏感，故2岁以下儿童禁用，孕妇及哺乳期妇女慎用。

二、收敛剂、吸附药

鞣酸蛋白（tannalbin）和次碳酸铋（bismuth subicarbonate）

两药均能使肠黏膜表面蛋白质凝固，形成保护膜，减轻对黏膜的刺激，减少炎性渗出，发挥收敛止泻作用，用于胃肠炎、非细菌感染性腹泻。

药用炭（medical charooal，活性炭）

本品为不溶性黑色轻质粉末。颗粒细小，总面积大。能吸附肠内大量气体、毒物及细菌毒素等，减弱刺激性肠蠕动而止泻，并阻止毒物吸收。用于腹泻、胃肠胀气及食物、药物中毒的解救。受潮后吸附能力差，疗效降低，宜干燥保存。

第五节　胃肠运动功能调节药

胃肠运动的方向、速度、强度和节律受交感、副交感神经及肠神经系统的调控，位于肠壁内的肠神经系统，含有多种神经元和多种神经递质，若胃肠平滑肌调控失常，将导致胃肠运动功能低下或亢进，临床上常采用对症治疗。

一、胃肠动力药

胃肠动力药（胃肠促动药）是一类能增强并协调胃肠节律性运动的药物。临床常用的有甲氧氯普胺、多潘立酮及西沙必利等。

甲氧氯普胺（metoclopramide，胃复安）

【体内过程】

口服生物利用度为75%，30～60 min起效，静脉给药1～3 min起效，肌内注射10～15 min起效，易通过血脑屏障，并集合于延髓催吐化学感受区，也易进入胎盘和乳汁。半衰期为4～6 h。

【药理作用】

为多巴胺D_2受体阻断药，又有显著的拟胆碱作用。

1. 阻断多巴胺受体　协调胃肠运动，阻断胃肠多巴胺受体，引起从食道至近段小肠平滑肌运动，加速胃的正向排空和加速内容物从十二指肠向回盲肠部推进，发挥胃肠促动等作用。

2. 镇吐　通过胃肠运动和阻断延髓催吐化学感受区的多巴胺(D_2)受体，发挥强大的镇吐作用。

3. 催乳　阻断下丘脑多巴胺受体，抑制催乳素抑制因子，促进催乳素释放，故有一定的催乳作用。

【临床用途】

(1) 功能性消化不良。

(2) 防治各种原因引起的呕吐。

(3) 反流性食管炎及胆汁反流性胃炎。

(4) 糖尿病性胃轻瘫引起的食欲不振、饱胀、嗳气等。

(5) 钡餐胃肠造影检查及十二指肠插管前用药。

(6) 顽固性呃逆、产后少乳症等。

【不良反应】

20%的患者有中枢性不良反应，多为嗜睡、乏力、头晕；还可引起男子乳房发育及溢乳等；大量久用可引起锥体外系，反应有肌震颤、共济失调、静坐不能等。注射给药可引起体位性低血压。孕妇慎用。

多潘立酮（domperidone，吗丁啉）

【体内过程】

口服吸收快，15～30 min 血药浓度达峰值，首过消除明显，生物利用度仅13%～17%。主要经肝代谢，半衰期为7.5 h。

【药理作用】

不易透过血脑屏障，通过选择性阻断外周多巴胺受体而具有胃肠促动和高效止吐作用。外周作用能阻断多巴胺对胃肠肌层神经丛突触后胆碱能神经元的抑制作用，加强胃肠蠕动，促进胃排空与协调胃肠运动，防止食物返流，发挥胃肠促动作用。

【临床用途】

(1) 多种原因引起的恶心、呕吐。

(2) 功能性消化不良。

(3) 反流性食管炎、胆汁反流性胃炎。

【不良反应】

可有轻度腹绞痛、腹泻、口干、头痛、乏力、眩晕等。

西沙必利（cisapride，普瑞博思）

本品是一种新型的全胃肠动力药，口服吸收迅速、完全，生物利用度50%，1～2 h 血药浓度达峰值，主要在肝内代谢，半衰期为10 h。通过作用于胃肠壁环形和纵形肌层之间的肠神经系统，增加乙酰胆碱释放，从而促进食管至肛门括约肌的整个胃肠平滑肌协调性运动。主要用于胃肠运动障碍性疾病，包括反流性食管炎、功能性消化不良、胃轻瘫、术后胃肠麻痹、慢性功能性便秘等。不良反应轻微，可有一过性腹痛、腹泻、肠鸣等，偶见头晕、头痛、嗜睡及过敏等。

二、胃肠解痉药

阿托品、山莨菪碱等M胆碱受体阻断药能解除胃肠平滑肌痉挛，缓解痉挛性疼痛。但选择性不强，不良反应多，临床应用有一定困难。

溴丙胺太林（propantheline，普鲁本辛）

溴丙胺太林为季铵盐M受体阻断药，胃肠解痉作用为阿托品的2倍，可持续6 h，主要用于胃肠痉挛或胃肠蠕动过快引起的腹痛。本品难以透过血-脑屏障。阻断外周M受体的不良反应与阿托品相似。大剂量可引起体位性低血压和阳痿。青光眼及手术前患者禁用。

丁溴东莨菪碱（scopolamine butylbromide，解痉灵）

本品为季铵盐 M 受体阻断药，对胃肠、胆管、输尿管等平滑肌的解痉作用比阿托品、山莨菪碱的作用强、起效快、不良反应小。适用于各种病因所致的胃肠痉挛、胆绞痛、肾绞痛及胃肠蠕动亢进等。青光眼、前列腺肥大所致排尿困难、严重心脏病、幽门梗阻及麻痹性肠梗阻患者禁用。

第六节　止　吐　药

昂丹司琼（ondansetron，奥丹西龙）

本品是高度选择性的 5-HT_3 受体阻断药，口服生物利用度为60%，给药后30～60 min 达有效血液浓度，肝内代谢，代谢产物多经肾排泄。半衰期3～4 h，通过阻断外周及中枢神经元 5-HT_3 受体，发挥强大的止吐作用。主要用于恶性肿瘤化学治疗和放射治疗引起的呕吐，也可防治手术后恶心呕吐。但对晕动症及多巴胺受体激动剂去水吗啡所致呕吐无效，其镇吐效应较甲氧氯普胺强，且无锥体外系反应。不良反应可见头痛、便秘、腹泻等。对本品过敏者禁用，孕妇及哺乳期妇女慎用。

格拉司琼（granisetron）

本品的作用机制、用途同昂丹司琼，但对 5-HT_3 受体具有更高的选择性，止吐比昂丹司琼强5～11倍，在等效剂量时的作用时间约为昂丹司琼的2倍，半衰期为9～11 h。常见头痛，偶见嗜睡、便秘、腹泻等。

常用药物制剂与用法

1. 碳酸氢钠　片剂：0.3 g、0.5 g；0.3～1.0 g/次，3次/日。
2. 氢氧化铝凝胶　混悬剂：含4%氢氧化铝，口服，4～8 ml/次，3次/日，餐前1 h服。
3. 氢氧化镁　乳剂：含8%的氢氧化镁混悬液。口服5 ml/次，3次/日。
4. 三硅酸镁　片剂：0.3 mg；0.3～0.9 g/次，3～4次/日。
5. 哌仑西平　片剂：25 mg；50 mg/次，2次/日，早、晚餐前1.5 h服用，1个疗程4～8周。
6. 丙谷胺　片剂：0.2 g；0.4 g/次，3～4次/日，餐前15 min服，1个疗程4～6周。
7. 奥美拉唑　肠溶片：10 mg、20 mg；胶囊剂：20 mg；治疗消化性溃疡：20 mg/次，1次/日，清晨服用，1个疗程2～4周。
8. 硫糖铝　片剂：1.0 g；1.0 g/次，3次/日。
9. 米索前列醇　片剂：200 μg；200 μg次，1次/日。
10. 枸橼酸铋钾　片剂：120 mg；120 mg/次，4次/日，餐前1 h和睡前各服1次，1个疗程2～4周。
11. 胰酶　肠溶糖衣片：0.3 g、0.5 g；0.3～0.5 g/次，3次/日，餐前服。
12. 甲氧氯普胺　片剂：5 mg；5～10 mg/次，3次/日，餐前半小时服。
13. 多潘立酮　片剂：10 mg；10～20 mg次，3次/日，餐前15～30 min口服。
14. 西沙必利　片剂：5 mg；5～10 mg/次，3次/日，餐前半小时服。肝病患者剂量减半。
15. 昂丹司琼　片剂：4 mg、8 mg；8 mg/次，每8 h服1次。注射剂：4 mg/ml、8 mg/2 ml。每次0.15 mg/kg体重，于化疗前半小时静脉注射，以后每4 h 1次，共2次，再改口服给药。
16. 硫酸镁　导泻：口服5～20 g，同时喝大量温开水。利胆：口服2～5 g/次，3次/日，餐前服。抗惊厥：25%溶液10 ml用5%葡萄糖溶液稀释成2%～5%浓度缓慢滴注。
17. 酚酞　片剂：50 mg、100 mg；0.05～0.2 g/次，睡前顿服。
18. 液状石蜡　口服15～30 ml/次，睡前服。
19. 开塞露　直肠灌注剂：10 ml（小儿用）、20 ml（成人用）；一支/次，经肛门注入直肠。
20. 复方地芬诺酯　片剂：盐酸地芬酯2.5 mg，1～2片/次，3次/日。
21. 洛哌丁胺　胶囊剂：2 mg；2 mg/次，3次/日，首剂加倍。
22. 鞣酸蛋白　片剂：0.25 g；1～2 g/次，3次/日。
23. 药用炭　片剂：0.3 g、0.5 g。肠道疾患：口服1～3 g/次，3次/日，空腹服；解毒：成人30～100 g，混悬于水中服用。

思考题

1. 抗消化性溃疡药分哪几类？简述其作用机制。
2. 试述奥美拉唑的作用机制及临床用途。
3. 不同给药途径时硫酸镁的药理作用和临床用途如何？

第二十三章

呼吸系统用药

学习目标

1. 掌握平喘药的分类、代表药物及作用特点。
2. 理解镇咳药的分类、代表药物及作用特点。
3. 了解祛痰药的作用及用途。

咳、痰、喘是呼吸系统疾病的常见症状,三者常同时存在并相互促进,长期反复发作,可导致支气管扩张、肺气肿,甚至肺源性心脏病。因此,治疗呼吸系统疾病,除对因治疗外,还应及时使用平喘、镇咳或祛痰药以对症治疗。

第一节　镇　咳　药

咳嗽是一种保护性反射,可促使呼吸道痰液和异物排出,保持呼吸道清洁与通畅。但频繁剧烈的干咳可影响患者休息和睡眠,消耗能量,甚至加重病情或引起并发症。因此,咳嗽伴有咳痰者应以祛痰为主,慎用镇咳药,否则痰液坠积,易引起感染,并且阻塞呼吸道引起窒息。对于剧烈无痰的干咳,应该采取镇咳药物进行治疗。

根据作用部位不同,镇咳药可分为中枢性镇咳药和外周性镇咳药。

一、中枢性镇咳药

中枢性镇咳药是指选择性抑制延髓咳嗽中枢而发挥镇咳作用的药物。

可待因(codeine,甲基吗啡)

可待因是阿片生物碱之一,作用类似吗啡但较弱。有中枢性镇咳和镇痛作用,其强度分别为吗啡的1/4和1/10。作用持续4~6 h。适用于各种原因引起的剧烈干咳,对伴有胸痛(如胸膜炎等)的干咳尤为适宜。也可用于缓解中等程度的疼痛。偶有恶心、呕吐、眩晕、便秘等副作用,过量可引起兴奋、烦躁不安和呼吸抑制,久用可产生依赖性。多痰者禁用。

右美沙芬(dextromethorphan,右甲吗喃,美沙芬)

镇咳强度与可待因相似。无镇痛作用,无成瘾性,治疗量不抑制呼吸。用于干咳。偶有头晕、嗳气。

喷托维林(pentoxyverine,咳必清)

为人工合成的非成瘾性中枢镇咳药。选择性抑制咳嗽中枢,强度为可待因的1/3。并有阿托品样作用和局部麻醉作用,能松弛支气管平滑肌和抑制呼吸道感受器。适用于上呼吸道感染引起的干咳、阵咳。因有阿托品样作用,偶有轻度头痛、头昏、口干、便秘等。青光眼患者禁用。

氯哌斯汀(cloperastine,咳平)

为苯海拉明的衍生物,中枢性镇咳作用较喷托维林强而较可待因弱,兼有较弱的 H_1 受体阻断作用,能缓解支气管痉挛和减轻黏膜的充血、水肿。适用于上呼吸道感染及急、慢性支气管炎等引起的干咳。服药后20~30 min起效,维持2~8 h。偶有口干、嗜睡等。

二、外周性镇咳药

外周性镇咳药是指主要通过抑制咳嗽反射外周途径的任何一个环节而发挥镇咳作用的药物。

苯佐那酯(benzonatate,退嗽露)

本品为丁卡因的衍生物。具有较强的局麻作用,抑制肺牵张感受器神经末梢,阻止咳嗽反射冲动的传入而镇咳,故有"牵张感受器麻醉药"之称。兼有较弱的中枢性镇咳作用。本品镇咳疗效较可待因略差。用于刺激性干咳或阵咳效果最好。也可用于支气管镜等检查前预防咳嗽。可有轻度头痛、眩晕、嗜睡、口干、胸闷及皮疹等。口服时切勿咬碎,以免引起口腔麻木。多痰者禁用。

苯丙哌林(benproperine)

本品是兼有外周和中枢镇咳作用的非依赖性强效镇咳药。主要通过阻断肺及胸膜的牵张感受器,抑制肺迷走神经反射,且有平滑肌解痉作用。此外,亦能直接抑制咳嗽中枢而镇咳。作用较可待因强2~4倍,且毒性小,无呼吸抑制作用,为一较好的镇咳药。适用于各种原因引起的咳嗽,尤其对刺激性干咳效果好。药片应整片吞服,不可咬碎,以免引起口腔麻木。

第二节 祛 痰 药

祛痰药是一类能使痰液变稀,黏滞度降低易于咳出的药物。气道上的痰液刺激气管黏膜而引起咳嗽;黏痰积于小气道内可使气道狭窄而致喘息。因此,祛痰药还能间接起到镇咳、平喘作用。根据作用机制的不同可分为痰液稀释药和黏痰溶解药。

一、痰液稀释药(恶心性祛痰药)

氯化铵(ammonium chloride)

口服后刺激胃黏膜,引起轻度恶心,反射性增加呼吸道的分泌,使痰液变稀。同时,少量氯化铵被吸收后,部分可经呼吸道黏膜排出,在支气管腔内形成高渗液而带出水分,进一步稀释痰液,易于咳痰。本品祛痰作用较弱,常与其他药配成复方制剂,用于痰黏稠而不易咳出的呼吸道炎症患者。氯化铵为酸性无机盐,是一种有效的酸化药,可用于治疗碱血症或酸化尿液。本品还具有一定利尿作用。大剂量服用可引起恶心、呕吐、胃痛等胃刺激症状,宜餐后服用。溃疡病及肝、肾功能不全者慎用。

二、黏痰溶解药

黏痰溶解药是一类能分解痰液中的黏性成分(黏多糖或黏蛋白),降低痰液的黏滞度,使之易于咳出的药物。

乙酰半胱氨酸(acetylcysteine,痰易净)

本品分子中所含巯基(—SH),能使痰液中黏蛋白多肽链的二巯键(—S—S—)断裂为小分子肽链,从而降低痰液黏滞性。也能裂解脓性痰液中的DNA纤维,故对白色黏痰或脓性黏痰均有溶解作用。其作用最适 pH 为 7 ~ 9，因此以本品 20% 溶液 5 ml 与 5% $NaHCO_3$ 溶液混合雾化吸入，对黏性痰阻塞病例较好。适用于大量黏痰阻塞气道而咳出困难者。本品在非应急情况下，以喷雾吸入给药，急救时可气管滴入或注射给药。气管滴注时应作好吸痰准备，以免大量稀痰阻塞气道。本品有特殊的蒜臭味，易致恶心、呕吐；对呼吸道有刺激性，可致呛咳或支气管痉挛，常与异丙肾上腺素合用以提高疗效，减少副作用；不宜与青霉素、四环素、头孢菌素合用，以免降低抗菌活性；与铁、铜等金属及橡胶接触发生不可逆性结合而失效，本药应用玻璃或塑料喷雾器。

溴己新（bromhexine，必嗽平）

可直接作用于支气管腺体，使呼吸道腺体分泌增加、还促进黏液分泌细胞的溶酶体酶释放而致黏痰中的黏多糖解聚、并可抑制酸性黏多糖的合成，降低痰液的黏稠度。临床常用于急、慢性支气管炎及支气管扩张等痰液黏稠而难以咳出者。少数可引起上腹部不适、恶心等，偶见血清转氨酶升高。胃溃疡、肝功能不全者应慎用。

第三节　平　喘　药

支气管哮喘是一种以呼吸困难为主要特征的疾病。呼吸困难是因气管高反应性而引起的广泛性气道狭窄。目前认为气管高反应性与气道炎症程度相关，即气道狭窄是因特异性和非特异性刺激，作用于有炎症和过敏性的气道而产生的。因此，舒张支气管平滑肌，缓解气道狭窄能缓解哮喘症状；抑制气道炎症及过敏介质是哮喘治疗的根本。凡能够缓解喘息症状的药物统称为平喘药。常用药物有：①β_2 受体激动药；②茶碱类药；③M 胆碱受体阻断药；④糖皮质激素类药；⑤肥大细胞膜稳定药。

一、β_2 受体激动药

本类药物主要通过激动支气管平滑肌细胞膜上的 β_2 受体，激活腺苷酸环化酶而增加平滑肌细胞内 cAMP 浓度，使支气管平滑肌松弛产生支气管扩张效应；另外，激活肺组织细胞上的 β_2 受体，稳定细胞膜；抑制过敏介质释放使支气管平滑肌松弛，支气管痉挛减轻。

β_2 受体激动药可分为非选择性 β_2 受体激动药和选择性 β_2 受体激动药。

非选择性 β_2 受体激动药，对 β_2 受体的选择性低，有激动 α 作用和 β_1 作用，老人和有心脏病、高血压患者不能使用。由于不良反应多见，临床上一般只用于控制哮喘急性发作。代表药有肾上腺素、麻黄碱、异丙肾上腺素。

选择性 β_2 受体激动药对 β_2 受体有较强的兴奋作用，对 α 受体无作用、对 β_1 受体亲和力低。常规剂量口服或吸入给药时很少产生心血管反应。据支气管扩张效应维持时间长短，常分为短效、中效、长效三类。临床常用的选择性 β_2 受体激动药如表 23-1 所示。

表 23-1　临床常用选择性 β_2 受体激动药作用特点

药物		成人吸入量(g/次)	起效时间(min)	维持时间(h)	心血管作用
短效药	沙丁胺醇	100 ~ 400	5	3 ~ 4	轻度
	克仑特罗	5 ~ 10	5	2 ~ 4	轻度
	氯丙那林	500 ~ 1 000	4	3 ~ 4	轻度
中效药	特布他林	250 ~ 500	10	1.5 ~ 5	轻度
	非诺特罗	200 ~ 400	5	4 ~ 5	轻度
长效药	沙美特罗	25 ~ 50	10	8 ~ 12	极少
	福莫特罗	6 ~ 12	5	12 h 以上	极少

沙丁胺醇（salbutamol，舒喘灵）

对 β_2 受体作用强于 β_1 受体，兴奋心脏作用仅为异丙肾上腺素的 1/10。口服 30 min 起效，维持

4～6 h。气雾吸入 5 min 起效，维持 3～4 h。近年来有缓释和控释剂型，可使作用时间延长，适用于夜间哮喘发作。

克仑特罗（clenbuterol，克喘素）

为强效选择性 β_2 受体激动剂，松弛支气管平滑肌作用为沙丁胺醇的 100 倍。口服 30 μg，10～20 min起效，维持 4～6 h。气雾吸入 5～10 min 起效，维持 2～4 h。心血管系统不良反应较少。作用与沙丁胺醇相似，既可口服，又可注射，是选择作用于 β_2 受体药中唯一能作皮下注射的药物。虽然肾上腺素也可作皮下注射用，但本品作用持久。皮下注射 5～15 min 生效，30～60 min 达高峰，持续 1.5～5 h。重复用药易致蓄积作用。

福莫特罗（formoterol）和沙美特罗（salmeterol）

均为长效选择性 β_2 受体激动药，作用强而持久。前者吸入后约 2 min 起效，2 h 达高峰，持续 12 h；后者吸入后 15 min 起效，3～4 h 达高峰，持续 12 h 以上。沙美特罗除有强大松弛支气管平滑肌作用外，也有抗炎作用，能抑制炎症细胞浸润和抑制炎症介质释放。两者主要用于慢性哮喘及慢性阻塞性肺病，特别适用于哮喘夜间发作患者。不良反应与其他选择性 β_2 受体激动剂相似。

二、茶碱类药

茶碱类药物具有支气管解痉作用、抗炎和免疫调节作用。临床常用的茶碱类药物有氨茶碱、胆茶碱等。

氨茶碱（aminophylline）

【体内过程】

口服易吸收，2～3 h 作用达高峰，维持 5～6 h。静脉注射起效更快，15～30 min 作用可达高峰。临床常用葡萄糖液稀释后缓慢静注。

【药理作用】

1. 松弛支气管平滑肌　当茶碱的血浆浓度为 10～15 mg/L 时，对支气管平滑肌有明显的松弛作用，但作用弱于 β_2 受体激动药。作用机制是：①抑制磷酸二酯酶，使 cAMP 降解减少，细胞内 cAMP 水平升高，舒张支气管平滑肌；②阻断腺苷受体，解除支气管痉挛；③抑制 Ca^{2+} 内流和细胞内质网储存 Ca^{2+} 释放，使细胞内 Ca^{2+} 浓度降低，从而产生呼吸道平滑肌的松弛作用；④促进肾上腺素和去甲肾上腺素的释放，兴奋 β_2 受体，舒张支气管平滑肌。

2. 抗炎作用和免疫调节作用　茶碱在较低血浆浓度（<10 mg/L）能抑制气道炎症，缓解哮喘急性期的症状，减轻慢性哮喘的病情。作用机制包括：抑制抗原诱发的迟发哮喘反应、减少呼吸道内 T_2 淋巴细胞、增加外周血中的抑制性 T 淋巴细胞等。

3. 其他作用　加强呼吸肌收缩力，增强气体交换功能；强心利尿；舒张胆管平滑肌，解除胆管痉挛。

【临床用途】

1. 支气管哮喘及喘息型慢性支气管炎　在急性哮喘或哮喘持续状态时，经静脉注射控制症状；慢性喘息的治疗及发作的预防，常采用持续性口服给药，应从小剂量开始逐渐增加为好。

2. 心源性哮喘　可用于急性左心室衰竭，但不作首选药。

3. 胆绞痛　应与镇痛药合用。

4. 心性及肾性水肿　有强心、利尿作用。

【不良反应】

1. 局部刺激　本品碱性较强，局部刺激明显，口服可致恶心、呕吐、胃痛等胃肠反应。

2. 中枢兴奋　治疗量可引起烦躁不安、失眠等，可用镇静催眠药对抗。

3. 急性中毒　氨茶碱安全范围较窄，剂量过大或静脉注射速度过快，都易引起严重的不良反应。使用安全剂量，缓慢静脉注射，是预防氨茶碱中毒的关键。一般情况下，血药浓度超过 20 μg/ml，发生毒性反应较多。一旦发现毒性症状，应立即停药，并进行对症治疗。静脉注射时应以葡萄糖溶液20～40 ml稀释，在5～10 min内缓慢注射。注射速度不可过快，否则可引起心悸、心律失常、甚至血压骤降、惊厥等严重反应，而致猝死。

胆茶碱(choline theophylline)

为茶碱与胆碱的复盐，其溶解度较氨茶碱大5倍。口服吸收迅速，经3 h作用达高峰，维持时间长。对胃肠刺激性小，耐受性好。作用和用途与氨茶碱相似。

三、M胆碱受体阻断药

阿托品、东莨菪碱、山莨菪碱等M胆碱受体阻断药对哮喘有一定疗效，但对M受体无选择性，全身不良反应大，特别是抑制呼吸道腺体分泌，使痰液黏稠而加重呼吸道阻塞，故临床已不用。目前已有选择性高、副作用少、可作为气雾吸入的阿托品衍生物。

异丙阿托品(ipratropine，异丙托溴铵)

【体内过程】

异丙阿托品为阿托品的异丙基衍生物，气雾剂给药，能在气道内形成较高的药物浓度，局部作用显著，5 min起效，并持续4～6 h。

【药理作用】

本品能选择性地阻断支气管平滑肌的M受体，有明显的支气管解痉作用，约为阿托品的1.4～2倍，作用持久。

【临床用途】

预防和治疗各类支气管哮喘。尤其适用于年龄较大、合并心血管疾病、对糖皮质激素类药疗效差及不能耐受或禁用β_2受体激动药的患者。但本品起效较慢，松弛支气管平滑肌作用比β_2受体激动药弱，与β_2受体激动药合用可获相加作用。

【不良反应】

不良反应少。大剂量应用可有口干、干咳、咽部不适及肌肉震颤等。青光眼及阿托品过敏的患者禁用。

四、糖皮质激素类药

糖皮质激素类药(详见第二十六章)具有强大的抗炎作用和抗免疫作用，能抑制或消除气道黏膜炎症病变，是当前治疗支气管哮喘最有效的抗炎药物，也是哮喘持续状态或危重发作的重要抢救药物。但糖皮质激素全身用药不良反应多，不宜长期使用。因此目前除了重症哮喘或其他药物不能控制的严重哮喘患者需要糖皮质激素全身给药外，吸入用糖皮质激素因具有强大的局部抗炎作用，全身不良反应轻微，成为治疗哮喘的第一线药物。吸入用糖皮质激素因很大部分沉积在口咽部的表面和上呼吸道。主要不良反应是声音嘶哑，口咽部念珠菌病等。减少糖皮质激素的每日吸入次数，加用贮雾器，用药后及时漱口等均可减少局部不良反应。

倍氯米松(beclomethasone)

气雾吸入倍氯米松，能直接作用于呼吸道而产生抗炎平喘作用，疗效好，几乎无全身性不良反应。主要用于激素依赖性慢性哮喘，本品起效慢，故不能用于急性发作的抢救。

五、肥大细胞膜稳定药

色甘酸钠(sodium cromoglicate，咽泰)

【体内过程】

口服吸收仅1%，使用细微粉末喷雾吸入给药。其生物利用度约为10%，半衰期为1～1.5 h。以原形经胆汁或肾排泄，无蓄积性。

【药理作用】

平喘机制比较复杂，目前认为与以下环节有关：

(1) 对肺组织的肥大细胞膜有选择性的稳定作用，减少细胞外 Ca^{2+} 内流，阻止肥大细胞脱颗粒，从而抑制过敏介质释放。

(2) 直接抑制引起支气管痉挛的神经反射并能明显降低气道内感受器的兴奋性，抑制迷走神经传导，从而抑制非特异性气道高反应性。

(3) 抗炎作用：通过抑制嗜酸性粒细胞和巨噬细胞的活性并防止释放细胞因子而产生抗炎作用。

【临床用途】

用于预防各型支气管哮喘发作：短期疗效用于季节性哮喘、运动性哮喘、诱因不明的哮喘；长期疗法用于治疗各种慢性哮喘。也可用于过敏性鼻炎，溃疡性结肠炎及其他胃肠道过敏性疾病。本品因不能直接松弛支气管平滑肌，且起效缓慢，故不能控制正在发作的哮喘症状。

【不良反应】

少数患者因粉末的刺激可引起呛咳、气急，甚至诱发哮喘，与少量异丙肾上腺素合用可以预防。

酮替芬(ketotifen)

本品为强效过敏介质阻释药，兼有阻断 H_1 受体、抗 5-HT 及抑制磷酸二酯酶等作用。口服有效，作用较持久。用于预防各型支气管哮喘的发作，对儿童效果最好。对发作的急性哮喘无效。可有头晕、乏力、嗜睡、口干等副作用，以成人多见。

常用药物制剂与用法

1. 硫酸沙丁胺醇　片剂：2.4 mg(相当于沙丁胺醇 2 mg)；2～4 mg/次，3～4 次/日。气雾剂：0.1%；1～2 揿/次，必要时每 4～6 h 1 次。

2. 盐酸克仑特罗　片剂：20μg、40μg；口服或舌下含化：20～40μg/次，3 次/日。气雾剂：2 mg/瓶；气雾吸入，10～20μg/次，3～4 次/日。

3. 硫酸特布他林　片剂：2.5 mg、5 mg；2.5～5 mg/次，3 次/日。注射剂：1 mg/ml；0.25 mg/次，皮下注射，15～30 min无效可重复注射 1 次。

4. 氨茶碱　片剂：25 mg、50 mg、100 mg；0.1～0.2 g/次，3 次/日。注射剂：0.25 g/2 ml、0.5 g/2 ml；0.25～0.5 g/次，以 25% 或 50% 葡萄糖液稀释后缓慢静脉注射。

5. 二丙酸倍氯米松　气雾剂：10 mg/瓶；气雾吸入，1～2 揿(每揿 50 μg)/次，3～4 次/日。

6. 溴化异丙阿托品　气雾剂：(0.025%)20 ml/瓶；气雾吸入，40～80 μg/次，3～6 次/日。

7. 色甘酸钠　粉雾剂胶囊：20 mg；20 mg/次，装于专用喷物器内吸入，3～4 次/日。

8. 酮替芬　片(胶囊)剂：0.5 mg、1 mg；1 mg/次，2 次/日。

9. 磷酸可待因　片剂：15 mg、30 mg；15～30 mg/次，3 次/日。极量：0.1 g/次。

10. 枸橼酸喷托维林　片剂：25 mg；25 mg/次，3 次/日。

11. 苯丙哌林　片(胶囊)剂：20 mg；20 mg/次，3 次/日。

12. 苯佐那酯　糖衣丸：25 mg、50 mg；50～100 mg/次，3 次/日。

13. 氯化铵　片剂：0.3 g；0.3～0.6 g/次，3 次/日，用水溶解后服用。

14. 乙酰半胱氨酸　粉剂：0.5 g、1.0 g；临用前配成 10% 的水溶液雾化吸入，1～3 ml/次，2～3 次/日；紧急时可气管滴入，用 5% 溶液，1～2 ml/次，2～3 次/日。

15. 盐酸溴己新　片剂：8 mg；8～16 mg/次，3 次/日。

思 考 题

1. 平喘药分哪几类？请列举其代表药物。

2. 论述倍氯米松的作用特点。

3. 如何指导患者合理选用非处方的镇咳药、祛痰药、平喘药。

第二十四章

子宫平滑肌兴奋药和抑制药

学习目标

1. 掌握缩宫素和麦角新碱作用特点、临床应用、不良反应及注意事项。
2. 理解药物对子宫平滑肌兴奋作用与药物剂量、作用部位、激素的关系。
3. 了解常见子宫平滑肌抑制药的药理作用及应用。

第一节　子宫平滑肌兴奋药

子宫平滑肌兴奋药是一类能选择性地直接兴奋子宫平滑肌，使子宫产生节律性收缩或强直性收缩的药物。前者主要用于催产、引产，后者主要用于止血或促进产后子宫复原等。它们的作用可因子宫生理状况及用药剂量的不同而使子宫产生节律性收缩或强直性收缩。临床常用的药物有缩宫素、前列腺素类、麦角生物碱等。

一、垂体后叶素类

缩宫素(oxytocin，催产素)

缩宫素为垂体后叶所分泌的激素之一。其制剂可从牛、猪垂体后叶提取分离，也可人工合成。它的效价以单位表示，1 个单位(U)相当于 2 μg 纯缩宫素。

【体内过程】

口服后在消化道易被破坏，故无效。肌内注射吸收良好，3 ~ 5 min 内起效，持续 20 ~ 30 min。能经鼻腔及口腔黏膜吸收。大部分在肝内破坏，小部分以原形由尿排出。

【药理作用】

1. 兴奋子宫　缩宫素对子宫平滑肌有直接兴奋作用，加强其收缩。作用迅速、短暂。小剂量(2 ~ 5 U)使子宫产生节律性收缩，其性质类似正常分娩，即子宫底部产生节律性收缩，而子宫颈平滑肌松弛，有利于胎儿娩出；随剂量加大(5 ~ 10 U)，可引起子宫平滑肌张力持续性增加，最后可致强直性收缩，对产程中的胎儿和母体不利。体内雌激素和孕激素的水平会影响子宫对缩宫素的敏感性，妊娠早期体内孕激素水平较高，子宫对缩宫素的敏感性较低；妊娠中、后期体内雌激素的水平逐渐增高，子宫对缩宫素的敏感性也逐渐增强，临产时达到高峰，这是由于雌激素可提高子宫对缩宫素的敏感性;分娩后子宫对缩宫素的敏感性又逐渐降低。

现已证明,子宫平滑肌及乳腺内存在缩宫素受体,缩宫素通过与受体结合而引起子宫收缩及促进排乳作用。未孕子宫受体密度低,妊娠子宫受体数量逐渐增加,至妊娠后期受体数量达最高峰,且宫体的受体数量明显高于宫颈。

2. 其他作用　缩宫素可使乳腺导管的肌上皮细胞收缩,能促进排乳,但不增加排乳总量。尚有轻度抗利尿作用。

【临床用途】

1. 催产和引产　对于宫缩无力但胎位及产道正常的难产,可用小剂量缩宫素加强子宫节律性收缩,促进分娩;对于死胎、过期妊娠及妊娠合并严重疾病(如心脏病、肺结核等),需提前终止妊娠者,可用小剂量缩宫素引产。

2. 产后止血　产后出血时,应立即肌内注射或皮下注射较大剂量缩宫素(5 ~ 10 U),迅速引起子宫产生强直性收缩,压迫子宫肌层内血管而止血。但因其作用短暂,临床上已被肌内注射作用快而持久的麦角新碱所取代。

【不良反应】

偶见恶心、呕吐、心律失常等。

【注意事项】

用缩宫素催产、引产时,必须严格掌握剂量,根据宫缩及胎心情况及时调整静脉滴注速度,密切观察产程,避免子宫强直性收缩。严格掌握禁忌证,有产道异常、胎位不正、子宫有瘢痕、胎头与骨盆不相称、前置胎盘、三胎以上经产妇禁用,以防子宫破裂或胎儿宫内窒息。缩宫素应用5%葡萄糖稀释后静脉滴注。使用动物脑垂体中提取的缩宫素制剂,应注意过敏反应。

二、前列腺素类

地诺前列酮(dinoprostone,前列腺素 E_2)

为前列腺素类子宫兴奋药。

【药理作用及临床用途】

1. 兴奋子宫　对妊娠各阶段子宫均有明显的兴奋和收缩作用。对临产前的子宫最为敏感。在增强子宫平滑肌节律性收缩的同时,有扩张子宫颈的作用。用于中期妊娠引产和足月妊娠引产。

2. 抗早孕　前列腺素 E_2 能促使子宫收缩,妨碍受精卵着床而发挥抗早孕作用。

【不良反应】

由于前列腺素兴奋胃肠平滑肌的作用,静脉滴注时常见恶心、呕吐、腹痛、腹泻等胃肠反应,过量可引起子宫强直性收缩,应严密观察宫缩情况。青光眼、心脏病、肝肾功能严重不全、哮喘及发热患者禁用。

米索前列醇(misoprostol)

前列腺素衍生物,有抑制胃酸分泌,促使消化性溃疡愈合作用。原作为消化性溃疡用药,后发现可增加妊娠期子宫肌紧张力和收缩力,扩张子宫颈,有终止妊娠作用。现主要配伍米非司酮终止早期妊娠。不良反应有腹泻、腹痛、肠痉挛及头痛等。血压略降,皮肤潮红等。

三、麦角生物碱类

麦角是寄生在黑麦及其他禾木科植物上的一种麦角菌的干燥菌核,它在麦穗上突出似角,故名麦角。麦角中含有多种生物碱,按化学结构可分为两类:①胺生物碱类:以麦角新碱(ergometrine)为代表,易溶入水,对子宫的兴奋作用强而快,维持时间较短。②肽生物碱类:以麦角胺(ergotamine)、麦角毒(ergotoxine)为代表,难溶入水,对血管作用显著,起效缓慢,但维持时间较久。

麦角新碱(ergometrine)

【药理作用】

子宫收缩药,能选择性地直接兴奋子宫平滑肌,作用迅速、强大而持久;但对宫体和宫颈的作用无选择性,不利于胎儿娩出,故禁用于催产、引产;剂量稍大即引起子宫强直性收缩,压迫血管而达到止血目的。

【临床用途】

1. 子宫出血　用于产后或其他原因引起的子宫出血。通过使子宫平滑肌产生强直性收缩,机械性压迫肌纤维间的血管而止血。

2. 促进产后子宫复原　产后子宫复原缓慢,易致出血和感染。因此,产后应用促进子宫收缩的药物,以加速其复原(常用作用温和而持久的麦角浸膏)。

【不良反应】

注射麦角新碱部分患者有恶心、呕吐、血压升高等反应;偶见过敏反应,严重者出现呼吸困难、血压下降。

【禁忌证】

催产、引产禁用;妊娠中毒症、高血压、冠心病禁用;胎儿及胎盘娩出之前禁用。

麦角胺(ergotamine)与麦角毒(ergotoxine)

麦角胺能收缩脑血管,减少脑动脉搏动幅度,可用于治疗偏头痛。咖啡因也具有收缩脑血管的作用,且能促进麦角胺的吸收,两药合用增强疗效。肽生物碱类还有阻断 α 受体及中枢抑制作用,可与异丙嗪、哌替啶组成冬眠合剂,还能使肾上腺素的升压作用翻转,使血压下降。麦角胺及麦角毒能收缩末梢血管,损伤血管内皮细胞,大剂量反复使用引起血栓和肢端坏死,故血管硬化和冠心病患者禁用。

第二节　子宫平滑肌抑制药

子宫平滑肌抑制药可抑制子宫平滑肌收缩,使收缩力减弱,收缩节律减慢,临床上主要应用于防治早产。目前,具有子宫平滑肌舒张作用,并具有治疗价值药物有 β_2 受体激动药(如利托君、沙丁胺醇、克伦特罗)、硫酸镁、钙拮抗药、前列腺素合成酶抑制剂、催产素拮抗剂等。

利托君(ritodrine)

化学结构与异丙肾上腺素相似,对非妊娠和妊娠子宫都有舒张作用。主要激动子宫 β_2 受体,使子宫平滑肌松弛,降低子宫收缩的频率和强度,从而减少子宫的活动而延长妊娠期,延缓分娩,有利于胎儿发育成熟。用于防治早产,一般先采用静脉滴注,取得疗效后,口服本药维持治疗。主要用于妊娠20周以上的孕妇抗早产。由于对 β_2 受体的选择性不高,同时也激动 β_1 受体,故可发生心率加快、心悸及心律失常等;静脉给药时还可见恶心、呕吐、震颤、头痛、焦虑不安等;还可升高血糖,降低血钾。有严重心血管疾病者、妊娠不足20周的及正在分娩的孕妇禁用。

沙丁胺醇(salbutamol)

对 β_2 受体有选择性的兴奋作用,对心血管的 β_1 受体作用较弱而心血管副作用较少。临床上主要用于支气管哮喘等疾病,后发现对子宫平滑肌也有松弛作用,而用作子宫平滑肌抑制药,防止早产。常见不良反应有肌肉震颤,此外尚有恶心、心悸、头痛、口干等。用量过大,可致血压升高,心率加快等。

常用药物制剂与用法

1. 缩宫素　注射剂:5 U/ml、10 U/ml;引产或催产时,用5%葡萄糖稀释,引产稀释为每500 ml中含5 U;催产稀释为每500 ml中含2.5 U,开始时滴速不超过8滴/分,以后逐渐调整滴速,直至产生有效宫缩。用于产后止血,10 U/次,静滴或静注。

2. 地诺前列酮　凝胶剂:1 mg、2 mg;开始剂量为 1 mg,注入阴道后穹窿部,用药后 6 h 重复给药1 mg或 2 mg。

3. 米索前列醇　片剂:0.2 mg;与米非司酮配合抗早孕,于第四日服用 0.2 ~ 0.4 mg;足月引产,开始剂量为 0.05 mg,以后根据宫缩情况调整。

4. 麦角新碱　片剂:0.2 mg、0.5 mg; 0.2 ~ 0.4 mg/次,3 次/日。注射剂:0.2 mg/ml、0.5 mg/2 ml;肌内或静脉注射, 0.2 ~ 0.5 mg/次,破腹产时可用 0.2 mg 直接注射于子宫肌层。极量: 0.5 mg/次, 1 mg/d。

5. 利托君　片剂:10 mg;注射剂:50 mg/5 ml;开始静脉注射剂量为 0.05 mg/min,以后逐渐调整剂量致理想效果,有效剂量为 0.15 ~ 0.35 mg/min。待宫缩停止 24 h 后改口服。

6. 沙丁胺醇　片剂:2 mg; 2 ~ 4 mg/次,3 次/日。

思 考 题

1. 子宫兴奋药分为哪几类,各类的代表药物有哪些?
2. 缩宫素与麦角新碱的药理作用和临床用途有何不同?
3. 缩宫素在催产引产时,剂量过大会发生什么严重后果?
4. 子宫平滑肌抑制药的临床意义是什么?

第二十五章

组胺及抗组胺药

学习目标

1. 掌握 H_1 受体阻断药和 H_2 受体阻断药的药理作用、临床应用和主要不良反应。
2. 了解组胺的生理活性。

第一节 组 胺

组胺是一种自体活性物质，具有很强的生物活性。广泛分布于体内各组织中，其中以皮肤、黏膜、胃肠和肺含量最高。在正常情况下，组胺以无活性的结合型储存于组织的肥大细胞中，血液的嗜碱性粒细胞颗粒中含量也较高。当机体发生变态反应、炎症反应或受到物理、化学等因素刺激时，就会引起这些细胞脱颗粒，并使组胺由结合型变为游离型释放。游离组胺立即与靶细胞上特异性组胺受体结合，并引起强烈的生物反应。组胺本身无治疗作用，但其阻断药却广泛用于临床。

组胺受体主要有 H_1、H_2 和 H_3 三种亚型。组胺扩张皮肤黏膜毛细血管、增加毛细血管通透性、收缩支气管平滑肌及胃肠平滑肌等效应是通过激动 H_1 受体实现的，称为 H_1 型效应。例如倍它司丁（抗眩啶）是特异性 H_1 受体激动剂，它能扩张内耳、脾、肝等血管，主要用于治疗内耳眩晕症。组胺增加胃酸分泌、增强心肌收缩力和加快心率等作用是通过激动 H_2 受体实现的，称为 H_2 型效应；组胺扩张小血管的作用，是激动 H_1 和 H_2 受体的结果；H_3 受体则主要与中枢及外周神经组胺的负反馈调节有关。组胺的生理作用及常见抗组胺药如表 25-1 所示。

表 25-1 组胺的主要生理效应及抗组胺药

所在组织	生理作用	受体类型	抗组胺药
平滑肌			
支气管平滑肌	收缩	H_1	异丙嗪
胃肠平滑肌	收缩	H_1	
心血管系统			
心室肌	收缩力增强	H_2	法莫替丁
血管	扩张、血压下降	H_1、H_2	

续表

所在组织	生理作用	受体类型	抗组胺药
毛细血管	通透性增加	H_1	氯苯那敏
外分泌腺			
胃壁细胞	胃液分泌增多	H_2	雷尼替丁
中枢及外周神经	组胺合成与释放减少	H_3	硫丙咪胺

第二节 抗组胺药

组胺受体阻断药是一类能竞争性阻断组胺与其受体结合，从而产生抗组胺作用的药物，故又称抗组胺药。

一、H_1 受体阻断药

常用的 H_1 受体阻断药有氨基醚类（如苯海拉明）、丙胺类（如氯苯那敏）、三环类（如赛庚啶）等，这些药物大多数具有乙基胺（$—CH_2—CH_2—N<$）的共同结构，乙基胺与组胺的侧链结构相似，对 H_1 受体有较强的亲和力，但无内在活性，故能与组胺竞争 H_1 受体，阻断组胺的 H_1 型效应而发挥抗过敏作用。人工合成的 H_1 受体阻断药很多，临床常用的有苯海拉明（苯那君）、异丙嗪（非那根）、氯苯那敏（扑尔敏）、赛庚啶等，这些通常被称为第一代 H_1 受体阻断药，大多存在一定的中枢镇静的副作用；而阿司咪唑（息斯敏）、特非那定（敏迪）等，则是第二代无嗜睡作用的 H_1 受体阻断药。但由于对心肌的不良反应，目前这类药的使用也受到一些质疑。常用 H_1 受体阻断药的作用特点如表 25-2 所示。

表 25-2　H_1 受体阻断药的药理作用比较

药　名	镇静作用	抗晕止吐	抗胆碱	作用维持时间（h）
异丙嗪（非那根）	强	中等	强	4～6
苯海拉明（苯那君）	强	中等	强	4～6
氯苯那敏（扑尔敏）	弱	无	中等	4～6
赛庚啶	弱	无	弱	4～8
苯茚胺	略兴奋	无	中等	6～8
阿司咪唑（息斯敏）	无	无	无	>12
特非那定（敏迪）	无	无	无	12～24
美克洛嗪（敏可嗪）	弱	强	弱	12～24

【体内过程】

多数 H_1 受体阻断药口服和注射吸收较好，15～30 min 起效，2～3 h 达血浓高峰，一般持续 4～6 h。阿司咪唑、特非那定因其代谢产物尚有活性，故作用时间可持续 12～24 h。药物在体内分布广泛，第一代的 H_1 受体阻断药都易进入中枢神经系统，并且与脑内的 H_1 受体有高度的亲和力。阿司咪唑、特非那定不易透过血-脑屏障，无明显中枢抑制作用。药物主要在肝内代谢后经肾排泄。

【药理作用】

1. 外周抗组胺作用　H_1 受体阻断药能完全对抗组胺引起的支气管、胃肠及子宫平滑肌的收缩作用，并能部分对抗组胺引起的血管扩张和毛细血管通透性增加。可缓解或消除内源性组胺释放引起的过敏症状。其机制是通过竞争性地与 H_1 受体结合，占据受体但无内在活性，从而发挥对抗组胺及其类似物的作用。对组胺 H_2 受体过度兴奋时引起胃酸分泌增多无效。

2. 中枢作用　第一代 H_1 受体阻断药有镇静与嗜睡作用。作用强度因个体敏感性和药物品种而异，以苯海拉明最强，氯苯那敏较弱。其机制可能是阻断中枢 H_1 受体的醒觉反应所致；苯茚胺与以上药物不同，略有中枢兴奋作用。第二代 H_1 受体阻断药特非那丁等因不易通过血脑屏障，几乎无中枢抑制作用。

3. 抗胆碱作用　第一代 H_1 受体阻断药大多有抗晕、镇吐作用，并能减少唾液腺和支气管腺体分泌，以苯海拉明、异丙嗪最为明显。这可能与中枢性抗胆碱作用有关，第二代 H_1 受体阻断药几无抗胆碱作用。

4. 其他作用　较大剂量的苯海拉明、异丙嗪有局麻作用和对心脏表现为奎尼丁样作用；赛庚啶有较强的抗 5-HT 作用。

【临床用途】

1. 变态反应性疾病　H_1 受体阻断药对组胺释放所引起的荨麻疹、花粉症和过敏性鼻炎等皮肤黏膜变态反应效果良好；对昆虫咬伤引起的皮肤瘙痒和水肿也有良效；对药疹和接触性皮炎有止痒效果；本类药物能对抗豚鼠由组胺引起的支气管痉挛，但因人类引起哮喘的活性物质很复杂，H_1 受体阻断药不能对抗其他活性物质的作用，因此对支气管哮喘患者几乎无效；另外，H_1 受体阻断药对过敏性休克无效，但用于输血输液反应有一定的防治效果。

2. 晕动病及呕吐　第一代 H_1 受体阻断药如苯海拉明、异丙嗪、布可立嗪、美克洛嗪由于有中枢和外周抗胆碱作用及对中枢的抑制作用，对晕动病、妊娠呕吐以及放射病呕吐有镇吐作用；茶苯海明（乘晕宁）是由氨茶碱与苯海拉明形成的复盐，其抗晕动作用较好，防晕动病应在乘车、船前 15 ~ 30 min服用。

3. 治疗失眠症　选用第一代 H_1 受体阻断药中对中枢抑制作用较强的如异丙嗪等可治疗失眠症，对于变态反应性疾病引起的焦虑失眠患者更为合适。

【不良反应】

1. 中枢神经系统反应　常见镇静、嗜睡、乏力等，服药期间需要高度集中精力工作者应慎用。少数患者则有烦躁、失眠。

2. 消化系统反应　可见口干、恶心、呕吐、腹泻或便秘等，宜餐后服用以减轻症状。阿司咪唑宜餐前 1 h 服用，以防食物影响药效发挥。

3. 抗胆碱作用　第一代 H_1 受体阻断药具有抗胆碱作用，故青光眼、尿潴留、幽门梗阻者禁用。

4. 其他反应　美克洛嗪可致动物畸胎，妊娠早期禁用。特非那定、阿司咪唑大剂量或长期应用，可能发生 QT 间期延长，产生尖端扭转型室性心动过速。

盐酸苯海拉明（diphenhydramine，苯那君）

口服吸收迅速，大部分在肝内羟基化及与葡萄糖醛酸结合后从尿中排出。除阻断 H_1 受体外，对中枢神经系统有较强的抑制作用，从而产生镇静、催眠效果。此外还有轻度的阿托品样作用和局麻作用。临床上用于皮肤过敏性疾病，如荨麻疹、虫咬皮炎、药疹、接触性皮炎等，但对过敏性鼻炎、支气管哮喘的效果较差。

盐酸异丙嗪（promethazine，非那根）

为氯丙嗪的衍生物，口服吸收迅速，主要在肝脏代谢。抗组胺作用与苯海拉明相似，同时有明显的中枢镇静作用。能增强麻醉药、催眠药、镇静药和局麻药的作用。降低体温、止吐作用较苯海拉明强。临床上除用于过敏性疾病以外，还常用于止吐以及与氯丙嗪合用于人工冬眠等。

氯苯那敏（chlorpheniramine，扑尔敏）

口服吸收快，抗组胺作用中等，临床上用于各种过敏性疾病，也常与复方阿司匹林配伍而用于缓解流泪、打喷嚏、流涕等感冒症状。因可诱发癫痫，故癫痫患者禁用。

赛庚啶（cyproheptadine）

有较强的 H_1 受体阻断作用，中度的抗 5-HT 作用和抗胆碱作用，还能抑制肥大细胞释放组胺等多种炎症介质,因此抗组胺作用比扑尔敏、异丙嗪强。用于过敏性皮肤病、过敏性鼻炎、混合性哮喘、过敏性支气管炎、原发性醛固酮增多症、神经性厌食、偏头痛、血管性头痛等。

苯茚胺(phenindamine,抗敏胺)

抗阻胺作用较异丙嗪弱,起效快,但对某些患者略有中枢兴奋作用,能加强麻醉药、催眠药、镇痛药的药效,能影响体温调节功能。用于荨麻疹、枯草热、过敏性鼻炎、过敏性胃肠道疾病及其他皮肤过敏性疾病。

美克洛嗪(meclozine,敏可静)

H_1 受体阻断药,其抗组胺作用、中枢抑制作用和止吐作用均较苯海拉明强。临床上主要用于荨麻疹等过敏性皮肤病。

阿司咪唑(astemizole,息斯敏)

为长效、强效 H_1 受体阻断药,不易通过血-脑屏障,无中枢镇静和抗胆碱作用。代谢产物主要随胆汁和肠道排泄,有肝肠循环。临床上除用于过敏性皮肤病外,也用于过敏性鼻炎等。长期服用可促进食欲和增加体重,每天超过 10 mg 可能引起心律失常。

特非那定(terfenadine,敏迪)

特异性外周 H_1 受体阻断药,口服吸收良好,达峰时间约为 2 h,半衰期约为 12 h。无抗 5-HT、抗胆碱作用,本品及其代谢产物不通过血脑屏障,故无中枢神经系统抑制作用。临床上主要用于各型荨麻疹、湿疹等过敏性皮肤病及过敏性鼻炎等。服用量过大可引起心律失常。

二、H_2 受体阻断药

H_2 受体阻断药是一类可拮抗组胺引起的胃酸分泌,主要用于治疗消化性溃疡的药物。临床常用的 H_2 受体阻断药有西咪替丁(cimetidine,甲氰咪胍)、雷尼替丁(ramitidine,呋喃硝胺)、法莫替丁(famotidine)等。

西咪替丁(cimetidine,甲氰咪胍)

【体内过程】

H_2 受体阻断药口服给药吸收迅速,1 ~2 h 血浆浓度达到高峰。半衰期为 2 h,持续作用时间约为 4 h。生物利用度为 60% ~75%。可透过血-脑屏障,血浆蛋白结合率为 25%,30% 的药物在肝内代谢,40% ~70% 以原形经尿排泄,肾功能不全者应适当减少剂量。

【药理作用】

1. 抑制胃酸分泌的作用　西咪替丁竞争性拮抗胃壁细胞膜上 H_2 受体,有显著抑制胃酸分泌作用,能显著抑制基础和夜间胃酸分泌,也能抑制由组胺、五肽胃泌素、胰岛素、食物及茶碱等所引起的胃酸分泌。同时还能轻度抑制胃蛋白酶的分泌。

2. 其他作用　西咪替丁能拮抗组胺对离体心脏的正性肌力作用和正性频率作用,也能部分拮抗组胺的血管舒张和降压作用。

【临床用途】

用于治疗胃和十二指肠溃疡,能减轻疼痛,促进愈合。尤以对十二指肠溃疡效果更佳,优于胃溃疡,一般 4 ~6 周为 1 个疗程。也可用于胃食管反流症、革-艾综合征、急性上消化道出血、胃泌素瘤等。

【不良反应】

1. 中枢神经系统　常见头痛、头晕、乏力、嗜睡,剂量过大时,可出现躁动不安、精神错乱、幻觉、惊厥等中枢症状。

2. 消化系统　可出现口干、恶心、呕吐及便秘,一过性谷丙转氨酶增高,偶尔可致中毒性肝炎及急性胰腺炎。

3. 其他　长期服用较大剂量有对抗雄激素作用,男性患者可出现乳房发育、阳痿和性欲减退,女性患者可出现溢乳。少数患者可发生粒细胞减少、再生障碍性贫血等。

雷尼替丁(ramitidine,呋喃硝胺)

选择性比西咪替丁高,抑制胃酸分泌作用和胃黏膜保护作用与西咪替丁相似,但抗酸作用较强,为西咪替丁的4~10倍。治疗量不改变血催乳素、雄激素浓度。口服易吸收,生物利用度约为52%,达峰时间1~2 h,作用维持8~12 h,半衰期2~3 h。可缓解溃疡病症状,促进溃疡愈合,减少复发。常见的不良反应有头痛、头晕、幻觉、躁狂等,静脉注射可致心动过缓,偶见白细胞、血小板减少、血清转氨酶升高,男性乳房发育等,停药后恢复。

法莫替丁(famotidine)

法莫替丁作用与西咪替丁相似,但抑制胃酸分泌作用较强,约为西咪替丁的40~50倍,为雷尼替丁的7~10倍,无抗雄激素作用,也不影响血催乳素浓度。本药口服易吸收,生物利用度约50%,达峰时间2~3 h,作用维持12 h以上,血浆半衰期约为3 h。口服用于消化性溃疡、返流性食管炎;对草-艾综合征及上消化道出血患者可采用静脉给药。不良反应发生率约25%,偶见口干、恶心、食欲不振、腹泻及血清转氨酶升高;极少数患者可见头痛、心率加快、血压升高等。在减量或停药后恢复正常。

常用药物制剂与用法

1. 盐酸苯海拉明 片剂:25 mg; 25~50 mg/次, 2~3 次/日。注射剂:20 mg/1 ml;肌内注射,20 mg/次, 1~2次/日。
2. 盐酸异丙嗪 片剂:12.5 mg、25 mg; 12.5~25 mg/次, 2~3 次/日。注射剂,:50 mg/2 ml; 25~50 mg/次,肌内注射。
3. 美克洛嗪 片剂:25 mg; 25 mg/次, 2 次/日。
4. 氯苯那敏 片剂:4 mg;4 mg/次, 3 次/日。注射剂:10 mg/ml; 5~10 mg/次,肌内注射。
5. 苯茚胺 片剂:25 mg; 25~50 mg/次, 2~3 次/日。
6. 赛庚定 片剂:2 mg; 4 mg/次, 3 次/日。
7. 阿司咪唑 片剂:10 mg;10 mg/次, 1 次/日。
8. 特非那定 片剂:60 mg; 60 mg/次, 2 次/日。

思 考 题

1. 简述组胺 H_1 受体阻断药的药理作用和不良反应。
2. 苯海拉明为何对皮肤、黏膜变态反应性疾病效果好,而对支气管哮喘疗效差?
3. H_2 受体阻断药如何发挥抗消化性溃疡的作用?

第六篇

作用于内分泌系统药

第二十六章

肾上腺皮质激素类药

学习目标

1. 掌握糖皮质激素的药理作用、临床用途及不良反应。
2. 理解糖皮质激素的禁忌证及给药方法。
3. 了解糖皮质激素的体内过程及作用机制。

肾上腺皮质激素(adrenocortical hormones)是肾上腺皮质所分泌的激素的总称,属甾体类化合物。按其主要生理作用可分为三类:① 盐皮质激素(mineralocorticoids),由外层球状带细胞分泌,包括醛固酮和去氧皮质酮等。② 糖皮质激素(glucocorticoids, GC),由中层束状带细胞合成和分泌,包括氢化可的松和可的松等,其分泌和生成受促皮质素(adreno-corticotropic hormone,ACTH)调节。③ 性激素(sex hormones),由内层网状带细胞所分泌(详见第二十九章),包括雄激素和雌激素。通常所指肾上腺皮质激素是前两者。

临床上常用的皮质激素主要指糖皮质激素,其作用广泛而复杂,在生理剂量下主要影响体内的糖、蛋白质、脂肪的代谢,及调节水和电解质的平衡。糖皮质激素的合成与分泌受腺垂体 ACTH 的调节。肾上腺皮质激素类药物是指具有肾上腺皮质激素相似或相同生物活性的药物,多为人工合成,有广泛的临床应用,但不良反应亦较多,使用时应谨慎。

第一节　糖皮质激素类药

【体内过程】

糖皮质激素类药口服、注射及局部给药均可被吸收。氢化可的松入血后 90% 与血浆蛋白结合,其中 80% 与皮质激素转运球蛋白(corticosteroid binding globulin,CBG)结合,肝肾疾病时 CBG 含量减少,易发生不良反应。主要在肝脏生物转化,可的松和泼尼松无生物活性,必须在肝内转化为氢化可的松和泼尼松龙后才能发挥作用,严重肝功不全者不易发生这种转化,故宜改用氢化可的松或泼尼松龙。

糖皮质激素类药按作用时间的长短,可分为短效、中效及长效三类(表 26-1)。

表 26-1 常用糖皮质激素类药分类及作用比较

	药 物	水盐代谢（比值）	糖代谢（比值）	抗炎作用（比值）	等效剂量（mg）	半衰期（min）	维持时间（h）
短效	氢化可的松	1	1	1	20	90	8～12
	可的松	0.8	0.8	0.8	25	90	8～12
中效	泼尼松	0.6	3.5	3.5	5	>200	12～36
	泼尼松龙	0.6	4	4	5	>200	12～36
	曲安西龙	0	5	5	4	>200	12～36
长效	地塞米松	0	30	30	0.75	>300	36～54
	倍他米松	0	30～35	25～30	0.6	>300	36～54
外用	氟氢可的松	125		12			
	氟轻松			40			

【药理作用】

糖皮质激素在超生理剂量时除影响物质代谢外，还可产生抗炎、免疫抑制等作用，常称为药理作用。

1. 抗炎作用　糖皮质激素类药有快速、强大而非特异性的抗炎作用，能对抗各种原因引起的炎症反应。在炎症的早期，应用糖皮质激素类药可减轻红、肿、热、痛等症状；在炎症后期可防止粘连和瘢痕形成，减轻炎症后遗症。

但必须注意，炎症反应是机体的一种防御功能，炎症后期的反应也是组织修复的重要过程，故糖皮质激素类药在抑制炎症、减轻症状的同时，也降低了机体的防御和修复功能，可导致感染扩散和延缓创口愈合。

糖皮质激素类药的抗炎机制十分复杂，目前尚未完全阐明。现在认为体的一种防御功能，炎症后期的增生反应也是组织修复的重要过程，故糖皮质激素类药在抑制炎症、减轻症状的同时，也降低了机体的防御和修复功能，可导致感染扩散和延缓创口愈合。糖皮质激素类药可能通过以下几个方面而抑制炎症过程：

(1) 抑制前列腺素、白三烯等炎性介质的产生及释放。

(2) 调节白细胞介素、肿瘤坏死因子、γ-干扰素等细胞因子的产生。

(3) 抑制一氧化氮合酶的活性，使一氧化氮生成减少。

(4) 收缩血管，降低血管的通透性。

(5) 影响炎细胞的凋亡。

2. 免疫抑制作用　糖皮质激素类药对免疫过程的许多环节均有抑制作用：抑制巨噬细胞对抗原的吞噬和处理；促进淋巴细胞的破坏和解体，促其移出血管而减少循环中淋巴细胞数量；小剂量主要抑制细胞免疫；大剂量时减少 B 细胞的转化及抗体生成而抑制体液免疫功能。

3. 抗毒作用　可提高机体对内毒素的耐受力，能迅速退热并缓解中毒症状。这与其稳定溶酶体膜及抑制下丘脑体温调节中枢有关。但糖皮质激素类药并不能直接中和内毒素。

4. 抗休克作用　超大剂量糖皮质激素类药可产生抗休克作用，其原因除抗炎、免疫抑制及抗毒作用外，可能还与下列因素有关：① 加强心肌收缩力，使心输出量增多；② 使痉挛血管扩张，改善微循环；③ 稳定溶酶体膜，减少心肌抑制因子(myocardio-depressant factor, MDF)的形成，从而防止 MDF 所致的心肌收缩无力与内脏血管收缩。

5. 其他作用

(1) 对血液成分的影响：糖皮质激素类药能刺激骨髓造血功能，使红细胞、血红蛋白、血小板增多，使血中性粒细胞数量增加，但其功能降低。另一方面，糖皮质激素类药可使淋巴组织萎缩，导致血淋巴细胞、单核细胞和嗜酸性粒细胞计数明显减少。

(2) 退热作用:糖皮质激素类药有迅速而良好的退热作用,可能与其能抑制体温调节中枢、稳定溶酶体膜、减少内源性致热原的释放有关。但仅能缓解发热症状,故在诊断未明前,不可滥用以免掩盖病情使诊断困难。

(3) 对中枢神经系统的影响:糖皮质激素类药能提高中枢神经系统兴奋性,可出现欣快、不安、激动、失眠,并产生焦虑及不同程度的躁狂等异常行为,甚至诱发癫痫或精神失常。

【作用机制】

糖皮质激素类药的作用多是通过与细胞中的糖皮质激素受体(glucocorticoid receptor, GR)结合,经由信号转导,增加或减少靶基因的表达而实现的。

【临床用途】

其临床用途较广,对许多疾病仅能缓解症状,但不能根治,且易复发,故切忌滥用。

1. 替代疗法　替代治疗主要用于急、慢性肾上腺皮质功能不全、脑垂体前叶功能减退及肾上腺次全切除术后作糖皮质激素的补充治疗。

2. 治疗严重感染或防治炎症后遗症　原则上限于严重感染并伴有明显中毒症状者,如中毒性菌痢、暴发型流行性脑膜炎、中毒性肺炎、重症伤寒、急性粟粒性肺结核、猩红热及败血症等。应用糖皮质激素类药的目的在于抑制对机体炎症和变态反应,迅速缓解症状,防止脑、心等重要器官的损害,有助于患者度过危险期。但必须注意,糖皮质激素类药没有抗菌作用,同时还降低机体的防御功能,故在治疗严重感染性疾病时须与足量有效抗生素合用。

病毒性感染一般不用糖皮质激素类药,因其无抗病毒作用,且用后可使感染扩散和加重。但对严重传染性肝炎、流行性腮腺炎、流行性乙型脑炎、麻疹等,为了迅速控制症状,防止并发症产生,也可考虑应用。

对某些特殊脏器的炎症,感染虽不严重,但为了避免组织粘连或瘢痕形成,应早期应用糖皮质激素类药,以减轻症状及防止后遗症的发生。

3. 自身免疫性疾病、过敏性疾病及器官排斥反应　对于自身免疫性疾病例如风湿热、肾病综合征、风湿性及类风湿关节炎、系统性红斑狼疮等,过敏性疾病如血清病,过敏性皮炎、过敏性鼻炎、顽固性重症支气管哮喘等,以及器官排斥反应,应用此类药物通过免疫抑制作用,可迅速缓解症状,但停药后易复发。上述疾病应采取综合治疗,糖皮质激素类药不是首选药,仅在使用其他药物无效或不能耐受时应用。

4. 休克　适用于各种休克,特别是感染性休克,有助于患者度过危险期。须与抗生素合用,可在早期大剂量突击使用。对过敏性休克,可与首选药肾上腺素合用。对于心源性休克须结合病因治疗。对低血容性休克,应首先补足液体、电解质或血液,疗效不明显可合用超大剂量糖皮质激素类药。

5. 血液病　用于治疗儿童急性淋巴细胞性白血病、再生障碍性贫血、粒细胞减少症、血小板减少症等,停药后易复发。

6. 局部应用　用于治疗接触性皮炎、湿疹、肛门瘙痒、银屑病等,也可局部用于眼前部的炎症如结膜炎、角膜炎、虹膜睫状体炎,对于眼后部炎症如脉络膜炎、视网膜炎则需全身或球后给药。

【不良反应】

多是大量长期应用或应用不当引起的,常为糖皮质激素生理功能的延续和加强。

1. 长期大量应用所引起的不良反应

(1) 医源性肾上腺皮质功能亢进征:又称类肾上腺皮质功能亢进征,是长期大量用药引起物质与水盐代谢紊乱所致。表现为满月脸、水牛背、皮肤变薄、痤疮、多毛、水肿、高血压、动脉硬化、低血钾、糖尿、肌无力与肌萎缩等(图 26-1)。多不需特殊治疗,停药后症状自行消失。必要时可对症治疗,如应用抗高血压药、降糖药、氯化钾及低盐、低糖、高蛋白饮食。

(2) 诱发或加重感染:糖皮质激素类药可抑制机体的免疫功能,且无抗菌作用,故长期应用可诱发或加重感染,特别是抵抗力低下者。由于用药时患者往往自我感觉良好,掩盖感染发展的症状,故在长程治疗之前应先全面体检，排除潜在的感染，必要时需与有效抗菌药合用，特别注意对潜在结核病灶的防治。

(3) 诱发或加重溃疡：由于糖皮质激素类药增加胃酸与胃蛋白酶的分泌，减少胃黏液产生，阻碍组织修复以及减弱前列腺素保护胃壁的功能，故可诱发或加重胃、十二指肠溃疡，甚至出血或穿孔。

(4) 诱发高血压和动脉硬化：与长期使用糖皮质激素类药后水钠潴留、血脂升高有关。

(5) 诱发糖尿病：与调节糖代谢，升高血糖有关。

(6) 诱发精神失常或癫痫发作：与中枢兴奋作用有关。

(7) 其他：可使眼内压升高以及引起白内障等眼部并发症，长期应用可造成骨质疏松，严重者可致自发性骨折、骨缺血性坏死。此外，由于抑制蛋白质的合成，糖皮质激素类药可延缓创伤患者的伤口愈合。在儿童因抑制生长激素分泌和造成负氮平衡，应用糖皮质激素类药可抑制生长发育。

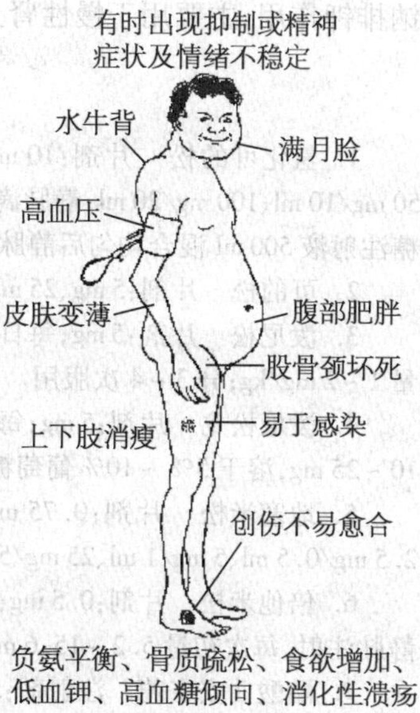

图 26-1　医源性肾上腺皮质功能亢进征

2. 停药反应

(1) 医源性肾上腺皮质功能不全：长期应用超生理剂量糖皮质激素类药，因外源性糖皮质激素类药反馈性抑制 ACTH 的分泌，使内源性皮质激素释放减少及肾上腺皮质萎缩。一旦突然停药，则可出现肾上腺皮质功能不全，表现为恶心、呕吐、食欲不振、肌无力、低血糖、低血压等，尤其机体处于应激状态如感染、外伤、出血、手术等，甚至可出现肾上腺危象。故对于长期使用糖皮质激素类药的患者，应注意下述问题：① 不可骤然停药，应缓慢减量；② 尽量减低每天维持量或采用隔日给药法；③ 在停药数月或更长时间内如遇应激情况，应及时给予足量的糖皮质激素类药。

(2) 反跳现象及停药症状：糖皮质激素类药突然停药或减量过快可致原病复发或恶化，称为“反跳现象”。其原因是对药物产生了依赖性，或药物用量不足病情尚未控制所致。长期用药因减量太快或突然停药时尚出现一些新症状，如肌痛、肌强直、关节痛、疲乏无力、情绪消沉、发热等，称为“停药症状”。

【禁忌证】

肾上腺皮质功能亢进征、严重的精神病和癫痫、活动性消化性溃疡、手术后、创伤修复期、骨折后、骨质疏松、严重高血压、中度以上糖尿病、角膜溃疡、青光眼、白内障、孕妇、抗菌药物不易控制的感染，如水痘、麻疹、真菌感染等均可列为禁忌。当适应证与禁忌证同时存在时，应权衡利弊，慎重决定。通常病情危重的适应证，虽有禁忌证存在，仍应选用以帮助患者度过危险期，但其后尽早停药。

【疗程及用法】

1. 大剂量突击疗法　适用于危重症的急救，如严重中毒性感染及各种休克。

2. 一般剂量长程疗法　适用于反复发作、累及多种器官的慢性疾病，如结缔组织病、肾病综合征、顽固性支气管哮喘等。

3. 隔日疗法　在长程疗法中对某些慢性疾病可采用隔日一次给药法，即将两天的总药量在隔日早晨一次给予，可减轻对肾上腺皮质功能抑制。其理论依据是肾上腺皮质分泌糖皮质激素具有昼夜节律性。

4. 小剂量替代疗法　用于腺垂体功能减退、艾迪生病及肾上腺皮质次全切术后。

5. 局部用药　用于眼病和皮肤病等。

第二节　盐皮质激素

盐皮质激素有**醛固酮**和**去氧皮质酮**，对维持机体正常水、电解质代谢起重要作用，具有明显的保钠排钾作用,主要用于慢性肾上腺皮质功能减退症。

常用药物制剂与用法

1. 氢化可的松　片剂:10 mg、20 mg;替代疗法:20～40 mg,早晨一次服。注射剂:10 mg/2 ml、25 mg/5 ml、50 mg/10 ml、100 mg/20 ml;静脉滴注 100～200 mg 或更多,每日 1～2 次,临用时与生理氯化钠注射液或 5% 葡萄糖注射液 500 ml 混合均匀后静脉滴注。软膏:0.5%～2.5% 外用。

2. 可的松　片剂:5 mg、25 mg;替代疗法:每次 12.5～25 mg,每日 25～100 mg。

3. 泼尼松　片剂:5 mg;每日 5～15 mg,早晨起床后服用 2/3,下午服用 1/3;抗炎:每日 5～60 mg;儿童每日剂量 1～2 mg/kg;分 3～4 次服用。

4. 泼尼松龙　片剂:5 mg;每日 10～40 mg,分 2～3 次,维持量每日 5～10 mg。注射剂:25 mg/ml,静滴,每次 10～25 mg,溶于 5%～10% 葡萄糖溶液 500 ml 中应用。

5. 地塞米松　片剂:0.75 mg;每日 0.75～6 mg,分 2～4 次服用,维持剂量每日 0.5～0.75 mg。注射剂:2.5 mg/0.5 ml、5 mg/1 ml、25 mg/5 ml;肌肉注射,每次 8～16 mg,间隔 2～3 周 1 次。

6. 倍他米松　片剂:0.5 mg;每日 0.5～2 mg,分 2 次服用,维持量为每日 0.5～1 mg。注射剂:5.26 mg/1 ml;静脉注射,每次初量 5.2～15.6 mg。

7. 醋酸曲安奈德　注射剂:5 mg/ml、10 mg/ml、50 mg/5 ml、200 mg/5 ml;肌内注射,每次 20～100 mg,1 周1 次;皮下或关节腔内注射,一般每次 2.5～5 mg。

8. 氟轻松　霜剂、软膏剂:0.01%～0.025%,局部外用,每日 3～4 次。

思 考 题

1. 简述糖皮质激素类药的药理作用。
2. 为什么病毒感染一般不用糖皮质激素类药?
3. 试分析糖皮质激素类药抗炎作用的利弊。
4. 分析糖皮质激素类药的不良反应与其药理、生理作用的关系。
5. 糖皮质激素类药用于急性严重细菌感染时应注意什么? 为什么?

第二十七章

甲状腺激素及抗甲状腺药

学习目标

1. 掌握甲状腺激素的药理作用、临床用途、不良反应及抗甲状腺药的作用机制、临床用途。
2. 理解甲状腺激素的合成、储存、分泌与调节。
3. 了解甲状腺激素的体内过程。

甲状腺激素由甲状腺滤泡上皮细胞所分泌，是维持机体正常代谢和生长发育所必需的激素。甲状腺功能低下或亢进，会引起各种临床症状，应以甲状腺激素或抗甲状腺药治疗。

第一节　甲状腺激素

甲状腺激素包括**甲状腺素**(thyroxine，T_4)和**三碘甲状腺原氨酸**(triiodothyronine，T_3)，由甲状腺合成和分泌。

1. 碘的摄取　甲状腺具有高度摄碘和浓集碘的能力，腺泡细胞靠碘泵主动摄取血液循环中的碘化物。

2. 合成　碘化物在过氧化物酶作用下被氧化成较高氧化状态的活性碘(I^0 或 I^+)，活性碘与甲状腺球蛋白(thyroglobulin，TG)上的酪氨酸残基结合，生成一碘酪氨酸(monoiodotyrosine，MIT)和二碘酪氨酸(diiodotyrosine，DIT)。在过氧化物酶作用下，两个 DIT 分子缩合而生成 T_4，一个 DIT 分子和一个 MIT 分子缩合则生成 T_3。合成的 T_4、T_3 贮存于腺泡腔的胶质中。

3. 释放　在蛋白水解酶作用下，甲状腺球蛋白分解并释出 T_4、T_3 进入血液。20% 的 T_3 直接由甲状腺分泌，其余 80% 由外周 T_4 转化而成。

4. 调节　垂体分泌的促甲状腺激素(thyroid-stimulating hormone，TSH)促进甲状腺激素合成和分泌，TSH 的分泌又受下丘脑分泌的促甲状腺激素释放激素(thyrotropin-releasing hormone，TRH)的调节。而血中 T_4 和 T_3 浓度对 TSH 和 TRH 的释放均有负反馈调节作用(图 27-1)。

【体内过程】

口服易吸收，血浆蛋白结合率在 99% 以上，主要是与甲状腺结合球蛋白结合，T_3 对血浆蛋白的亲

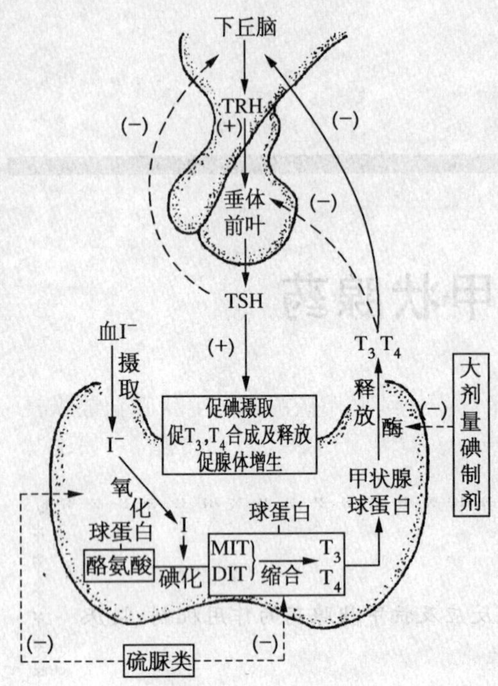

图 27-1 甲状腺激素的生物过程及抗甲状腺药的作用环节

和力低于 T_4,故 T_3 作用快而强,维持时间短,T_4 则作用弱而慢,维持时间较长。主要在肝内代谢,经肾排泄。

【药理作用】

1. 维持正常生长发育 甲状腺激素为人体正常生长发育所必需,能促进蛋白质合成及骨骼、中枢神经系统的生长发育,甲状腺激素分泌不足或过量都可引发疾病。如果婴幼儿分泌不足引起呆小病(克汀病);成人甲状腺功能低下者,可引起黏液性水肿。

2. 促进代谢 甲状腺激素能维持蛋白质、糖、脂肪正常代谢,促进物质氧化,使耗氧量增加,基础代谢率升高,产热量增多。甲亢时,常有怕热多汗、疲乏无力、消瘦等症状。甲状腺功能低下时,基础代谢率降低,产热减少,患者畏寒怕冷。

3. 提高机体交感-肾上腺系统的感受性 甲状腺激素可使肾上腺素受体上调,维持中枢神经的兴奋性,提高机体对儿茶酚胺类的反应性,使心率加快、心肌收缩力增加、心排出量增加。

【临床用途】

主要用于甲状腺功能减退症的替代治疗。

1. 呆小病 患儿应尽早诊治,若治疗过晚,躯体虽可发育正常,但智力仍然低下。甲状腺激素治疗应从小剂量开始并逐渐增加剂量,有效者应终身治疗,并随时调整剂量。

2. 黏液性水肿 儿童和青年可迅速采用足量,老年、循环系统严重疾患等须慎用。伴有垂体功能低下者,应先给皮质激素再给予甲状腺激素。

3. 单纯性甲状腺肿 以含碘食盐、食物预防为主,亦可用甲状腺激素作补充治疗。适量甲状腺激素可抑制 TSH 分泌,缓解或减轻腺体增生。

【不良反应】

过量使用引起甲亢的临床表现,如心悸、多汗、失眠、手震颤、体重减轻等,重者可出现腹泻、呕吐、发热、脉搏快而不规则等,必要时用 β 受体阻断药对抗。糖尿病、冠心病、快速型心律失常患者禁用。

第二节 抗甲状腺药

用以治疗甲状腺功能亢进,能暂时或长期控制其症状的药物统称为抗甲状腺药。目前常用的有硫脲类、碘和碘化物、放射性碘和 β 受体阻断药等 4 类。

一、硫脲类

硫脲类(thioureas)是常用的抗甲状腺药,包括:甲硫氧嘧啶(methylthiouracil,MTU)、丙硫氧嘧啶(propylthiouracil,PTU)、甲巯咪唑(thiamazole,他巴唑)、卡比马唑(carbimazole,甲亢平)。

【体内过程】

硫脲类药物口服吸收迅速,20~30 min 起效,2 h 血药浓度达峰值,生物利用度为 80%。血浆蛋白结合率约为 75%,分布于全身各组织,以甲状腺浓集较多,能通过胎盘,易进入乳汁,因此妊娠和哺乳妇女应慎用或不用。主要经肝代谢灭活,半衰期约为 2 h。

【药理作用】

1. 抗甲状腺作用 硫脲类抑制甲状腺激素的合成主要是通过抑制过氧化物酶,使碘离子不能氧化成活性碘,从而阻止了酪氨酸的碘化及碘化酪氨酸的缩合,抑制了 T_4 和 T_3 的合成,但对已合成的激素无影响。

2. 抑制周围组织的 T_4 脱碘生成 T_3　丙硫氧嘧啶在外周还能抑制周围组织的 T_4 脱碘生成 T_3,并能迅速降低血清中生物活性较强的 T_3 水平,故在甲状腺危象、重症甲状腺功能亢进、妊娠甲状腺功能亢进时常列为首选。

3. 免疫抑制作用　硫脲类能轻度抑制免疫球蛋白的合成,使血液循环中甲状腺刺激性免疫球蛋白下降。故对自身免疫性甲亢除能控制高代谢症状外,还具有一定的病因治疗作用。

【临床用途】

1. 甲状腺功能亢进的内科治疗　适用于轻度、不适于手术和放射性碘治疗的甲状腺功能亢进患者,也可作为放射性碘治疗的辅助疗法。

2. 甲状腺功能亢进手术术前准备　对需手术的患者,术前应连续服用硫脲类至甲状腺功能恢复正常,以减少麻醉和手术后的并发症及术后甲状腺危象的产生。但因用药后 TSH 分泌增多,使甲状腺体增生和血管增生。因此,需在手术前两周加服大剂量碘剂使甲状腺缩小、变硬,减少充血,便于手术进行。

3. 甲状腺危象的辅助治疗　应使用大剂量碘剂阻止甲状腺激素的释放和对症治疗,其次用大剂量丙硫氧嘧啶作辅助治疗,若与 β 受体阻断药合用则疗效更好。

【不良反应】

1. 一般反应　多为胃肠道反应,表现为厌食、呕吐、腹痛、腹泻等;还有头痛、关节痛和眩晕等。

2. 变态反应　皮疹、发热、荨麻疹等轻度变态反应较常见,停药后可自行消退。

3. 粒细胞缺乏症　为最严重反应,发生率为 0.3% ~0.6%,老年人较易发生。多在用药后 2 ~3 个月发生,应定期检查血象。

4. 甲状腺肿和甲状腺功能减退　为用药剂量过大所致,多不严重,及时停药后可自愈,必要时可考虑替代疗法。

甲状腺癌、结节性甲状腺肿等患者禁用。

二、碘和碘化物

碘(iodine)是人体内必需的微量元素之一,正常人每日需碘 100 ~150 μg。目前常用复方碘口服液,又称卢戈液,含碘 5%、碘化钾 10%,也可单用碘化钾或碘化钠。

【药理作用】

1. 小剂量碘剂促进甲状腺激素合成　碘是甲状腺激素合成的原料。当碘摄入量不足时,甲状腺激素合成减少,反馈性地使 TSH 分泌增多,刺激甲状腺组织增生性肥大,称为单纯性甲状腺肿。

2. 大剂量碘剂产生抗甲状腺作用　大剂量的碘通过抑制甲状腺球蛋白水解酶,使甲状腺激素不能和甲状腺球蛋白解离;其次,可通过抑制过氧化物酶,影响酪氨酸碘化和碘化酪氨酸的缩合,使 T_4、T_3 合成减少;此外,大剂量的碘剂能抑制垂体分泌 TSH,使甲状腺缩小。

【临床用途】

1. 单纯性甲状腺肿　在单纯性甲状腺肿流行地区,在食盐中按 $1/10^5 \sim 1/10^4$ 的比例加入碘化钾或碘化钠可防止发病。

2. 甲状腺功能亢进手术前准备　在硫脲类药物控制症状的基础上,于术前 2 周加用大剂量的碘,以纠正硫脲类引起的腺体增生、充血,有利于手术进行并减少出血。

3. 甲状腺危象　大剂量的碘剂可阻止甲状腺激素的释放,需同时配合服用硫脲类药物。

【不良反应】

1. 变态反应　表现为皮疹、药热、皮炎、血管神经性水肿,严重者可因上呼吸道黏膜水肿及喉头水肿而窒息。停药后即可消退,必要时给予抗过敏治疗。

2. 慢性碘中毒　长期应用可出现咽喉烧灼感、流涎、鼻炎和结膜刺激症状等,停药后可消退。

3. 诱发甲状腺功能紊乱　久用可诱发甲状腺功能亢进。碘能进入乳汁并能通过胎盘，引起新生儿甲状腺肿，严重者可压迫气管而致命，故孕妇与哺乳妇女慎用。

三、放射性碘

临床上用的放射性碘（radioiodine）是^{131}I，^{131}I半衰期为8 d，用药后2个月内可消除99%以上的放射性，故临床最为常用。

【药理作用】

甲状腺有高度的摄碘能力。^{131}I被甲状腺摄取浓集后，释放出β线（99%）和γ线（1%）。β射线在组织内射程为2 mm，辐射损伤仅限于甲状腺内，较少影响周围其他组织。γ线射程远，在体外可测得，故可用于测定甲状腺摄碘功能。

【临床用途】

1. 甲状腺功能亢进治疗　适用于不宜手术、手术后复发或其他药物无效者及过敏者。

2. 甲状腺摄碘功能测定　小剂量^{131}I可用于测定甲状腺摄碘功能。应注意试验前两周应停用一切可能影响甲状腺碘摄取和利用的药物和食物。

【不良反应】

剂量过大易致甲状腺功能低下，一旦发生可补充甲状腺激素以对抗，服^{131}I前2～4周应避免用碘剂及其他含碘食物。^{131}I禁用于妊娠甲状腺功能亢进、儿童甲状腺功能亢进及重症甲状腺功能亢进患者。

四、β受体阻断药

β受体阻断药主要通过阻断β受体，减轻甲状腺功能亢进患者交感-肾上腺系统兴奋症状，此外，还可抑制甲状腺激素分泌及外周组织T_4脱碘成为T_3。以阿替洛尔、美托洛尔等较为常用。

临床主要用于控制甲亢症状、甲状腺功能亢进术前准备及甲状腺危象的辅助治疗。甲状腺功能亢进患者用药后，可迅速减轻焦虑、震颤及窦性心动过速等症状；甲状腺功能亢进手术前应用大剂量本类药物可避免甲状腺充血，缩短手术时间，利于手术进行；静脉注射给药可帮助甲状腺危象患者度过危险期。若与硫脲类合用则疗效更佳。

常用药物制剂与用法

1. 甲状腺素　片剂：10 mg、30 mg、40 mg、60 mg；10～40 mg/次，20～120 mg/d。极量，160 mg/d。

2. 左旋甲状腺素　片剂：25 μg、50 μg、100 μg；25～50 μg/次，每日1次，每2周递增至50 μg，最大剂量为150～300 μg/d，维持量为100～200 μg/d。

3. 复方碘溶液　口服液：含碘5%，碘化钾10%；每次极量：1 ml，每日极量：3 ml。

4. 丙硫氧嘧啶　片剂：50 mg、100 mg；0.05～0.1 g/次，0.15～0.3 g/d；极量：0.2 g/次，0.6 g/d。

5. 甲巯咪唑　片剂：5 mg；每次10～20 mg，30～60 mg/d；维持量：5～10 mg/d。

思考题

1. 试比较丙硫氧嘧啶和大剂量碘剂的作用原理、作用特点和临床应用。
2. 大剂量碘制剂于甲状腺手术前用药的意义有哪些？
3. 治疗甲状腺功能亢进的药物有哪几类？举例说明。

第二十八章

胰岛素和口服降血糖药

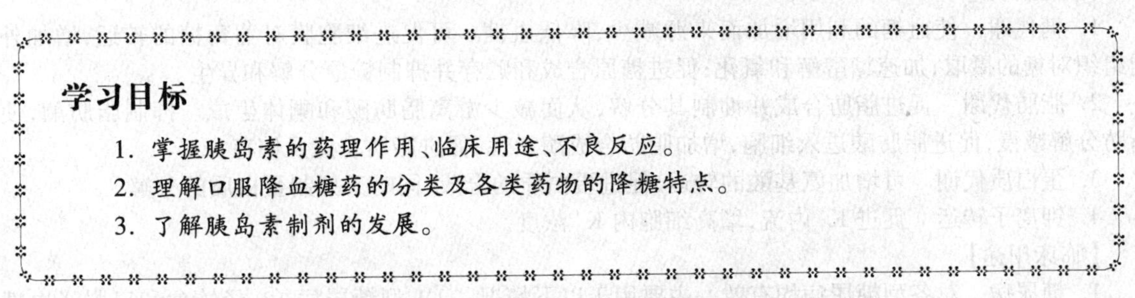

学习目标

1. 掌握胰岛素的药理作用、临床用途、不良反应。
2. 理解口服降血糖药的分类及各类药物的降糖特点。
3. 了解胰岛素制剂的发展。

胰岛素(insulin)及口服降血糖药(oral hypoglycemic drugs)是临床用于治疗糖尿病的药。糖尿病是由遗传和环境等因素导致的胰岛素绝对或相对不足,引起糖、脂肪、蛋白质代谢异常,而以慢性高血糖为主要表现的一组临床综合征。糖尿病在临床可分类为 1 型和 2 型糖尿病,即胰岛素依赖性糖尿病(insulin-dependent diabetes mellitus,IDDM)和非胰岛素依赖性糖尿病(non-insulin-dependent diabetes mellitus,NIDDM)。

第一节　胰　岛　素

胰岛素是由胰岛 β 细胞分泌的一种分子量为 56kD 的酸性蛋白质,药用胰岛素多从猪、牛胰腺提取,目前通过基因重组技术合成的人胰岛素已成临床治疗的主流。

【体内过程】

胰岛素易被消化酶破坏,口服无效,需注射给药,皮下注射吸收快。血浆蛋白结合率低于 10%,主要经肝、肾灭活。半衰期为 9 ~ 10 min,作用可维持数小时。为延长其作用时间,可制成中效及长效制剂(表 28-1)。

表 28-1　胰岛素制剂分类

分类制剂	给药途径	作用时间(h)			给药时间和次数
		起效	高峰	维持	
短效					
正规胰岛素	皮下、静脉	0.3 ~ 0.7	2 ~ 4	5 ~ 8	餐前半小时,3 ~ 4 次/日,急症用

续表

分类制剂	给药途径	作用时间(h)			给药时间和次数
		起效	高峰	维持	
半慢胰岛素锌混悬液	皮下	0.5～1.0	2～8	12～16	餐前半小时,3～4 次/日
中效					
低精蛋白锌胰岛素	皮下	1～2	6～12	18～24	早餐前 1h,1 次/日或早餐、晚餐前 1h 各 1 次
慢胰岛素锌混悬液	皮下	1～2	6～12	18～24	同低精蛋白锌胰岛素
长效					
精蛋白锌胰岛素	皮下	4～6	14～20	24～36	早餐前或晚餐前 1h,1 次/日
特慢胰岛素锌混悬液	皮下	4～6	16～18	20～36	同精蛋白锌胰岛素

【药理作用】

1. 糖代谢　使血糖的利用增加而来源减少,降低血糖。可促进细胞膜对葡萄糖的转运,增加外周组织对糖的摄取;加速糖酵解和氧化;促进糖原合成和贮存并抑制糖原分解和异生。

2. 脂肪代谢　促进脂肪合成并抑制其分解,从而减少游离脂肪酸和酮体生成。抑制脂肪酶,使脂肪分解减慢,促进脂肪酸进入细胞,增加脂肪合成酶活性,促进脂肪合成及储存。

3. 蛋白质代谢　可增加氨基酸的转运,促进蛋白质的合成,同时又抑制蛋白质的分解。

4. 钾离子转运　促进 K^+ 内流,增高细胞内 K^+ 浓度。

【临床用途】

1. 糖尿病　对各型糖尿病均有效。主要用于以下情况:①1 型糖尿病;② 经饮食和口服降血糖药治疗未获良好控制的 2 型糖尿病;③ 糖尿病出现严重并发症,如糖尿病酮症酸中毒、高渗性高血糖昏迷和乳酸性酸中毒伴高血糖时;④ 糖尿病合并重症感染、消耗性疾病、高热、妊娠、创伤及手术的各型糖尿病;⑤ 全胰腺切除引起的继发性糖尿病。

2. 细胞内缺钾　临床上将葡萄糖、胰岛素、氯化钾联合组成极化液,可促进钾内流,纠正细胞内缺钾,提供能量,防治心肌梗死时的心律失常。

【不良反应】

1. 低血糖　最为常见,多为胰岛素用量过大或未按时进食所致。轻者患者出现饥饿感、出汗、心跳加快、焦虑、震颤等症状,严重者可出现低血糖休克。发生低血糖后,轻者可口服糖水,重者应立即静脉注射 50% 葡萄糖注射液 20～40 ml 进行救治。

2. 变态反应　多数为使用牛胰岛素所致,它可刺激机体产生相应抗体而引发变态反应。必要时用 H_1 受体阻断药和糖皮质激素治疗,可换用高纯度胰岛素或人胰岛素。

3. 胰岛素耐受性　糖尿病患者应用超过常用量的胰岛素后未出现明显的低血糖反应,即发生胰岛素耐受。急性耐受性处理方法是清除诱因,并加大胰岛素用量。慢性耐受性处理方法是可换用高纯度胰岛素或人胰岛素,并适当调整剂量。

4. 脂肪萎缩　胰岛素注射部位皮下脂肪萎缩,改用高纯度胰岛素可减少发生。

第二节　口服降血糖药

胰岛素需注射给药,长期应用非常不便。人工合成的口服降血糖药口服有效,使用方便,成为治疗 2 型糖尿病的常用药物。

一、磺酰脲类

第一代磺酰脲类(sulfonylureas)包括:**甲苯磺丁脲**(tolbutamide, D_{860})、**氯磺丙脲**(chlorpropamide);

第二代磺酰脲类包括：**格列本脲**（glibenclamide）、**格列吡嗪**（glipizide）、**格列齐特**（gliclazide）等。

【体内过程】

本类药物口服后吸收较好，吸收后与血浆蛋白结合率较高，多数药物经肝代谢成无活性代谢产物，经肾排出。

【药理作用与机制】

1. 降血糖作用　对正常人及胰岛功能尚存的糖尿病患者均有降血糖作用，但对严重糖尿病患者或完全切除胰腺的糖尿病患者则无效。其作用机制至少包括以下三个方面。

(1) 促进胰岛素释放：通过刺激胰岛 B 细胞释放胰岛素而发挥作用。

(2) 增强胰岛素作用：可抑制胰岛素代谢，提高靶细胞对胰岛素的敏感性，增强胰岛素受体的数目和亲和力，而增强胰岛素的作用。

(3) 抑制胰高血糖素分泌：长期应用使血清胰高血糖素水平降低。

2. 抗利尿作用　氯磺丙脲通过促进抗利尿激素分泌并增强其作用，而发挥抗利尿作用，可用于尿崩症。

3. 影响凝血功能　格列齐特有抑制血小板黏附、刺激纤溶酶原合成和恢复纤溶酶活性的作用。

【临床用途】

1. 糖尿病　用于胰岛功能尚未完全丧失且经饮食控制无效的 2 型糖尿病患者。

2. 尿崩症　氯磺丙脲有效，可明显减少尿量。

【不良反应】

1. 胃肠道反应　较常见，恶心、呕吐、胃痛、厌食和腹泻，多与剂量有关，减少剂量或继续服药可消失。偶见肝损伤和胆汁瘀积性黄疸，应注意保护肝功能。

2. 低血糖　不多见，但应警惕。由于低血糖往往持续较久，须反复注射葡萄糖解救。

3. 其他　少数患者可出现皮疹或红斑等变态反应，嗜睡、眩晕、共济失调等中枢神经系统反应，以及白细胞和血小板减少、溶血性贫血等血液系统反应。

二、双胍类

临床应用的双胍类（biguanides）有**甲福明**（metformin，二甲双胍）和**苯乙福明**（phenformin，苯乙双胍）。

双胍类能明显降低糖尿病患者血糖水平，但对正常人血糖无影响。其作用机制为促进组织对葡萄糖的摄取，减少葡萄糖吸收，增加糖的无氧酵解，减少肝内糖异生，抑制胰高血糖素的释放等。临床主要用于轻、中度 2 型糖尿病患者，尤其是有胰岛素耐受的肥胖患者。常见的不良反应有恶心、呕吐、腹泻，口中有金属味等。还可抑制维生素 B_{12} 经肠道吸收，导致巨幼红细胞性贫血。

三、胰岛素增敏药

胰岛素抵抗是导致 2 型糖尿病的主要原因，胰岛素增敏药可降低机体胰岛素抵抗，使胰岛素能正常发挥作用。主要为噻唑烷二酮的衍生物，包括**罗格列酮**（rosiglitazone）、**环格列酮**（ciglitazone）、**吡格列酮**（pioglitazone）、**恩格列酮**（englitazone）等。

【药理作用】

1. 降血糖作用　本类药物主要通过改善胰岛素抵抗，降低血中高血糖和三酰甘油水平，增加肌肉及脂肪组织对胰岛素的敏感性而发挥降血糖作用。

2. 改善脂肪代谢紊乱　能激活外周组织游离脂肪酸代谢的调控基因，纠正胰岛素抵抗患者的脂质代谢异常，显著降低血浆中游离脂肪酸、三酰甘油水平，增加高密度脂蛋白水平，增强低密度脂蛋白对氧化修饰的抵抗力。

3. 防治 2 型糖尿病的血管并发症　可抑制血小板聚集，抗动脉粥样硬化，减轻肾小球病变。

4. 改善胰岛 β 细胞功能　可增加胰岛的面积和密度，并减少 β 细胞的死亡而阻止细胞衰退，但对胰岛素分泌无影响。

【临床用途】

多用于其他降血糖药疗效不佳的2型糖尿病,尤其是有胰岛素抵抗者。

【不良反应】

不良反应少,低血糖发生率低。副作用主要有嗜睡、水肿、头痛、胃肠道刺激症状等。

四、葡萄糖苷酶抑制药

临床多用**阿卡波糖**(acarbose)、**伏格列波糖**(voglibose)、**米格列醇**(miglitol)等。

本类药物的降血糖机制主要是通过抑制小肠中各种α-葡萄糖苷酶,使淀粉和蔗糖等分解为葡萄糖的速度减慢,吸收延缓,而使餐后血糖降低。主要用于轻、中度2型糖尿病患者,尤其适用于老年患者。必须与头几口食物一起咀嚼咽下才有效。由于吸收很少,几无全身不良反应。主要引起胃肠道症状,表现有腹胀、嗳气、肛门排气增多,甚有腹泻或便秘,多不影响治疗。胃肠道溃疡患者慎用。

五、其他类

瑞格列奈(repaglinide)

是苯甲酸类衍生物,是一种促胰岛素分泌药。它通过刺激胰岛分泌胰岛素而发挥作用,最大的优点是可以模仿胰岛素的生理性分泌。口服吸收迅速,15 min起效,30 min血药浓度达峰值。在肝内代谢,半衰期为1 h。可餐前服用,能降低餐后血糖。用于2型糖尿病患者,尤其是糖尿病肾病者。

【附】胰岛素给药新技术

胰岛素药物自问世以来,挽救了无数糖尿病患者的生命,一直是治疗1型和2型糖尿病的首选药物。近年来临床多主张在糖尿病早期病情较轻时即用,此时应用胰岛素强化治疗不仅可以有效地降低血糖,还可以减轻胰脏的压力。故目前临床研制开发了多种便捷有效的胰岛素给药新技术。

1. 皮下给药

皮下给药途径是即将成为胰岛素应用的主要方式。

(1) 胰岛素笔:为笔型注射器,能随身携带,使用方便,注射剂量准确,注射时疼痛轻。新近发展的胰岛素笔剂量调整已精确到1 U,一次最大注射量增至70 U,笔芯容量亦增大至300 U,使用更为方便,使患者愿意接受胰岛素治疗。

(2) 高压无针注射仪:采用高压原理,使胰岛素在压力驱动下通过一个微孔以微型雾化的喷射流进入皮肤,并在注射部位的皮下组织中扩散。消除了因针头注射造成的皮肤创伤和疼痛,使患者更易接受一日多次胰岛素方案,且经高压喷雾注射的胰岛素在皮下组织中呈弥漫状分布,使药液吸收迅速而均匀一致,使餐前注射的正规胰岛素吸收曲线更接近于进食诱发的胰岛素生理性分布状态。

(3) 持续性皮下胰岛素输注(CSLL):即胰岛素泵,目前应用的胰岛素泵大多数采用持续性皮下胰岛素输注技术。并可根据患者血糖变化规律个体化地设定一个持续的基础输注量及餐前大剂量,以模拟人体生理性胰岛素分泌。

(4) 人工胰腺:是一种连接胰岛素泵和葡萄糖感受器的装置。可植入的葡萄糖感受器随时监测体内血糖变化,与之连接的胰岛素泵根据血糖变化按需要向皮下输注胰岛素。人工胰腺将使糖尿病患者过着与健康人相类似的正常生活。

2. 纳米泵导入技术　纳米泵是一种采用微电子机械系统(Micro Electromechanical System,MEMS)技术的胰岛素注射泵,MEMS技术是通过电脑单片机在专门设计的计算机软件控制下,以电子方式控制微量液体流动的新型泵技术,国外把这种基于创新性微流控制技术的胰岛素注射泵称为MEPP(Micsofluidic Elastomer Patch Pump)。它的设计原理是把一个加有胰岛素的无纺布载体贴合在糖尿病患者的皮肤上,用一只单片机程序控制的微型超声波注射泵,将载体支架上的胰岛素注入皮下。

常用药物制剂与用法

1. 胰岛素 注射剂:400 U/10 ml、800 U/10 ml、1 000 U/10 ml;临用时以每毫升 0.9% 氯化钠溶解 40 ~ 100 U。一般为皮下注射,每日 3 ~ 4 次。

2. 中性胰岛素 注射剂:400 U/10 ml、800 U/10 ml;同胰岛素,用量视病情确定。

3. 精蛋白锌胰岛素 注射剂:400 U/10 ml、800 U/10 ml、1 000 U/10 ml;于早饭前半小时皮下注射1 次,剂量根据病情而定,一般约每 2 ~ 4 g 尿糖用本品 1 U。每日用量一般为 10 ~ 20 U。

4. 格列本脲 片剂:5 mg;每次 2.5 ~ 10 mg,早饭后 1 次服,开始时每日 2.5 mg,然后根据情况逐增,但每日不超过 15 mg,出现疗效后逐渐减至维持量,每日 2.5 ~ 5 mg。每日量超过 10 mg 时,应分早、晚 2 次服用。

5. 二甲双胍 片剂:0.25、0.5 g;每次 0.5 g,每日 1.5 g。开始时每次 0.25 g,每日 3 次,以后可根据病情调整用量。

6. 阿卡波糖 片剂:50、100 mg;口服剂量需个体化,一般每次 50 ~ 200 mg,每日 3 次,饭前服用。

7. 格列吡嗪 片剂、胶囊剂:5 mg;一般每日 2.5 ~ 30 mg,先从小量开始,餐前 30 分钟服用。每日剂量超过 15 mg 时,应分成 2 ~ 3 次,餐前服用。

8. 格列齐特 片剂、胶囊剂:40、80 mg;每次 80 mg。开始时每日 2 次,连服 2 ~ 3 周,然后根据血糖和尿糖调整用量。剂量范围每日 80 ~ 240 mg。

9. 甲苯磺丁脲 片剂:0.5 g;每次 0.5 ~ 1 g,每日 1 ~ 2 g。可于第 1、2 日口服每日 1 g,每日 3 次;第 3 日开始以每次 0.5 g,每日 3 次的维持量。

10. 苯乙双胍 片剂:25、50 mg;每次 25 mg,每日 75 ~ 100 mg,分次服用。开始时每次 25 mg,每日 2 ~ 3 次,饭前服,可逐渐增至每日 50 ~ 100 mg,一般于服药 1 周后血糖即降低。但欲达到正常血糖水平尚需继续用药 3 ~ 4 周。

思 考 题

1. 胰岛素的主要生物学作用是什么？有何临床用途？
2. 简述磺酰脲类降血糖药的临床应用及其药理依据。
3. 简述胰岛素的主要不良反应。

第二十九章

性激素类药和避孕药

学习目标

1. 理解雌激素、孕激素、雄激素的作用、临床用途。
2. 了解常用避孕药的分类。

性激素为性腺分泌的甾体类激素，包括雌激素、孕激素和雄激素。目前临床应用的是人工合成品及其衍生物，广泛应用于妇科疾病、抗恶性肿瘤及计划生育。常用的避孕药(contraceptives)多属雌激素和孕激素的复方制剂。

第一节　雌激素类药

卵巢分泌的雌激素(estrogens)主要是**雌二醇**(estradiol)，是传统的雌激素类药物。

【体内过程】

雌二醇可经消化道吸收，但易在肝破坏，生物利用度低，故需注射给药。部分从肾脏排出，也有部分从胆道排泄并形成肝肠循环。人工合成的炔雌醇、炔雌醚或已烯雌酚等在肝内破坏较慢，口服效果好，作用较持久。

【生理及药理作用】

(1) 促使未成年女性第二性征和性器官发育成熟。如子宫发育、乳腺腺管增生及脂肪分布变化等。

(2) 保持成年女性性征并参与形成月经周期。它使子宫内膜增殖变厚(增殖期变化)，并在黄体酮的协同作用下，使子宫内膜进而转变为分泌期状态，提高子宫平滑肌对缩宫素的敏感性。同时使阴道上皮增生，浅表层细胞发生角化。

(3) 抗排卵作用。较大剂量时，可作用于下丘脑-垂体系统，抑制促性腺激素释放激素的分泌，发挥抗排卵作用。并能抑制乳汁分泌及对抗雄激素的作用。

(4) 轻度水、钠潴留作用。能增加骨骼钙盐沉积，加速骨骺闭合。大剂量可使三酰甘油和磷脂升高而胆固醇降低，也使糖耐量降低。尚有促进凝血作用。

【临床用途】

1. 绝经期综合征　可抑制垂体促性腺激素的分泌从而减轻各种症状。绝经期和老年性骨质疏松症可用雌激素与雄激素合并治疗。亦可用于老年性阴道炎及女阴干枯症等。

2. 卵巢功能不全和闭经 可促进外生殖器、子宫及第二性征的发育。与孕激素类合用，可产生人工月经周期。

3. 功能性子宫出血 可促进子宫内膜增生，修复出血创面，也可配伍孕激素，以调整月经周期。

4. 乳房胀痛 大剂量可抑制乳汁分泌而退乳止痛。

5. 恶性肿瘤 绝经5年以上的乳腺癌可用雌激素制剂治疗，缓解率可达40%左右。但绝经前的患者因促进肿瘤生长而禁用。大剂量还可治疗前列腺癌。

6. 痤疮 可治疗雄激素分泌过多所致青春期痤疮。

7. 避孕 多与孕激素合用。

【不良反应】

(1) 常见恶心、食欲不振，早晨较多见。减少剂量也可减轻反应，逐渐增量可减轻反应。

(2) 长期大量应用可引起子宫内膜过度增生及子宫出血，故有子宫出血倾向及子宫内膜炎患者慎用。

(3) 肿瘤患者(前列腺癌和绝经期后乳腺癌除外)不用。因在肝灭活并可能引起胆汁郁积性黄疸，故肝功能不良者慎用。

第二节 孕激素类药

孕激素(progestogens)主要由卵巢黄体分泌，妊娠3~4个月后，黄体逐渐萎缩而由胎盘分泌，直至分娩。天然孕激素为**黄体酮**，又称孕酮，临床应用的是人工合成品及其衍生物。孕激素类按化学结构可分为两大类:17α-羟孕酮类和19-去甲睾丸酮类。

【体内过程】

黄体酮口服后被灭活，故采用注射给药。血浆中大部分与蛋白结合，其代谢产物主要从肾排出。人工合成者作用较强，在肝破坏较慢，可以口服，是避孕药的主要成分。油溶液肌内注射可减慢吸收，延长作用维持时间。

【生理及药理作用】

1. 生殖系统

(1) 与雌激素协同作用，使月经后期的子宫内膜由增殖期转为分泌期，有利于孕卵的着床和胚胎发育。

(2) 抑制子宫的收缩，并降低子宫对缩宫素的敏感性。

(3) 一定剂量可抑制黄体生成激素的分泌，从而抑制排卵。

(4) 促进乳腺腺泡发育，为哺乳作准备。

2. 代谢 竞争性地拮抗醛固酮，从而促进Na^+和Cl^-的排泄并利尿。

3. 升温 轻度升高体温，使月经周期的黄体相基础体温较高。

【临床用途】

1. 功能性子宫出血 可使子宫内膜同步转为分泌期，而维持正常的月经。

2. 痛经和子宫内膜异位症 与雌激素制剂合用，抑制排卵并减轻子宫痉挛性收缩而止痛，也可使异位的子宫内膜退化。

3. 先兆流产与习惯性流产 大剂量可用于黄体功能不足所致的先兆流产与习惯性流产，但对习惯性流产，疗效不确实。

4. 子宫内膜腺癌、前列腺肥大或癌症 可使子宫内膜癌细胞分泌耗竭而抗癌。

【不良反应】

少见，偶见头晕、恶心及乳房胀痛等。长期应用应注意诱发阴道真菌感染。

第三节 雄激素类药和同化激素类药

一、雄激素类药

天然雄激素(androgens)主要是睾丸间质细胞分泌的**睾酮**(testosterone,睾丸素),临床常用的为**甲睾酮**(methyltestosterone)、**丙酸睾酮**(testosterone propionate)和**苯乙酸睾酮**(testosterone phenylacetate)。

【生理及药理作用】

1. 生殖系统 促进并维持男性性征和生殖器官发育,大剂量抑制女性雌激素的分泌,且有抗雌激素作用。

2. 同化作用 可显著促进蛋白质合成,减少氨基酸分解而导致正氮平衡,使肌肉增长,体重增加,降低氮质血症,并引起水、钠、钙、磷潴留。

3. 骨髓造血功能 在骨髓功能低下时,大剂量雄激素可促进促红细胞生成素的分泌,增加红细胞的生成。

【临床用途】

1. 睾丸功能不全 替代疗法用于无睾症或类无睾症(睾丸功能不全)。

2. 功能性子宫出血 通过其抗雌激素作用使子宫平滑肌及其血管收缩,内膜萎缩而止血。

3. 晚期乳腺癌 对晚期乳腺癌或乳腺癌转移者,用雄激素治疗可使病情得以缓解。

4. 贫血 可改善骨髓造血功能,用于再生障碍性贫血及其他贫血。

【不良反应】

(1) 长期应用可使女性患者出现痤疮、多毛、声音变粗、闭经、乳腺退化、性欲改变等男性化现象,男性出现性欲亢进,一旦出现立即停药。

(2) 干扰肝内毛细胆管的排泄功能,引起胆汁郁积性黄疸,出现黄疸或肝功能障碍时应停药。

二、同化激素类药

雄性激素虽有较强的同化作用,但在女性患者常可出现男性化现象,故临床合成了同化作用较强,而雄激素样作用较弱的睾酮的衍生物,即同化激素(anabolic steroids),如苯丙酸诺龙(nandrolone phenylpropionate)、司坦唑醇(stanozolol)及去氢甲基睾丸素(methandienone)等。主要用于蛋白质同化或吸收不良,以及蛋白质分解亢进或损失过多等情况,如严重烧伤、术后恢复期、老年骨质疏松和肿瘤恶液质等患者,应同时食用高蛋白食物。本类药物还是体育竞赛的一类违禁药。长期应用可引起水钠潴留及女性轻微男性化现象。肾炎、心力衰竭和肝功能不良者慎用,孕妇及前列腺癌患者禁用。

第四节 避 孕 药

生殖过程是一个复杂的生理过程,阻断其中任何一个环节都可以达到避孕和终止妊娠的目的。避孕药是目前较为便捷、安全、有效的避孕方法,且多为女性用药。

避孕药有下列几个特点:① 应用广;② 服药时间长;③ 对于安全度要求较高;④ 疗效应达99%。

一、主要抑制排卵的避孕药

【药理作用】

女性避孕药多为此类。由不同类型的雌激素和孕激素类组成,主要避孕作用包括抑制排卵、使子宫内膜萎缩、影响子宫和输卵管制的正常活动、使宫颈黏液变得更黏稠而精子不易进入子宫腔等。

【分类及用途】

1. 短效口服避孕药 如复方炔诺酮片、复方甲地孕酮片及复方炔诺孕酮片等。

2. 长效口服避孕药　是以长效雌激素类药物炔雌醚与不同孕激素类如炔诺孕酮或氯地孕酮等配伍而成的复方片剂。

3. 长效注射避孕药　如复方已酸孕酮注射液。

4. 埋植剂　以已内酮小管装入炔诺孕酮70 mg,形成棒状物,植入臂内侧或左肩胛部皮下。

5. 多相片剂　为使激素水平近似月经周期水平并减少月经期间出血的发生率,可将避孕药制成多相片剂,如炔诺酮双相片、三相片和炔诺孕酮三相片。

【不良反应】

较为常见的不良反应包括类早孕反应、子宫不规则出血、哺乳妇女乳汁减少、凝血功能亢进、痤疮、皮肤色素沉着、血压升高等,少数妇女甚至发生闭经,连续2个月闭经,应予停药。

二、抗着床避孕药

也称探亲避孕药,通过使子宫内膜发生各种功能和形态变化而不利于孕卵着床。我国多用大剂量炔诺酮或甲地孕酮或新型抗着床药双炔失碳酯,其应用不受月经周期的限制。

三、其他

包括男性避孕药**棉酚**(gossypol)和外用避孕药**孟苯醇醚**(menfegol)等,前者可发生不可逆性精子发生障碍,后者避孕失败率较高,故都限制了两者的使用。

常用药物制剂与用法

1. 苯丙酸诺龙　注射剂:10、25、50 mg/ml;肌注,25 mg/次;儿童10 mg/次;婴儿5 mg/次;每1~2周1次。
2. 丙酸睾酮　注射剂:10、25、50、100 mg/ml;肌注,25~100 mg/次,1周2~3次。
3. 甲睾酮　片剂:5、10 mg;口服或舌下含服,5~10 mg/d,10~30 mg/d。
4. 司坦唑醇　片剂:2 mg;2 mg/d,2~3次/d;儿童1~4 mg/d,分1~3次服。
5. 己烯雌酚　片剂:0.1、0.25、0.5、1、2 mg;0.25~1 mg/d,0.25~6 mg/d。
6. 雌二醇　片剂:2 mg;注射剂:1、2 mg/ml;1~2 mg/d,连续20 d。
7. 黄体酮(孕酮)　注射剂:10、20 mg/ml;胶囊剂:100 mg;肌注,10~20 mg/d。

思 考 题

1. 雌激素在临床上的主要用途是什么?
2. 试述孕激素的临床应用。
3. 目前临床应用的避孕药有哪几类?

第七篇

化学治疗药

第三十章

抗菌药物概述

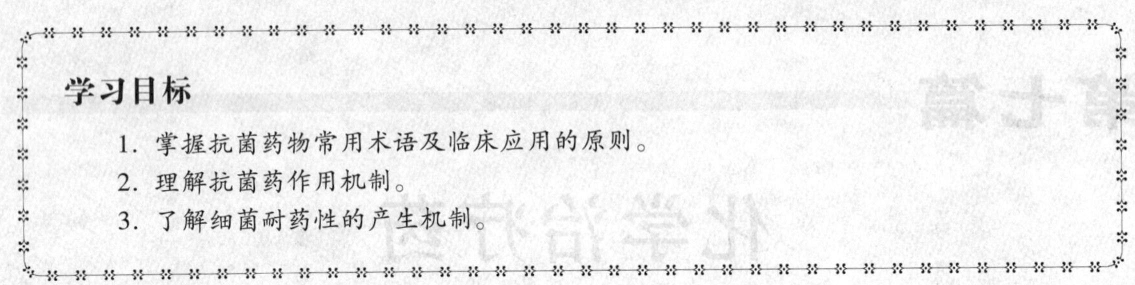
学习目标

1. 掌握抗菌药物常用术语及临床应用的原则。
2. 理解抗菌药作用机制。
3. 了解细菌耐药性的产生机制。

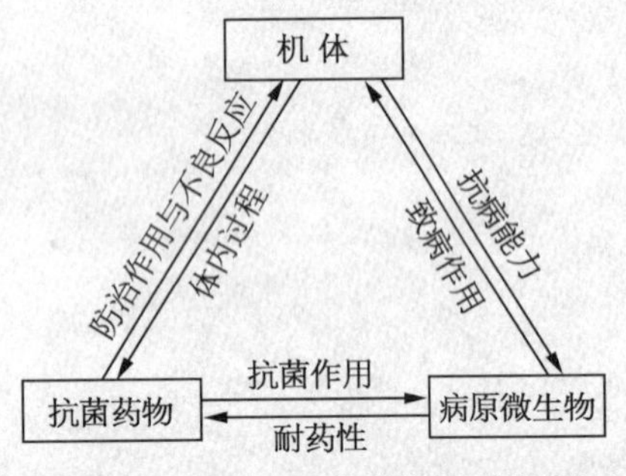

图 30-1 机体、抗菌药物及病原微生物的相互作用关系

抗菌药物是一类能抑制或杀灭病原微生物,用于防治感染性疾病的药物,包括抗生素和人工合成的抗菌药。对病原微生物、寄生虫所致疾病及肿瘤的药物治疗称为化学治疗,简称化疗。用于化学治疗的药物称化疗药物,包括抗微生物药、抗寄生虫药和抗肿瘤药。

在化疗药物的作用下,感染性疾病的发生与转归,是病原体、药物和机体之间相互作用的过程(图 30-1)。机体的免疫力和防御功能是决定疾病转归的主要内在因素,应用抗菌药物时,应注意提高机体的防御功能,尽量减少不良反应,避免病原体耐药性的产生,以充分发挥药物的疗效。

第一节　抗菌药物的基本概念

1. 抗生素　是某些微生物代谢产生的、具有抑制或杀灭其他微生物作用的物质,也包括一些半合成衍生物。

2. 抗菌谱　指抗菌药的抗菌作用范围。仅作用于某一菌种或某一菌属的称为窄谱抗菌药,如异烟肼仅对结核分枝杆菌有效。对多种病原微生物有抑制或杀灭作用的称为广谱抗菌药,如四环素类、氯霉素、广谱青霉素等。

3. 抗菌活性　指抗菌药物抑制或杀灭病原微生物的能力,临床常用下述指标评价抗菌药物的抗菌活性:最低抑菌浓度(MIC),指在体外试验中抑制培养基内细菌生长的最低浓度;最低杀菌浓度(MBC),指在体外试验中杀灭培养基内细菌的最低浓度。仅能抑制细菌生长繁殖,但对其无杀灭作用的药物称为抑菌药；能杀灭细菌的药物称为杀菌药。化疗指数（CI）是衡量化疗药物临床应用价值和安全性评价的主要参数。

4. 抗菌后效应（PAE）　指撤除抗菌药物后，病原体生长仍受到持续抑制的效应。几乎所有的抗菌药物都有后效应，PAE已成为评价抗菌药物、确定抗菌药物剂量和用药间隔时间的重要参数。

第二节　抗菌药物的作用机制

抗菌药物抑制或杀灭细菌，主要通过不同方式干扰细菌的生理生化代谢过程，进而影响其结构和功能（图30-2）。

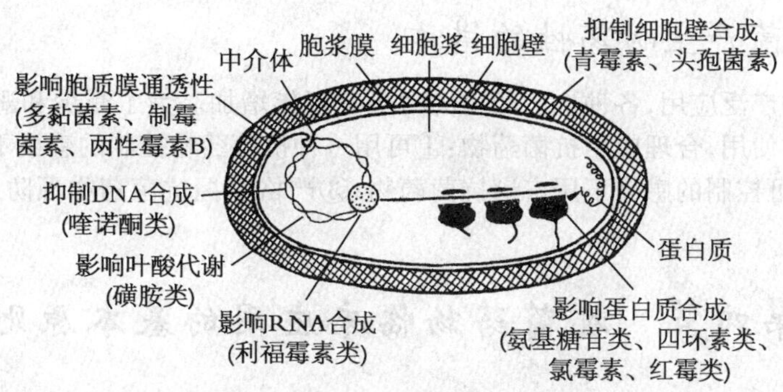

图30-2　细菌结构与抗菌药作用部位示意图

1. 抑制细菌细胞壁合成　细菌胞体外有一层坚韧的细胞壁，除具有维持细菌形态和物质交换功能外，还可维持菌体内的高渗压，其基础成分为肽聚糖（亦称黏肽）。β-内酰胺类抗生素能抑制转肽酶的活性，阻止肽聚糖的合成，造成细胞壁缺损，菌体内的高渗压使水分不断渗入，加上自溶酶的激活，致使菌体肿胀、破裂、溶解而死亡。

2. 增加胞浆膜的通透性　多黏菌素类能选择性地与病原菌胞质膜中磷脂结合、多烯类抗生素（两性霉素B、制霉菌素）能与真菌细胞膜上固醇类物质结合，使胞质膜通透性增加，菌体内重要营养成分外漏，导致病原菌死亡。

3. 抑制细菌蛋白质合成　细菌的核糖体为70S，由30S和50S亚基组成。抗菌药物对细菌核糖体具有高度的选择性，抑制细菌蛋白质的合成，产生抑菌或杀菌作用。其中大环内酯类、氯霉素、林可霉素类作用于50S亚基，而四环素类、氨基糖苷类则作用于30S亚基，影响菌体蛋白质合成的多个环节而抗菌。

4. 影响细菌叶酸和核酸代谢　磺胺类、甲氧苄啶（TMP）等分别抑制细菌二氢叶酸合成酶及二氢叶酸还原酶，影响四氢叶酸形成，导致核酸合成障碍而抑制细菌的生长繁殖。

第三节　细菌的耐药性

耐药性（resistence）又称抗药性，指病原菌与抗菌药多次接触后，病原菌对抗菌药的敏感性降低乃至消失。

一、细菌耐药性产生机制

1. 细菌产生灭活酶　灭活酶有两种，一种为水解酶，如β-内酰胺酶，可破坏青霉素和头孢菌素的β-内酰胺环；另一种为钝化酶，又称合成酶，如乙酰转移酶、磷酸转移酶，可改变氨基糖苷类的分子结构。病原菌产生的这两种酶，均可以使抗菌药物失去活性。

2. 细菌改变药物作用的原始靶位结构　细菌通过改变药物作用的原始靶蛋白，降低与抗生素的亲和力;或者通过增加靶蛋白的数量,在药物存在的同时仍有足量靶蛋白可以维持微生物的正常形态和功能;新合成敏感菌所没有的、功能正常的、与抗生素亲和力低的靶蛋白。

3. 细菌胞质膜通透性发生改变　细菌通过降低胞质膜通透性,阻止药物进入菌体而呈现耐药性,如铜绿假单胞菌对某些广谱青霉素、头孢菌素的耐药性,革兰阴性杆菌对青霉素G的天然耐药性。氨苄西林、头孢菌素对革兰阴性菌有效,是因为可进入微孔蛋白的通道,对敏感菌的微孔蛋白量减少或关闭时可转为耐药。

4. 细菌改变自身代谢途径　通过改变自身代谢途径而改变对营养物质的需要。如对磺胺类耐药的细菌,不再利用对氨苯甲酸及二氢蝶啶合成自身需要的叶酸,而是直接利用叶酸;也可通过增加抗菌药物拮抗物的量而呈现耐药性。

二、避免细菌产生耐药性的措施

由于抗菌药物的广泛应用,各种抗菌药物的耐药率逐年增加。为了减少和避免耐药性的产生应严格控制抗菌药物的使用,合理应用抗菌药物:①可用一种抗菌药物控制的感染不使用多种抗菌药物联合;②窄谱抗菌药可控制的感染不用广谱抗菌药物;③严格掌握抗菌药物预防应用、局部使用的适应证。

第四节　抗菌药物临床应用的基本原则

一、严格按照适应证选药

每一种抗菌药物各有不同抗菌谱与适应证,临床诊断、细菌学诊断和体外药敏试验可作为选药的重要参考。此外,还应根据患者全身情况,肝、肾功能,感染部位,药物代谢动力学特点,细菌产生耐药性的可能性、不良反应和价格等方面因素综合考虑。

二、防止抗菌药不合理应用

(1) 抗菌药物一般对各种病毒、支原体或衣原体的感染通常是无效的,感冒、上呼吸道感染等病毒性疾病,除确诊细菌性或继发性细菌感染外,很少有抗菌药物使用的指征。

(2) 除病情严重或怀疑为细菌感染外,发病原因不明患者不宜用抗菌药,否则可使临床症状不典型和病原体不易被检出,以至延误准确诊断与治疗。

(3) 除供局部应用的杆菌肽、磺胺米隆、磺胺嘧啶银等外,应尽量避免抗菌药的局部使用,因易发生过敏反应及产生耐药菌株。

(4) 抗菌药物应用剂量应适当,疗程时间应足够,剂量过小,既达不到治疗作用,又易产生耐药性;剂量过大,不仅是不必要的浪费,有些反应会产生严重的不良反应;疗程过短易复发或转为慢性,如氯霉素不足疗程的伤寒治疗常会复发。

三、抗菌药物的预防性应用

预防应用抗菌药应严格掌握适应证,仅限于临床实践证明确实有效的少数情况。

(1) 青霉素或氨苄西林可用于风湿性心脏病、先天性心脏病、动脉硬化性心脏病患者需进行口腔、尿路、心脏手术(人工瓣膜置换术)之前。

(2) 苄星青霉素或普鲁卡因青霉素常用于风湿性心脏病患儿及链球菌所致咽峡炎或风湿热的儿童及成人,以防风湿热发作。

(3) 复杂的外伤、战伤、闭塞性脉管炎患者需进行截肢术等时,可用青霉素防止气性坏疽的发生。

(4) 应用甲硝唑加庆大霉素或卡那霉素于结肠手术前,预防术后多种需氧与厌氧菌感染。

(5) 接触过流行性脑膜炎、结核病、白喉患者而又无免疫力者,可采用相应药物预防接触性感染。

四、肝、肾功能障碍患者抗菌药物的合理应用

（1）肾功能不良者应用主要经肾排泄的抗菌药物时宜减量或延长给药间隔时间，以后视肾功能减退的轻、中、重程度分别给予常量的2/3～1/2、1/2～1/5和1/5～1/10或为血浆半衰期的反比和与给药间隔时间的正比，以防药物过量造成蓄积中毒，不过，主要经肾排泄而对肾脏有损害的两性霉素B、万古霉素、氨基糖苷类抗生素等最好避免应用。

（2）有慢性肝病或肝功能减退的患者宜避免应用或慎用主要在肝内代谢、具有肝肠循环及对肝脏有损害的一些抗菌药物，如氯霉素因具肝损害而血药浓度升高，半衰期延长，增加对造血系统的毒性；又因早产、新生儿的肝解毒功能较低，故应禁用氯霉素；慢性肝炎、肝硬化患者禁用林可霉素；红霉素、利福平、四环素类抗生素，因对肝功不良患者易引起不良反应，也应慎用。

五、抗菌药物的联合应用

联合用药的目的是发挥药物间的协同作用而提高疗效，降低毒性反应和延迟、减少耐药性的发生。但抗菌药物的联合应用，在体外或动物实验中可出现作用的无关、相加、增强和拮抗四种现象；无关作用系联合用药的作用未超过其中作用较强者；相加作用是总的作用为各药作用之和；增强作用系联合用药产生的作用大于各药作用之和；拮抗作用为联合用药的作用因相互发生抵消而减弱。且抗菌药物目前依据其作用性质可分为：一类为细菌繁殖期杀菌药如青霉素类、头孢菌素类抗生素等；二类为细菌静止期杀菌药如氨基苷类抗生素、多黏菌素类抗生素，它们对繁殖期和静止期细菌均有杀灭作用；三类为快效抑菌药如四环素类抗生素、氯霉素类抗生素和大环内酯类抗生素等；四类为慢效抑菌药如磺胺类药物等。一类与二类合用常可获得增强作用，如青霉素与链霉素或庆大霉素合用治疗肠球菌心内膜炎，由于青霉素造成细菌细胞壁的缺损而利于链霉素、庆大霉素等氨基糖苷类抗生素进入细菌细胞内作用于靶位所致。三类因可快速抑制细菌细胞内的蛋白质合成，使细菌处于静止状态，致使作用于细菌繁殖期的一类杀菌药作用减弱，而出现拮抗作用，如青霉素类抗生素与氯霉素或四环素类抗生素的合用。但四类慢效抑菌药可与一类杀菌药合用，不会影响一类杀菌药的抗菌作用，可能有时还能产生相加作用，如青霉素与磺胺嘧啶合用治疗流行性脑膜炎时可提高疗效。三类与二类合用可获得相加或增强作用。三类与四类合用则产生相加作用。

应该说明的是上述联合用药的可能结果，多来自体外与动物试验在特定条件下的观察，与临床实际不尽相同，因为联合用药所产生的作用，还将因不同菌种和菌株而异，应用抗菌药的剂量甚至给药的先后顺序均会影响联合用药的作用，为此，必须明确，临床多数细菌性感染疾病仅用一种抗菌药物就可控制，联合用药仅适用于少数情况，即使需联合用药，一般二药联合即可，无必要三药、四药联合，并应十分注意联合用药较之单一用药须有更明确的指征：①未明病原菌的细菌性严重感染，为扩大抗菌范围，可先联合用药，细菌学诊断一经明确即调整用药。②单一抗菌药物不能控制的严重混合感染，如腹腔脏器穿孔所致的腹膜感染和创伤感染等。③单一抗菌药物不能有效控制的心内膜炎或败血症。④较长期用药细菌有可能产生耐药者，如结核病、慢性骨髓炎等的治疗。⑤两性霉素B和氟胞嘧啶联用治疗深部真菌感染时，可使前者用量减少，从而减少毒性反应。⑥为能更好地控制中枢神经系统或骨组织等的感染，可合用易渗入这些组织的抗菌药，如以大剂量氨苄西林、青霉素等治疗细菌性脑膜炎时，可合用易透入脑脊液的磺胺嘧啶、氯霉素等；应用青霉素类抗生素、头孢菌素类抗生素治疗金黄色葡萄球菌所致的慢性骨髓炎时，可加用较易透入骨组织的克林霉素、喹诺酮类抗菌药等。

思考题

1. 解释抗菌药物的常用术语。
2. 抗菌药物的抗菌机制有哪些？
3. 抗菌药物临床应用的基本原则有哪些？

第三十一章

抗生素

学习目标

1. 掌握青霉素类、头孢菌素、红霉素、链霉素、庆大霉素等抗生素的抗菌谱、抗菌作用特点、作用机制、临床用途、不良反应及防治。
2. 理解四环素、氯霉素的作用机制、临床用途及不良反应。
3. 了解其他β-内酰胺类抗生素、林克霉素类、及肽类抗生素的机制作用,临床用途及不良反应。

第一节 β-内酰胺类抗生素

β-内酰胺类抗生素(β-lactams)系指结构中具有β-内酰胺环的一大类抗生素。包括临床最常用的青霉素类、头孢菌素类及新型β-内酰胺类,均有和抗菌作用相关的β-内酰胺环,抗菌机制相似,仅抗菌谱、抗菌强度等各有差异。此类抗生素具有杀菌活性强、毒性低、适应证广及临床疗效好的优点。

一、青霉素类

青霉素类基本结构由母核6-氨基青霉烷酸(6-APA)和侧链组成,不同的侧链将影响其抗菌谱及某些药理特性。根据来源不同分为天然和半合成青霉素两大类。

(一) 天然青霉素

青霉素G(penicillinG,苄青霉素)

【来源及体内过程】

青霉素从青霉菌培养液中获得。常用其钠和钾盐,干燥粉末性质稳定,易溶于水。水溶液极不稳定,易被酸、碱、醇、重金属离子及氧化剂等破坏,不耐热,在室温中放置24 h,大部分即降解失效,还可生成具有抗原性的代谢产物,故必须新鲜配制。抗菌效价用国际单位(U)表示。

口服易被胃酸分解。肌内注射吸收快而完全,脑脊液中浓度较低,炎症时可达有效浓度。几乎全部以原形经肾排泄,$t_{1/2}$为0.5~1 h,作用可维持4~6 h。

【抗菌作用】

青霉素G抗菌作用很强,低浓度抑菌,高浓度杀菌。

1. 抗菌谱 青霉素对大多数繁殖期的革兰阳性菌(球菌和杆菌)、革兰阴性球菌、螺旋体和放线菌等有强大的杀菌作用。敏感菌包括大多数革兰阳性球菌,如溶血性球菌、草绿色链球菌、肺炎球菌、不产生青霉素酶的金黄色葡萄球菌和表皮葡萄球菌等;革兰阳性杆菌,如白喉杆菌、破伤风杆菌、炭疽杆菌、产气荚膜梭菌等;革兰阴性球菌,脑膜炎奈瑟菌高度敏感,淋球菌耐药已非常普遍;螺旋体,包括梅毒螺旋体、钩端螺旋体、回归热螺旋体及放线菌亦有效。对大多数革兰阴性杆菌不敏感。

2. 作用机制及特点

(1) 对革兰阳性菌作用强:β-内酰胺类抗生素均可与细菌胞浆膜上的青霉素结合蛋白(PBP_S)结合,抑制转肽酶活性,抑制细菌细胞壁的合成,使之失去渗透屏障作用而使菌体膨胀、变形,同时还可增强细菌自溶酶的活性,使细菌破裂溶解而死亡,呈现杀菌效应。本类药物对静止期的细菌作用弱,对生长繁殖旺盛的细菌作用强,故称为繁殖期杀菌剂。

(2) 对革兰阴性菌作用弱:革兰阴性菌细胞壁的主要成分为磷脂,且细胞内外渗透压仅相差一到几个大气压。故青霉素对革兰阴性菌作用弱。

(3) 对人和哺乳动物无损伤,因为人和哺乳动物无细胞壁。

3. 耐药性 除肠球菌因无 PBPs、敏感性极差外,多数细菌不易产生耐药性,但金黄色葡萄球菌、淋病奈瑟菌等极易产生,尤其是长期用药或用量不当。

细菌可通过下列机制导致耐药:①产生批破坏 β-内酰胺环的青霉素酶(属 β-内酰胺酶),或抗生素与大量 β-内酰胺酶结合,无法进入胞内与靶位结合;②PBPs 的靶位结构变化,以致与 β-内酰胺类的结合减少;③细胞壁或细胞膜通透性改变,药物渗入减少等。

【临床用途】

1. 革兰阳性球菌感染 如化脓性链球菌引起的咽炎、扁桃体炎、中耳炎、蜂窝组织炎、心内膜炎、产褥热、猩红热等常为首选。也常用于肺炎链球菌引起的大叶性肺炎、脑膜炎、支气管炎及葡萄球菌引起的疖、痈、骨髓炎、呼吸道感染、败血症等。对已耐药的葡萄球菌感染可选用头孢菌素或耐酶的青霉素制剂。

2. 革兰阴性球菌感染 如淋病奈瑟菌(不产酶株)引起的淋病;对脑膜炎奈瑟菌引起的脑膜炎,青霉素与磺胺嘧啶常并列为首选药。

3. 革兰阳性杆菌 如白喉、破伤风、气性坏疽等,因青霉素对这些细菌的外毒素无作用,所以必须及时并用相应的抗毒素。

4. 螺旋体感染 如钩端螺旋体、梅毒、回归热等。

5. 放线菌感染 放线菌病需大剂量、长疗程用药。

【不良反应及防治】

青霉素的毒性很低,常见不良反应有如下几种。

1. 变态反应 最常见,在各种药物中居首位,发生率为1% ~20%。主要以较轻的皮肤变态反应、血清病样反应多见。最严重的是的过敏性休克,发生率占用药人数的(0.4 ~4)/万,常在注射时和给药后 5 min 内发生,死亡率约为 0.1/万。防治措施:①详细询问患者有无过敏史,对青霉素类过敏者禁用;②严格掌握适应证,避免滥用、局部用药和在饥饿时用药,注射后应观察 30 min;③凡初次使用、用药间隔 3 d 以上及更换批号时,应做皮试,反应阳性者禁用;④注射用药液必须临用时配制;⑤注射时应备有急救药品及器材;⑥一旦发生过敏性休克,应立即就地抢救,首先皮下或肌内注射 0.1% 肾上腺素 0.5 ~1 mg,临床症状无改善者,30 min 后重复 1 次。严重者应稀释后缓慢静注或静滴,必要时加用糖皮质激素和 H_1 受体阻断药,并进行吸氧及其他必要的急救措施。

2. 赫氏反应 用青霉素在治疗螺旋体所引起的感染性疾病时,症状可突然加重,甚至危及生命的现象,表现为全身不适、寒战、高热、咽痛、肌痛、心动过速等现象,称为赫氏反应。可用氢化可的松 200 ~300 mg 静滴或地塞米松 5 ~10 mg 静脉注射,并结合降温和抗休克治疗等。

3. 其他 肌注时引起局部疼痛、红肿及硬结,以钾盐为多见。鞘内注射可引起脑膜或神经刺激症状。其钾盐不宜静滴,钠盐大量静滴时易致水电解质紊乱。

（二）半合成青霉素

本类药物是在天然青霉素的基础上引入不同侧链，可得到耐酸、耐酶、广谱、抗铜绿假单胞菌、抗革兰阴性菌等多种半合成青霉素。其抗菌机制、不良反应和青霉素 G 相同，并存在交叉过敏性，用药前须用青霉素 G 做皮试。半合成青霉素的分类及特点如表 31-1 所示。

表 31-1 半合成青霉素的分类及特点

分类与常用药物	耐酸	耐酶	抗菌特点
耐酸青霉素			类似青霉素 G，作用稍弱
青霉素 V（penicillin V，苯氧甲青霉素）	+	−	用于敏感菌引起的轻度感染
非奈西林（phenethicillin，苯氧乙青霉素）	+	−	同青霉素 V
耐酶青霉素			类似青霉素 G，耐青霉素酶，对金黄色葡萄球菌有作用，主要用于耐青霉素 G 的金黄色葡萄球菌感染
甲氧西林（methicillin，甲氧苯青霉素）	−	+	作用较弱
氯唑西林（cloxacillin，邻氯青霉素）	+	+	作用中等
双氯西林（dicloxacillin，双氯青霉素）	+	+	作用强
广谱青霉素			对革兰阳性菌作用弱于青霉素 G，但对肠球菌作用强；对革兰阴性菌有效，但对铜绿假单胞菌无效
氨苄西林（ampicillin，氨苄青霉素）	+	−	主要作用于伤寒、副伤寒、呼吸道感染及敏感菌引起的败血症和脑膜炎
阿莫西林（amoxycillin，羟氨苄青霉素）	+	−	对肺炎链球菌、变形杆菌作用较氨苄西林强，血液浓度高，易进入支气管分泌液中，对慢性支气管炎疗效较好
抗铜绿假单胞菌青霉素			对革兰阳性菌作用与青霉素 G 近似，对肠球菌作用弱；对革兰阴性菌强，但对铜绿假单胞菌感染有效
羧苄西林（carbenicillin，羧苄青霉素）	−	−	对铜绿假单胞菌和变形杆菌作用强
呋布西林（furbenicillin）	−	−	抗铜绿假单胞菌比羧苄西林强 6 ~ 10 倍，对金黄色葡萄球菌、链球菌、痢疾志贺菌作用较强
哌拉西林（piperacillin，氧哌嗪青霉素）	−	−	广谱，抗菌作用强，对各种厌氧菌亦有作用
抗革兰阴性菌青霉素			对革兰阴性菌抗菌谱广，作用强，对铜绿假单胞菌无效，对革兰阴性菌作用甚微
美西林（mecillinam）	−	+	用于尿路感染，对大肠埃希菌感染者疗效甚佳
匹美西林（pivmecillinam）	−	+	美西林双酯衍生物，体内迅速水解为美西林

二、头孢菌素类

头孢菌素类抗生素是从真菌的培养液中提取的多种抗菌成分之一，其基本结构为 7-氨基头孢烷酸（7-ACA）。因含有与青霉素相同的 β-内酰胺环，所以理化性质、生物活性、抗菌作用机制和临床用途与青霉素类相似。特点为抗菌谱广、杀菌力强、对 β-内酰胺酶较稳定、变态反应少等。与青霉素有一定交叉过敏现象（5% ~10%）。

【分类】

根据抗菌谱、抗菌作用强度、对 β-内酰胺酶的稳定性、临床应用和对肾的毒性，可分为四类（表 31-2）。

【抗菌作用】

抗菌谱广，多数革兰阳性菌、革兰阴性菌对之敏感，第三代对铜绿假单胞菌、厌氧菌有较强作用，第四代作用更强。本类药物与氨基糖苷类之间有协同抗菌作用。头孢菌素类也能与 PBPs 结合，抑制转肽酶,同时激活胞壁自溶酶,导致菌体溶解、破裂、死亡。常用头孢菌素的分类及主要作用特点如表31-2所示。

表31-2 常用头孢菌素的分类及主要作用特点

常用药物	作用特点
第一代:头孢噻吩(cefalotin) 头孢氨苄(cefelexin) 头孢唑啉(cefazolin) 头孢拉定(cefradine)	(1)对G^+菌(包括耐青霉素金葡菌)作用强于第二和第三代;对G^-菌的作用不及第二代,更不及第三代;对铜绿假单胞菌、耐药杆菌和厌氧菌无效。 (2)对金葡菌的β-内酰胺酶稳定性优于第二代和第三代;对G^-杆菌产生的β-内酰胺酶不稳定。 (3)某些品种肾有一定的毒性
第二代:头孢孟多(cefamandole) 头孢呋辛(cefuroxime)	(1)对G^+球菌(包括耐药金葡菌)作用比第一代略差,强于第三代;对G^-杆菌作用比第一代强;对厌氧菌有一定作用;对铜绿假单胞菌无效。 (2)对G^-杆菌产生的β-内酰胺酶稳定性比第一代强。 (3)肾毒性比第一代低
第三代:头孢噻肟(cefotaxime) 头孢他啶(ceftazidime) 头孢曲松(ceftriaxone) 头孢哌酮(cefoperazone)	(1)对G^+球菌作用不如第一代和第二代;对G^-杆菌作用强,明显超过第一代和第二代;对铜绿假单胞菌和厌氧菌有不同程度的抗菌作用。 (2)对G^-杆菌产生的广谱β-内酰胺酶高度稳定。 (3)对肾基本无毒性。 (4)穿透力强,分布广,可在各组织、体腔、体液中达到有效浓度
第四代:头孢匹罗(cefpirome) 头孢吡肟(cefepime) 头孢利定(cefelidin)	(1)对G^+球菌和G^-杆菌作用强于第三代,对铜绿假单胞菌的抗菌作用与头孢他啶相似或稍差;对大多数厌氧菌有活性。 (2)对G^-杆菌产生的广谱β-内酰胺酶高度稳定。 (3)对肾基本无毒性

【临床用途】

1. 第一代头孢菌素　用于敏感菌引起的呼吸系统、泌尿生殖系统、胆道、皮肤软组织、外科术后、创伤、耳鼻喉和眼科感染等。头孢唑啉、头孢氨苄和头孢拉定较常用。

2. 第二代头孢菌素　用于G^-杆菌引起的呼吸道、泌尿道、皮肤和软组织、骨关节、妇产科感染及耐青霉素的淋病奈瑟菌感染。头孢孟多和头孢呋辛应用较多。

3. 第三代头孢菌素　用于重症耐药革兰阴性菌感染,特别是威胁生命的严重感染,如败血症、脑膜炎、肺炎及尿路感染等;兼有厌氧菌和革兰阳性菌的混合感染,如腹腔、胆道、胃肠道、盆腔、骨关节、皮肤软组织感染等。

4. 第四代头孢菌素　可用于对第三代头孢菌素耐药的细菌引起的中、重度感染。

【不良反应及防治】

1. 变态反应　过敏性休克罕见,与青霉素类有部分交叉过敏现象,慎用于对青霉素类或其他药物过敏者。

2. 胃肠反应　口服可发生恶心、食欲减退、腹泻等反应,第三、四代头孢菌素偶可致二重感染。

3. 肾毒性　第一代大剂量使用、常规量用于肾病患者或与氨基糖苷类抗生素合用,可出现肾毒性,这与近曲小管细胞损害有关,故长期应用第一代头孢菌素者应定期检查肾功能。另外,头孢孟多、头孢哌酮可引起低凝血酶原血症,可用维生素K防治。

三、其他β-内酰胺类抗生素

近年来开发了许多非典型的β-内酰胺类抗生素,为新的β-内酰胺类抗菌药的开发和应用开辟了新的途径。

(一)头霉素类

抗菌作用与第二代头孢菌素相似,抗厌氧菌作用强(超过第三代头孢菌素),对β-内酰胺酶高度稳定,对耐青霉素金葡菌和耐头孢菌素细菌有较强活性。在组织中分布广泛。可用于盆腔、腹腔和妇科的需氧和厌氧菌的混合感染。**头孢西丁**(cefoxitin)为其代表药,还有**头孢美唑**(cefmetazole)、**头孢替坦**(cefotetan)、**头孢拉宗**(cefbuperazone)和**头孢米诺**(cefminox)等。

(二) 碳青霉烯类

碳青霉烯类(carbopenems)的结构与青霉素相似,是迄今抗菌谱最广、抗菌作用最强的一类抗生素,广谱、强效、耐酶、抑酶、低毒是其特点。

亚胺培南(imipenem,亚胺硫霉素)

亚胺培南除对军团菌、沙眼衣原体、肺炎支原体无效外,对大多数革兰阳性、革兰阴性需氧和厌氧菌所致的尿路、皮肤软组织、呼吸道,以及妇科、败血症、骨髓炎、腹腔等严重感染都有效。

(三) 单环 β-内酰胺类

氨曲南(aztreonam)

氨曲南是人工合成的第一个应用于临床的单环 β-内酰胺类(monobactams)抗生素。属抗需氧革兰阴性菌窄谱抗生素,包括铜绿假单胞菌,具有耐酶、低毒、分布广、与青霉素等无交叉过敏现象等优点。常用于革兰阴性菌所致的下呼吸道、尿路、软组织感染及脑膜炎、败血症。不良反应少而轻。

(四) 氧头孢烯类

拉氧头孢(1atarnoxef)

拉氧头孢是氧头孢烯类(oxacephalosporins)抗生素的代表药,与第三代头孢菌素相似,属广谱抗生素,对 β-内酰胺酶极稳定,对厌氧菌尤其是脆弱类杆菌的作用明显强于第一、二、三代头孢菌素。主要用于尿路、呼吸道、妇科、胆道感染和脑膜炎、败血症等。同类药物还有氟氧头孢(flomoxef)。

(五) β-内酰胺酶抑制剂

β-内酰胺酶抑制剂包括**克拉维酸**(clavulanic acid,棒酸)、**舒巴坦**(sulbactam,青霉烷砜)、**三唑巴坦**(tazobactam)。这类药物本身没有或只有很弱的抗菌活性,但与 β-内酰胺酶抑制剂合用,可增强抗菌作用,扩大抗菌谱,常与 β-内酰胺类组成复方制剂。

第二节 大环内酯类、林可霉素类及多肽类抗生素

一、大环内酯类

大环内酯类抗生素是一类具有 14～16 碳内酯环共同化学结构的抗生素。红霉素(erythromycin)为第一代的代表药。第二代半合成大环内酯类抗生素主要有**罗红霉素**(roxithromycin)、**阿奇霉素**(azithromycin)、**克拉霉素**(clarithromycin)等。

【体内过程】

红霉素易被胃酸破坏,故临床一般服用其肠衣片或酯化物,但其生物利用度差。新大环内酯类不易被胃酸破坏,生物利用度提高,如克拉霉素、阿奇霉素。广泛分布于除脑脊液以外的各种体液和组织,如肺、痰、皮下、胆汁等。红霉素在肝脏代谢。红霉素和阿奇霉素主要经胆汁分泌,而克拉霉素及其代谢物经肾排泄。

【抗菌作用】

对大多数革兰阳性菌、某些革兰阴性菌、厌氧菌有较强的抗菌活性,对军团菌、弯曲菌、支原体、衣原体、弓形虫、非典型分枝杆菌也有良好的作用,对 β-内酰胺类耐药的金黄色葡萄菌也有一定的抗菌活性。能不可逆地结合到细菌核糖体 50 S 亚基上,抑制转肽作用及(或)信使核糖核酸(mRNA)移位,选择性抑制细菌蛋白质合成。

【临床用途】

(1) 治疗军团菌肺炎、百日咳、弯曲肠杆菌肺炎、白喉带菌者的首选药。

(2) 治疗耐青霉素的金黄色葡萄球菌感染和对青霉素过敏者,还可用于上述敏感菌所致的各种

感染。

(3) 厌氧菌引起的口腔感染和肺炎支原体、衣原体等非典型病原体所致的呼吸道、泌尿生殖道感染。

其注射剂不能用0.9%氯化钠注射液溶解,以免出现沉淀。阿奇霉素对革兰阴性菌有较高活性,对螺旋体作用也较红霉素强,对肺炎支原体为大环内酯类中最强者,有明显的抗菌后效应。

【不良反应】

毒性低,一般很少引起严重不良反应。红霉素常见胃肠道反应,新大环内酯类发生率低。肝损害以胆汁瘀积性黄疸为主,亦可出现肝肿大、转氨酶升高等,红霉素的酯化物更易引起肝损害,肝功能不良者禁用。耳毒性可见听力下降,前庭功能亦可受损。老年肾功能不良者发生概率高,静滴过快易发生心脏毒性,出现心电图异常、严重心律失常,表现为晕厥或猝死。

阿奇霉素(azithromycin,阿奇红霉素)

阿奇霉素是近年发展的大环内酯类第二代部分合成衍生物,不仅保留了红霉素的优点,又对酸稳定、降低胃肠道刺激和抗嗜肺军团菌、嗜血流感杆菌、支原体、衣原体活性方面优于红霉素;具有口服吸收快、组织分布广、细胞内浓度高及$t_{1/2}$长等优点,每日可仅给药一次。其对革兰阴性菌具有更高的抗菌活性,对包柔螺旋体作用也较红霉素为强,对肺炎支原体的作用则为大环内酯类中最强者。具有明显的PAE。

二、林可霉素类

林可霉素类主要包括**林可霉素**(lincomycin,洁霉素)和**克林霉素**(clindamycin,氯洁霉素)。

【抗菌作用】

对革兰阳性菌具有较高的抗菌活性。金黄色葡萄球菌(包括耐青霉素G的菌株)、链球菌和白喉杆菌等均敏感;对各种厌氧菌,包括脆弱类杆菌有良好作用,克林霉素作用较林可霉素强4~8倍。抗菌机制与大环内酯类相同。能与红霉素、氯霉素相互竞争结合部位,故不能合用。两药间有完全交叉耐药性,与大环内酯类也有交叉耐药性。

【临床用途】

1. 金黄色葡萄球菌感染　对金黄色葡萄球菌等革兰阳性球菌感染有效,主要用于对青霉素类或头孢菌素类等无效,或青霉素过敏者的金黄色葡萄球菌感染。

2. 金黄色葡萄球菌引起的骨髓炎　由于在骨组织中可达到较高浓度,可作为金黄色葡萄球菌所致骨髓炎的首选药。

3. 各种厌氧菌、或厌氧菌与需氧菌引起的混合感染,如腹膜炎、腹腔和盆腔感染、吸入性肺炎或肺脓肿等。

【不良反应及防治】

常见轻微的胃肠道证状,严重者可导致潜在致死性伪膜性肠炎,由大量繁殖的难辨梭状芽胞杆菌产生的坏死性毒素引起,表现为发热、腹泻、腹痛等,口服万古霉素或甲硝唑可防治。变态反应大多为轻度皮疹、瘙痒或药热。也可见一过性粒细胞减少和血小板减少。

三、多肽类抗生素

(一) 万古霉素类

属多肽类抗生素,常用的有**万古霉素**(vancomycin)、**去甲万古霉素**(norvancomycin)和**替考拉宁**(teicoplanin,太古霉素)。

万古霉素口服不易吸收,肌注引起剧痛和组织坏死,故只宜静脉给药。分布广泛,但不易透过血脑屏障。在体内很少代谢,尿中浓度高。替考拉宁可肌内注射。

万古霉素对革兰阳性菌,特别是革兰阳性球菌有强大杀菌作用,包括金黄色葡萄球菌、表皮葡萄球菌、对青霉素G和多种抗生素耐药菌株、溶血性链球菌、草绿色链球菌、肺炎球菌及肠球菌等;与氨基糖苷类抗生素合用对肠球菌等具有协同杀菌作用;对厌氧菌、难辨梭状芽胞杆菌亦有良好作用;对炭疽杆菌、白喉杆菌、破伤风杆菌等亦敏感,革兰阴性菌则多数耐药。抗菌机制主要是抑制细菌细胞壁肽聚糖的合成,造成细胞壁缺损而杀菌。一般不易耐药,但近年来,耐万古霉素的肠球菌正在增多。只适用于严重革兰阳性细菌感染或对其他抗生素耐药或无效者。

替考拉宁毒性较低。口服可有恶心、呕吐、口腔金属异味等,静注时偶有疼痛和血栓性静脉炎。快速静注万古霉素可出现极度皮肤潮红、红斑、荨麻疹、心动过速和低血压等,称为"红人综合征"(red man syndrome)。耳毒性和肾毒性为最严重的毒性反应。应注意避免与氨基糖苷类抗生素、呋塞米、依他尼酸等合用。

(二) 多黏菌素类

多黏菌素类(polymyxins)是一组多肽类抗生素,临床应用的是**多黏菌素 B**(polymyxin B)、**多黏菌素 E**(polymyxin E, colistin,抗敌素)和**多黏菌素 M**(polymyxin M)。

口服不吸收,但盐酸多黏菌素 M 吸收好,穿透力弱。体内代谢慢,肾脏排泄缓慢。属窄谱慢效杀菌药,只对某些革兰阴性杆菌包括铜绿假单胞菌有强大抗菌活性。本类药物的表面活性可增加细菌细胞膜通透性,使重要营养物质外漏而导致细菌死亡。对繁殖期和静止期细菌均有杀菌作用。与利福平、磺胺类和 TMP 合用有协同抗菌作用。细菌不易耐药,局部应用于敏感菌引起的眼、耳、皮肤黏膜感染及烧伤后铜绿假单胞菌感染,口服用于肠道手术前准备。毒性较大。主要表现为严重的肾和神经系统损害。

(三) 杆菌肽类

杆菌肽(bacitracin)是多肽类抗生素的混合物,属慢性杀菌药。对革兰阳性菌有强大作用,对产生β-内酰胺酶的耐药菌也有作用;对革兰阴性球菌、螺旋体、放线杆菌也有一定作用;对革兰阴性杆菌无作用。机制为选择性地抑制细菌脱磷酸化,阻碍细胞壁合成导致细菌死亡。注射给药因有严重的肾毒性,临床仅用于局部抗感染,其优点是刺激性小、变态反应少,不易产生耐药性。

第三节　氨基糖苷类抗生素

氨基糖苷类抗生素包括两大类:一类为天然来源,有链霉素、卡那霉素、妥布霉素、大观霉素、新霉素、庆大霉素、西索米星、小诺米星、阿司米星等;另一类为半合成品,有阿米卡星、奈替米星等。

一、氨基糖苷类抗生素的共性

氨基糖苷类抗生素具有抗菌谱广,抗革兰阴性杆菌活性强,有明显的抗菌后效应等优点;缺点是无抗厌氧菌活性,消化道不吸收,且有肾和耳毒性。

【体内过程】

氨基糖苷类均为有机碱,临床常用其硫酸盐,易溶于水,性质稳定,在碱性环境中抗菌作用强,有相似的药动学特征。

氨基糖苷类抗生素口服难吸收,肌内注射吸收迅速而完全,0.5～2 h 达峰浓度;主要分布于细胞外液,在肾皮质和内耳淋巴液有高浓度积聚,可透过胎盘屏障,但不能透过血-脑屏障,甚至脑膜炎时脑脊液内也难达有效浓度。主要以原形经肾小球滤过,因而尿中浓度高,$t_{1/2}$ 为 2～3 h,肾功能减退时可延长 20～30 倍以上,应减小剂量或延长给药间隔时间。

【抗菌作用】

(1) 抗菌谱较广,对各种需氧革兰阴性杆菌包括大肠埃希菌、铜绿假单胞菌、变形杆菌属、克雷白菌属、肠杆菌属、志贺菌属、枸橼酸杆菌具有强大抗菌活性。

(2) 对沙雷菌属、沙门菌属、产碱杆菌属、不动杆菌属和嗜血杆菌属也有一定抗菌作用。

(3) 对淋病奈瑟菌,脑膜炎奈瑟菌等革兰阴性球菌作用较差。

(4) 对革兰阳性菌作用较弱,但对金葡菌包括耐药菌株较为敏感,对肠球菌和厌氧菌则不敏感,但若与β-内酰胺类抗生素合用,对肠球菌属、李斯特菌属、草绿色链球菌和铜绿假单胞菌可获协同作用。

氨基糖苷类抗生素属快速杀菌剂,对静止期细菌也有较强作用。抗菌机制是进入细胞内,不可逆地抑制细菌蛋白质合成。其环节包括:起始阶段,抑制70S始动复合物形成;肽链延长阶段,选择性与30S亚基靶蛋白结合,使mRNA上的遗传密码错译,合成无功能的异常蛋白质;终止阶段,阻碍终止因子进入核糖体,使已形成的肽链不能释放,并阻止70S核糖体解离。本类药物尚能抑制胞质膜蛋白质合成,增加胞浆膜通透性,使胞浆内容物外渗。

杀菌作用特点:①其杀菌作用有浓度依赖性,即浓度愈高,杀菌速率愈快,杀菌持续时间愈长;②仅对需氧菌有效,对需氧革兰阴性杆菌的抗菌活性显著强于其他药物;③具有较长的抗菌后效应,且抗菌后效应持续时间有浓度依赖性;④在碱性环境中抗菌活性强;⑤与β-内酰胺类抗生素合用,可扩大抗菌谱,增强抗菌活性。但不应在同一注射器内给药,因β-内酰胺类可使氨基糖苷类失活。

氨基糖苷类抗生素间有不完全交叉耐药性,细菌产生耐药性的机制有:①产生修饰和灭活氨基糖苷类的钝化酶,包括乙酰化酶、腺苷酰化酶和磷酸化酶;②膜通透性的改变;③靶位的修饰,形成一个不能结合氨基糖苷类(链霉素特有)的靶蛋白,致使对链霉素的亲和力降低而耐药。

【不良反应及防治】

1. 耳毒性　包括前庭神经和耳蜗神经损害。前者表现为眩晕、视力减退、眼球震颤、眩晕、恶心、呕吐和共济失调,其发生率依次为:新霉素(已少用)>卡那霉素>链霉素>西索米星>庆大霉素>妥布霉素>奈替米星;后者表现为耳鸣、听力减退和永久性耳聋,其发生率依次为:新霉素>卡那霉素>西索米星>阿米卡星>庆大霉素>妥布霉素>链霉素。与其在内耳淋巴液中浓度较高有关,可损害内耳柯蒂氏器毛细胞的能量产生及利用,引起细胞膜上 Na^+,K^+-ATP酶功能障碍,造成毛细胞损伤。为防止和减少耳毒性,使用时要注意剂量和疗程,严密观察眩晕、耳鸣等早期症状,进行听力及血药浓度监测,避免与其他有耳毒性的药物合用,如呋塞米、依他尼酸、布美他尼、顺铂等。肾功能减退者、老年人及婴幼儿、哺乳期妇女慎用,孕妇禁用。

2. 肾毒性　氨基糖苷类易蓄积于肾皮质部,损害近曲小管上皮细胞,轻则引起肾小管肿胀,重则产生急性坏死,通常表现为蛋白尿、管型尿、血尿等。严重时可引起氮质血症和肾功能降低。肾功能减低可使氨基糖苷类血药浓度升高,又可进一步加重肾损伤和耳毒性。在常用剂量时各药对肾的毒性顺序为:新霉素>卡那霉素>妥布霉素>链霉素,奈替米星肾毒性很低。使用过程中,应定期检查尿常规,不宜与有肾损害的药物合用。

3. 神经肌肉阻滞　表现为肌肉松弛,甚至呼吸肌麻痹导致呼吸衰竭而死亡。静脉注射过快、剂量过大、肾功能减退、血钙过低及重症肌无力患者易发生,可用钙剂和新斯的明解救。重症肌无力者禁用,严禁静脉推注,与麻醉药或肌松药合用时应慎重。

4. 变态反应　可引起皮疹、发热等变态反应,也可引起过敏性休克,尤其是链霉素过敏性休克发生率虽低于青霉素,但死亡率高,而且链霉素皮试的阳性符合率也不高,一旦发生应立即皮下或肌内注射肾上腺素,同时静脉注射葡萄糖酸钙等进行抢救。

二、常用氨基糖苷类抗生素

链霉素(streptomycin)

链霉素是从链丝菌培养液中获得并用于临床的第一个氨基糖苷类抗生素,也是第一个用于治疗结核病,且至今仍作为抗结核病的二线药物。

链霉素对兔热病和鼠疫有特效,常作为首选药,特别是与四环素联合用药已成为目前治疗鼠疫最有效的手段。也用于治疗多重耐药的结核病。与青霉素合用可治疗溶血性链球菌、草绿色链球菌及肠球菌等引起的心内膜炎。对铜绿假单胞菌和其他革兰阴性杆菌抗菌活性低。

庆大霉素(gentamicin)

庆大霉素是治疗各种革兰阴性杆菌感染的主要抗菌药,尤其对沙雷菌属作用更强。由于疗效确切，价格便宜，目前在氨基糖苷类中为首选药。也与青霉素或其他抗生素合用，协同治疗严重的肺炎链球菌、铜绿假单胞菌、肠球菌、葡萄球菌、草绿色链球菌感染。还可局部用于皮肤、黏膜表面感染和眼、耳、鼻部感染。

卡那霉素（kanamycin）

卡那霉素对多数常见革兰阴性菌和结核杆菌有效，曾被广泛用于各种肠道革兰阴性杆菌感染，但因不良反应较大，疗效不突出，已逐渐被庆大霉素、妥布霉素等取代，目前主要与其他抗结核药物合用于对第一线药物耐药的结核病患者。耳毒性是卡那霉素最主要的不良反应。

妥布霉素（tobramycin）

妥布霉素对克雷白菌属、肠杆菌属、变形杆菌属的抗菌作用较庆大霉素强 2～4 倍，对铜绿假单胞菌的作用是庆大霉素的 2～5 倍，且对耐庆大霉素菌株有效，适用于铜绿假单胞菌所致的各种感染，常与抗铜绿假单胞菌的 β-内酰胺类抗生素合用，对其他革兰阴性杆菌的抗菌活性不如庆大霉素，一般不作为首选。革兰阳性菌中仅对葡萄球菌有效。不良反应较庆大霉素轻。

阿米卡星（amikacin，丁胺卡那霉素）

阿米卡星是由卡那霉素 A 得到的半合成衍生物，应用广泛。在氨基糖苷类中抗菌谱最广，对革兰阴性杆菌和金黄色葡萄球菌均有较强的抗菌活性。最突出的优点是对肠道革兰阴性杆菌和铜绿假单胞菌所产生的多种钝化酶稳定，故对一些常用氨基糖苷类耐药的菌株所致感染仍有效，常作为治疗此类感染的首选药物。另一个优点是与 β-内酰胺类抗生素联用可获协同作用，如与羧苄西林或哌拉西林合用对铜绿假单胞菌，与头孢菌素合用对克雷白菌属，与阿洛西林等合用对克雷白菌属、大肠埃希菌和金黄色葡萄球菌均有协同作用。

奈替米星（netilmicin，乙基西索霉素）

奈替米星是西索米星的半合成衍生物。对肠杆菌科大多数细菌均具强大抗菌活性，对葡萄球菌和其他革兰阳性球菌的作用则强于其他氨基糖苷类。其显著特点是对多种氨基糖苷类钝化酶稳定，因而对庆大霉素、西索米星和妥布霉素耐药菌株也有较好抗菌活性。耳、肾毒性发生率在常用氨基糖苷类中最低。

新霉素（neomycin）

新霉素口服吸收很少，故可用于肠道感染、肠道消毒或肝性脑病患者。因有严重的耳、肾毒性，故临床主要为局部应用，如创面涂抹、气雾吸入或滴眼等，局部用量不宜过大。禁止全身用药。

第四节　四环素类及氯霉素类抗生素

一、四环素类

四环素类抗生素可分为天然品和半合成品两类。本类药物在酸性环境中性质稳定。

（一）天然四环素类

四环素（tetracycline）、**土霉素**（terramycin）均由链霉菌培养液提取，两者特性基本相似。

【体内过程】

口服吸收不完全，易与食物中 Ca^{2+}、Mg^{2+}、Fe^{3+}、Al^{3+} 等金属离子形成络合物影响其吸收，四环素较土霉素吸收好。易渗入胸腔、腹腔、胎儿循环及乳汁中，易与骨和牙等组织结合。不易透过血脑屏障。60% 以原形经肾排泄，肾功能损害者不宜应用。可形成肝肠循环，胆汁药物浓度为血药浓度的 10～20 倍。

【药理作用及作用机制】

（1）属快速抑菌剂，抗菌谱广，对立克次体、支原体、衣原体、螺旋体有强大的抑制作用。

（2）对革兰阳性菌、革兰阴性菌和某些厌氧菌有较强抑制作用，对阿米巴原虫有间接抑制作用。

（3）抗菌机制是通过与敏感菌核糖体 30S 亚基结合，从而阻止肽链的延伸，抑制蛋白质合成。

(4) 细菌的耐药状况严重,金黄色葡萄球菌、大肠埃希菌、痢疾志贺菌、肺炎链球菌大部分对四环素耐药。天然品间存在交叉耐药。

【临床用途】

主要用于立克次体、支原体、衣原体、某些螺旋体等非细菌性感染的首选药,还可用于鼠疫、布鲁菌病、霍乱、幽门螺杆菌引起的消化性溃疡的治疗。

【不良反应及防治】

不良反应较多。

1. 局部刺激症状　口服可引起恶心、呕吐、上腹不适、腹胀等胃肠刺激症状,以土霉素多见,餐后服药可减轻症状。

2. 二重感染　长期应用广谱抗生素时,敏感菌被抑制,不敏感菌乘机大量繁殖,造成新的感染,称作二重感染或菌群交替症。常见由白色念珠菌感染引起的鹅口疮;也可由及厌氧芽胞梭菌所致的伪膜性肠炎,表现为剧烈的腹泻、发热、肠壁坏死、体液渗出,甚至休克死亡,应用抗真菌药或口服万古霉素或甲硝唑治疗。

3. 对骨、牙生长的影响　四环素类药物与新生骨骼和牙齿中沉积的 Ca^{2+} 结合,造成恒齿永久性棕色色素沉着,牙釉质发育不全,抑制婴儿骨骼发育。孕妇、哺乳期妇女及8岁以下儿童禁用。

4. 其他　长期大剂量使用可引起肝、肾损害。偶见变态反应。也可引起光敏反应和前庭反应。

(二) 半合成四环素类

多西环素(doxycycline,强力霉素)、**米诺环素**(minocycline,二甲胺四环素)口服吸收快而完全,吸收受食物影响较小,有效血药浓度可维持24 h,每日服药1次即可。抗菌谱和抗菌机制与天然四环素相似,抗菌作用较四环素强2~10倍。米诺环素对耐天然四环素类和耐青霉素类的金黄色葡萄球菌、链球菌、大肠埃希菌等仍有作用。多西环素的临床适应证与四环素相同,是四环素类药物中的首选药。

不良反应与天然四环素相似。多西环素常见胃肠道反应,还可引起舌炎、口腔炎和肛门炎,应饭后服。米诺环素可产生前庭反应,首次服药可迅速出现。

二、氯霉素类

氯霉素(chloramphenicol)

氯霉素是委内瑞拉链丝菌产生的抗生素。

【体内过程】

氯霉素口服吸收快而完全,广泛分布于全身各组织和体液中,脑脊液中浓度较其他抗生素高。主要在肝代谢后经肾排泄。

【药理作用】

本药属广谱抗生素,对革兰阴性菌作用强,特别对伤寒沙门菌、流感嗜血杆菌作用强,对革兰阳性球菌作用不如青霉素和四环素;对立克次体、沙眼衣原体、肺炎支原体、螺旋体等有效。

抗菌机制是与细菌核糖体50 S亚基结合,阻止肽链延伸,使蛋白质合成受阻,属速效抑菌剂。

【临床用途】

由于氯霉素对造血系统产生严重的毒性反应,现已少用。

1. 治疗伤寒、副伤寒　因氟喹诺酮类和第三代头孢菌素具有速效、低毒、复发少和愈后不带菌等特点,氯霉素现已不作为首选药。

2. 眼科局部用药　治疗敏感菌引起的眼部感染。

【不良反应及防治】

1. 血液系统毒性　包括:①可逆性血细胞减少:较为常见,发生率和严重程度与剂量及疗程呈正相关,表现为贫血、白细胞减少症或血小板减少症。②再生障碍性贫血:发病率与用药剂量、疗程无关。发生率低(1/3万),但死亡率很高。应严格掌握适应证;用药时严密监测血象,发现异常,立即停药;每日剂量≤1 g,疗程一般不超过5~7 d;避免反复用药。

2. 灰婴综合征　主要发生在早产儿和新生儿,表现为腹胀、吐奶、呼吸不规则、面色灰紫、循环衰竭等。原因是早产儿和新生儿肝脏发育不全,肝葡萄糖醛酸转移酶活性不足及肾排泄能力低下造成蓄积中毒。

3. 其他　如胃肠反应、变态反应、视神经炎、视力障碍、二重感染等。新生儿、早产儿、妊娠后期及产后1个月的哺乳期妇女禁用。

常用药物制剂与用法

1. 青霉素G钾或钠盐　粉针剂:40万U、80万U、100万U;40万~80万U/次,普通感染2次/日,肌内注射,小儿2.5万~5万U/(kg·d),分2~4次肌内注射。严重感染4次/日肌内注射或静脉滴注。钾盐需计算含钾量(每60万U青霉素G盐含钾离子39 mg),用量较大或肾功不全时应用钠盐滴注。

2. 普鲁卡因青霉素　粉针剂:40万U、80万U;40万U/次,1次/日,肌内注射。

3. 苄星青霉素粉针剂　30万、60万、120万U;成人1~2次/月,儿童1次/月,60万~120万U/次,肌内注射。

4. 苯唑西林钠　片剂:0.25 g。胶囊剂:0.25 g。粉针剂:0.5 g。0.5~1 g/次,4~6次/日;儿童50~100 mg/(kg·d),分4~6次,空腹口服。肌内注射剂量同口服。成人4~6 g/d,儿童50~100 mg/(kg·d),静脉滴注。

5. 邻氯西林钠　胶囊剂:0.25 g。粉针剂:0.5 g。250~500 mg/次,2~4/次;儿童30~60 mg/(kg·d),分2~4次服。肌内注射剂量同口服。

6. 双氯西林钠　片剂:0.25 g。胶囊剂:0.5 g。0.25~0.5 g/次,4次/日;儿童30~50 mg/(kg·d),分4次服用。

7. 氟氯西林钠　胶囊剂:0.125 g、0.25 g。0.125 g/次,4次/日;或1次0.5~1.0 g/次,3次/日。

8. 氨苄西林钠　片剂:0.25 g;0.25~1 g/次,4次/日;儿童20~80 mg/(kg·d),分4次服。粉针剂:0.5 g、1 g。0.5~1 g/次,4次/日,肌内注射。1~2 g/次溶于100 ml输液中静脉滴注,3~4次/日。儿童50~150 mg/(kg·d),分次给予。

9. 阿莫西林钠　胶囊剂:0.3 g;0.3~0.6 g/次,3~4次/日。儿童50~100 mg/(kg·d),分3~4次服。

10. 羧苄西林钠　粉针剂:0.5 g、1 g;1 g/次,4次/日,肌内注射。用于铜绿假单胞菌感染,10~20 g/d,静脉注射或静脉滴注。儿童100 mg/(kg·d),分4次肌内注射或100~400 mg/(kg·d),静脉注射。

11. 磺苄西林钠　粉针剂:1 g、2 g;2~4 g/d,严重者8~13 g/d,分4次肌内注射或静脉注射或静脉滴注。肌注时需加利多卡因3 ml以减轻疼痛。儿童40~160 mg/(kg·d),分4次注射。

12. 替卡西林钠　粉针剂:0.5 g、1 g;1~2 g/次,4次/日,肌内注射或静脉注射。

13. 美西林钠　粉针剂:0.4 g、0.6 g;1.6~2.4 g/d,儿童30~50 mg/(kg·d),分4次静脉或肌内注射。

14. 头孢噻吩钠　粉针剂:0.5 g、1 g。0.5~1 g/次,4次/日,肌内注射;严重感染时2~4 g/d,分2~3次稀释后静脉推注或静脉滴注。

15. 头孢噻啶　粉针剂:0.5 g、1 g;0.5~1 g/次,2~3次/日,肌内注射,每日用量不超过4 g。儿童50~75 mg/(kg·d)。

16. 头孢氨苄　胶囊剂:0.125 g、0.25 g;1~4 g/d,儿童25~50 mg/(kg·d),分3~4次服。

17. 头孢唑啉钠　粉针剂:200 mg、500 mg;500 mg/次,2~4次/日,肌内注射或静脉注射。病情严重或耐药菌株,剂量可增大为3~5 g/d。儿童20~40 mg/(kg·d),分3~4次给药。

18. 头孢拉定　胶囊剂:0.25 g、0.5 g;1~2 g/日,儿童25~50 mg/(kg·d),分4次服。粉针剂:0.25 g、0.5 g、1 g。2~4 g/d,分4次肌内注射、静脉注射或静脉滴注;小儿50~100 mg/(kg·d),分4次注射。

19. 头孢羟氨苄　胶囊剂:0.25 g;1 g/次,2次/日。儿童30~60 mg/(kg·d),分2~3次服。

20. 头孢孟多　粉针剂:0.5 g、1 g、2 g;2~6 g/d。儿童50~100 mg/kg·日,分3~4次肌内注射。严重感染时,8~12 g/d,儿童100~200 mg/(kg·d),分2~4次静脉注射或静脉滴注。

21. 头孢呋辛　粉针剂:0.25 g、0.5 g、0.75 g、1.5 g;0.75 g/次,3次/日,肌内注射。儿童30~60 mg/(kg·d),分3~4次肌内注射。严重感染时,4.5~6 g/d,儿童50~100 mg/(kg·d),分2~4次,静脉

注射。

22. 头孢曲松 粉针剂:0.25 g、0.5 g、1 g;1 g/次,1 次/日,溶于 1% 利多卡因注射液 3.5 ml 中,深部肌内注射,或 0.5 ~ 2 g/d 溶于 0.9% 氯化钠注射液或 5% 葡萄糖注射液中静滴,30 min 内滴完。

23. 头孢他啶 粉针剂:0.5 g、1 g、2 g;0.5 ~ 2 g/次,2 ~ 3 次/日。儿童 25 ~ 50 mg/(kg·d),2 次/日,静脉注射或肌内注射,静滴时以 0.9% 氯化钠注射液 500 ml 稀释后 30 min 滴完。肌注一般溶于 1% 利多卡因 0.5 ml,深部注射。

24. 头孢哌酮 粉针剂:0.5 g、1 g、2 g;2 ~ 4 g/d。儿童 50 ~ 150 mg/(kg·d),分 2 ~ 3 次静脉滴注、静脉注射或肌内注射。严重感染时,6 ~ 8 g/d,分 2 ~ 3 次肌注或静注。

25. 头孢吡肟 粉针剂:0.5 g、1 g、2 g;0.5 ~ 2 g/次,2 次/日,静脉注射或肌内注射。

26. 红霉素 肠溶片剂:0.1 g、0.25 g;0.2 ~ 0.5 g/次, 3 ~ 4 次/日。乳糖酸盐注射剂 0.3 g;1 ~ 2 g/d,儿童 30 ~ 50 mg/(kg·d),分 3 ~ 4 次,一般用 5% 葡萄糖稀释后静脉滴注。软膏:每支 4 g。眼膏:每支 0.5 g、2.5 g、4.0 g。

27. 乙酰螺旋霉素 片剂或胶囊剂:0.1g、0.2 g;0.2 ~ 0.3 g/次,4 次/日。儿童 20 ~ 30 mg/(kg·d),分 4 次服。

28. 吉他霉素 胶囊剂:0.2 g;0.8 ~ 1.2 g/d,分 4 ~ 6 次服。注射剂:0.2 g;0.4 ~ 0.8 g/d,分 2 次静脉注射,注射速度宜慢,亦可静脉滴注。

29. 麦迪霉素 胶囊剂:0.2 g;糖衣片:0.1 g;0.8 ~ 1.2 g/d,分 3 ~ 4 次服。

30. 阿奇霉素 口服:成人 500 mg/d,1 次/日,连续 3 d,或第一日 500 mg,2 ~ 5 d 250 mg/d,儿童 10 mg/kg,1 次/d,连用 3 d。

31. 盐酸林可霉素 片剂、胶囊剂:0.25 g、0.5 g;0.5 g/次,3 ~ 4 次/日,饭后服。儿童 30 ~ 60 mg/(kg·d),分 3 ~ 4 次服。注射剂:0.6 g;1 次 0.6 g,2 ~ 3 次/日,肌内注射,或 0.6 g/次,溶于 100 ~ 200 ml 输液中缓慢静滴,2 ~ 3/次;儿童 15 ~ 40 mg/(kg·d),分 2 ~ 3 次肌内注射或静脉滴注。

32. 盐酸克林霉素 片剂或胶囊剂:0.075 g、0.15 g;0.15 ~ 0.3 g/次,3 ~ 4 次/日。儿童 8 ~ 16 mg/(kg·d),分 3 ~ 4 次服。注射剂:0.15 g;0.6 ~ 1.8 g/d,分 2 ~ 4 次肌内注射或静脉滴注。

33. 万古霉素 散剂、注射剂:0.5 g;1 ~ 2 g/d,分 4 次服,1 ~ 2 g/d,儿童 20 ~ 40 mg/(kg·d),分2 ~ 4次稀释后缓慢静脉滴注。

34. 杆菌肽 含片:500 ~ 1 000 U/次,4 ~ 6 次/日。软膏及眼膏: 500 ~ 1 000 U/g;局部涂擦和冲洗,用杆菌肽生理盐水溶液(500 ~ 1 000 U/ml),每日用量不超过 2 万 U。

35. 硫酸多黏菌素 B 注射剂:50 万 U;50 万 ~100 万 U/日。儿童 1 万 ~2 万 U/d,分 2 ~ 3 次肌内注射或静脉滴注,疗程一般不超过 7 ~ 14 d。1 万 U/次,儿童 5 000/次,鞘内注射。

36. 硫酸多黏菌素 E 片剂: 12.5 万 U; 50 万 ~ 100 万 U/次,饭前服,3 次/日。注射剂: 50 万 U; 100 万 ~150 万 U/d。儿童 1.5 万 ~2.5 万 U/(kg·d),分 2 次肌内注射。50 万 ~100 万 U/次,2 次/日,静脉滴注;儿童 1.5 万 ~2.5 万 U/(kg·d),分 1 ~ 2 次静脉滴注,疗程一般不超过 7 d。

37. 硫酸链霉素 粉针剂:0.75 g、1 g、2 g;0.75 ~ 1 g/d, 儿童 15 ~ 30 mg/(kg·d),分 1 ~ 2 次肌内注射。

38. 硫酸庆大霉素 注射剂:4 万 U、8 万 U;16 万 ~24 万 U/日,儿童 3 000 ~ 5 000 U/(kg·d),分 2 ~ 3 次肌内注射。静滴剂量同上。忌与青霉素等混合滴注。鞘内注射,成人 5 000 ~ 10 000 U/次。

39. 硫酸卡那霉素 注射剂:0.5 g、1 g;1 ~ 1.5 g/d,儿童 20 ~ 30 mg/(kg·d),分 2 ~ 3 次肌内注射。静滴剂量同肌内注射。疗程一般不超过 10 ~ 14 d。

40. 硫酸阿米卡星 粉针剂:0.1 g、0.2 g;0.2 ~ 0.4 g/日,分 1 ~ 2 次肌内注射。静滴剂量同肌内注射。疗程一般不超过 10 ~ 14 d。

41. 硫酸妥布霉素 注射剂:40 mg、80 mg;成人或儿童 1.5 mg/(kg·d),每 8 h1 次,肌内注射或静脉滴注,总量一日不超过 5 mg/kg,疗程一般不超过 10 ~ 14 d。

42. 硫酸西索米星 注射剂: 50 mg; 全身性感染可按 3 mg/(kg·d),分 3 次肌内注射。尿路感染可按 2 mg/(kg·d),分 2 次肌内注射。

43. 硫酸奈替米星 注射剂:50 mg、100 mg、150 mg;4 ~ 6 mg/(kg·d),严重感染 7.5 mg/(kg·d),儿童按 6 ~ 7.5 mg/(kg·d),分 2 ~ 3 次肌内注射。

44. 硫酸新霉素 片剂:0.1 mg、0.25 g;1 ~ 4 g/d,儿童 25 ~ 50 mg/(kg·d),分 4 次口服。皮肤油剂及霜剂:

5 mg/g。创面冲洗剂:400 g/L。

45. 盐酸四环素　片剂或胶囊剂:0.25 g;0.25 ~ 0.5 g/次,3 ~ 4 次/日。眼膏剂:2 .5 g、10 g,外用。

46. 盐酸土霉素　片剂:0.125 g、0.25 g;0.125 ~ 0.5 g/次,3 ~ 4 次/日。

47. 盐酸金霉素　眼膏:0.5%。软膏:0.1%,外用。

48. 多西环素　片剂或胶囊剂:0.1 g;首剂 0.2 g,以后 0.1 ~ 0.2 g/d,分 1 ~ 2 次服。8 岁以上儿童首剂 4 mg/kg,以后每次 2 ~ 4 mg/kg,1 ~ 2 次/日。

49. 米诺环素　片剂:0.1 g;首剂 0.2 g,以后 0.1 g/次,2 次/日。

50. 氯霉素　片剂或胶囊剂:0.25 g;0.25 ~ 0.5 g/次,3 ~ 4 次/日。注射液:0.5 g/2 ml;0.5 ~ 1 g/次,每 12 h 1 次,静脉滴注。滴眼液:20 mg/8 ml,滴眼。滴耳液:0.25 g/10 ml,滴耳。眼膏:1%,3%,外用。

思 考 题

1. 试述青霉素的抗菌谱、抗菌机制、耐药机制及临床应用。

2. 试述青霉素类变态反应的防治措施。

3. 简述各代头孢菌素类药物的作用特点。

4. 医生为一严重细菌感染患者开了下列药物:青霉素注射剂,320 万 U, 320 万 U/次,静滴;红霉素 0.25 g,0.5 g/次,4 次/日;请分析是否合理,为什么?

5. 氨基糖苷类抗生素有何共同特点?

6. 试述氨基糖苷类抗生素的不良反应。

7. 医生给心力衰竭、肾功能不全、尿少合并泌尿系感染的患者开了下列药物,请分析是否合理,为什么?硫酸庆大霉素注射剂 8 万 U,8 万 U/次,2 次/日,肌注,连用 3 d;呋塞米注射剂 20 mg 加入 5% 葡萄糖氯化钠注射液 500 ml 中,静滴,1 次/日,连用 5 d。

8. 有一患者突然寒战、呕吐,第 5 日胸背出现淡红色斑疹,24 h 蔓延至颈、腹及四肢,后经确诊为流行性斑疹伤寒,应选用何药治疗?应用时注意哪些问题?

第三十二章

人工合成的抗菌药

学习目标

1. 掌握喹诺酮类药物的作用特点、用途、不良反应。
2. 理解磺胺类药物及甲氧苄啶的作用、用途、不良反应。

第一节 喹 诺 酮 类

一、概 述

喹诺酮类(quinolones)是以4-喹诺酮为基本结构的人工合成抗菌药。按临床应用的先后顺序,喹诺酮类可分为三代:第一代以萘啶酸为代表,现已不用;第二代以吡哌酸为代表,对大多数革兰阴性菌有效,口服易吸收,尿中药物浓度高,可用于敏感菌引起的尿道和肠道感染;20世纪80年代以来研制的氟喹诺酮为第三代喹诺酮类,具有高效、广谱、可口服、服药次数少、不良反应少等优点,临床应用广泛。

【体内过程】

第三代大多数药物口服吸收良好,血药浓度相对较高。除诺氟沙星和环丙沙星外,其余药物的生物利用度均可达80%以上。药物血浆蛋白结合率低,体内分布广,穿透性好,大多数主要以原形经肾排泄,尿中浓度高。

【药理作用】

(1) 第三代喹诺酮类与第一、第二代相比,抗菌谱广而作用强。尤其对革兰阴性菌具有强大杀菌作用,其敏感菌有淋病奈瑟菌、大肠埃希菌、克雷白菌、伤寒沙门菌属、志贺菌属、变形杆菌等。

(2) 对流感嗜血杆菌、枸橼酸杆菌、不动杆菌、弯曲菌、军团菌等有肯定的抗菌活性。

(3) 对革兰阳性菌如金黄色葡萄球菌、肺炎链球菌、溶血性链球菌等也有良好抗菌作用。某些药物对铜绿假单胞菌、结核分枝杆菌、衣原体、支原体及厌氧菌也有作用。

(4) 抗菌作用机制是抑制DNA回旋酶,使细菌的DNA无法保持正常形态和功能,干扰DNA复制起到杀菌作用。治疗剂量的喹诺酮对人的DNA回旋酶影响很小,不影响人体细胞的生长代谢。

(5) 喹诺酮类与其他抗菌药之间无交叉耐药性,但同类药物之间有交叉耐药性。

【临床用途】

目前临床常用作用强、毒性低的第三代氟喹诺酮类。可用于治疗各种敏感菌所致感染。伤寒沙门菌对本类药物高度敏感，可替代氯霉素作为治疗伤寒、副伤寒的首选药；也可作为青霉素和头孢菌素等治疗全身感染的替代药。

【不良反应及防治】

氟喹诺酮类的不良反应发生率较低，为3%～5%，能被大多数患者所耐受。

1. 胃肠道反应　如食欲不振、恶心、呕吐、腹痛、腹泻等，常与剂量相关。

2. 神经系统反应　少数出现中枢兴奋症状，表现为焦虑、烦躁、失眠、头痛、头晕，甚至惊厥等，有中枢神经系统疾病及癫痫患者应避免应用。

3. 变态反应　可出现药疹、皮肤瘙痒和血管神经性水肿，少数患者出现光敏性皮炎。用药期间应避免阳光和紫外线的直接或间接照射。

4. 有致畸作用　影响幼儿关节软骨发育，故孕妇与14岁以下儿童不宜应用。

二、常用氟喹诺酮类药物

诺氟沙星(norfloxacin)

诺氟沙星又名氟哌酸。抗菌谱广，对革兰阴性和革兰阳性菌呈杀菌作用。口服生物利用度低，尿道、肠道、胆道中药物浓度高。临床主要用于泌尿道、肠道及胆道感染，妇科、外科及耳鼻喉科等感染性疾病，对无并发症的急性淋病有效。

环丙沙星(ciprofloxacin)

环丙沙星又名环丙氟哌酸，为氟喹诺酮类中应用最广的药物。口服生物利用度为38%～60%，血药浓度较低，可静脉滴注给药。本药穿透性能好，分布于全身各组织。对革兰阴性菌的体外抗菌活性高于多数氟喹诺酮类，对铜绿假单胞菌、肠球菌、肺炎链球菌、甲氧西林耐药金黄色葡萄球菌等作用较强，一些对第三代头孢菌素类、氨基糖苷类的耐药菌株对本药仍然敏感。临床上主要用于治疗敏感菌引起的呼吸道、泌尿道、消化道、骨关节、腹腔及皮肤软组织等感染。

氧氟沙星(ofloxacin)

氧氟沙星又名氟嗪酸，为高效广谱抗菌药，吸收迅速而完全，生物利用度高，分布广泛，80%以上药物以原形经肾排泄。其突出特点是在脑脊液中浓度高，脑膜无炎症时可达血药浓度的30%～50%，有炎症时能增至50%～75%；另一特点为尿药浓度居各种氟喹诺酮类药之首。临床上主要用于敏感菌引起的呼吸道、泌尿生殖道、胆道、耳鼻喉及皮肤软组织等感染。对伤寒、副伤寒包括多重耐药菌株感染疗效肯定。此外，氧氟沙星对结核分枝杆菌有较好的抗菌活性，与其他抗结核药联合用于多重耐药结核菌感染的治疗。

左氧氟沙星(levofloxacin)

左氧氟沙星为氧氟沙星的左旋体，口服具有极好的生物利用度，抗菌活性是氧氟沙星的2倍，不良反应轻。也具有良好的抗结核分枝杆菌活性，且与其他抗结核药之间无交叉耐药性。

氟罗沙星(fleroxacin)

氟罗沙星口服吸收好，生物利用度可达100%。体内抗菌活性强。临床主要用于艾滋病患者的细菌感染；对杜克雷嗜血杆菌所致的软下疳疗效优于青霉素和复方新诺明。

不良反应较为多见，主要是胃肠反应和神经系统反应。

司氟沙星(sparfloxacin)

司氟沙星又名司帕沙星，为长效类药。对革兰阴性菌抗菌活性与环丙沙星相似，而对葡萄球菌、肺炎链球菌、支原体、衣原体、分枝杆菌的作用是已有喹诺酮类中最强者。抗结核分枝杆菌活性优于氧氟沙星和左氧氟沙星。用于敏感菌引起的呼吸道、消化道、泌尿生殖道、耳鼻喉、皮肤软组织等感染。近年报道，可发生严重光敏反应，应慎用。

莫西沙星(moxifloxacin)

莫西沙星是第四代喹诺酮类的代表药。对大多数革兰阳性菌和革兰阴性菌、厌氧菌、结核分枝杆菌、衣原体和支原体具有较强的抗菌活性。临床用于上述细菌所致的急、慢性支气管炎和上呼吸道感染,也可用于泌尿生殖系统和皮肤软组织感染等。莫西沙星不良反应报道较少。

第二节　磺胺类药物

一、概述

磺胺类药物是最早用于全身性感染的人工合成抗菌药,属广谱抑菌药。

【体内过程】

治疗全身感染的药物体内分布广泛,血浆蛋白结合率为25%~95%,易通过血脑屏障。磺胺类药物主要在肝脏代谢为无活性的乙酰化物,也可与葡萄糖醛酸结合。主要从肾以原形、乙酰化物、葡萄糖醛酸结合物三种形式排泄。磺胺类药物及其乙酰化产物在碱性尿液中溶解度高,在酸性尿液中易析出结晶。肠道难吸收类药物必须在肠腔内水解,使对位氨基游离后才能发挥抗菌作用。

【药理作用】

1. 抗菌谱　对大多数革兰阳性菌和革兰阴性菌有良好的抗菌活性,以链球菌、肺炎链球菌、脑膜炎奈瑟菌、淋病奈瑟菌、鼠疫耶氏菌和诺卡菌属较为敏感,其次是大肠埃希菌、志贺菌属、布鲁菌属、变形杆菌属和沙门菌属,对沙眼衣原体、疟原虫、卡氏肺孢子虫和弓形虫滋养体有抑制作用。但对病毒、支原体、立克次体和螺旋体无效。

2. 抗菌机制　对磺胺药敏感的细菌,在生长繁殖过程中不能利用现成的叶酸,必须以蝶啶、对氨苯甲酸(PABA)为原料,在二氢叶酸合成酶作用下生成二氢叶酸,在二氢叶酸还原酶催化下,二氢叶酸被还原为四氢叶酸。四氢叶酸活化后,可作为一碳基团载体的辅酶参与核酸代谢。

磺胺类药物与PABA的结构相似,可与之竞争二氢叶酸合成酶,阻止二氢叶酸的合成,从而发挥抑菌作用(图32-1)。PABA与二氢叶酸合成酶的亲和力比磺胺药强数千倍以上,使用磺胺药时,应首剂加倍。脓液或坏死组织中含有大量的PABA,局麻药普鲁卡因在体内也能水解产生PABA。它们均可减弱磺胺类药物的抗菌作用。

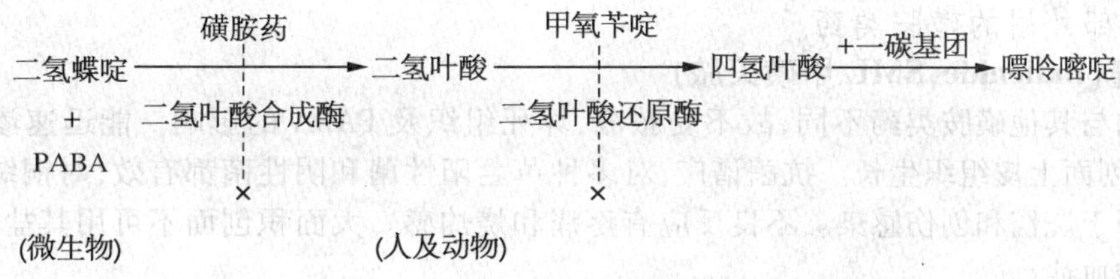

图32-1　磺胺类及甲氧苄啶的作用机制

3. 耐药性　细菌对磺胺药易产生耐药性,尤其在用药量不足、用药不规律时更易发生。磺胺药之间有交叉耐药性。

【不良反应及防治】

1. 泌尿系统损害　尿液中的磺胺药一旦析出结晶,可产生结晶尿、血尿、尿痛和尿闭等症状。服用磺胺嘧啶或磺胺甲噁唑时,应适当增加饮水量并同服等量碳酸氢钠以碱化尿液,服药超过一周者,应定期检查尿常规。

2. 变态反应　易发生,可出现药热、皮疹等,偶见多形性红斑、剥脱性皮炎,严重者可致死。用药前应询问药物过敏史,用药期间若出现变态反应应立即停药,并给予抗过敏治疗。

3. 血液系统反应　长期用药可能抑制骨髓造血功能,导致白细胞减少、血小板减少甚至再生障碍性贫血,对葡萄糖-6-磷酸脱氢酶缺乏者可致溶血性贫血。用药期间应定期检查血常规。

4. 神经系统反应　少数患者出现头晕、头痛、乏力、精神不振和失眠等症状,用药期间不宜高空作业和驾驶。

5. 其他　口服引起恶心、呕吐、上腹部不适和食欲不振等胃肠道反应,餐后服或同服碳酸氢钠可减轻。可致肝损害,肝功能受损者禁用。新生儿、早产儿、孕妇和哺乳妇女不宜使用,以免药物竞争血浆清蛋白,使新生儿或早产儿血中游离胆红素增加而出现黄疸,并可进入中枢神经系统导致核黄疸。

二、常用磺胺类药物

(一) 治疗全身感染的磺胺类药

磺胺嘧啶(sulfadiazine,SD)

磺胺嘧啶口服易吸收,易透过血-脑屏障,在脑脊液中的浓度可达血药浓度的80%。国内首选SD治疗普通型流行性脑脊髓膜炎。用于治疗诺卡菌属引起的肺部感染、脑膜炎和脑脓肿。与乙胺嘧啶合用治疗弓形虫病。与甲氧苄啶合用(双嘧啶片)产生协同抗菌作用。

磺胺甲噁唑(sulfamethoxazole,SMZ,新诺明)

磺胺甲噁唑,脑脊液中浓度低于SD,但仍可用于流行性脑脊髓膜炎的预防。尿中浓度与SD相似,故也适用于大肠埃希菌等敏感菌引起的泌尿道感染。主要与甲氧苄啶合用,产生协同抗菌作用,扩大临床适应证范围。

复方磺胺甲噁唑(cotrimoxazole,SMZco,复方新诺明)

复方磺胺甲噁唑,是SMZ和TMP按5∶1比例制成的复方制剂。SMZco通过双重阻断机制,协同阻断细菌四氢叶酸合成(见图32-1),抗菌活性可增强数倍至数十倍,甚至呈现杀菌作用,并减少细菌耐药性的产生。对磺胺药耐药的细菌如大肠埃希菌、伤寒沙门菌和志贺菌属,对SMZco仍敏感。现仍广泛用于敏感菌引起的泌尿道感染、呼吸道感染、肠道感染。SMZco不良反应与磺胺药及TMP相似。

(二) 治疗肠道感染的磺胺类药

柳氮磺砒啶(sulfasalazine,SASP)

属于口服吸收的磺胺类药,口服后少部分在胃及近端小肠吸收,大部分进入远端小肠和结肠。本身无抗菌活性,在肠道微生物作用下,释放出磺胺吡啶和5-氨水杨酸。用于节段性回肠炎或肠道术前预防感染。长期应用可引起恶心、呕吐、皮疹、发热等不良反应。

(三) 局部外用的磺胺类药

磺胺米隆(mafenide,SML甲磺灭脓)

化学结构与其他磺胺类药不同,故不受脓液、坏死组织及PABA的影响。能迅速渗入创面及焦痂,并能促进创面上皮组织生长。抗菌谱广,对多种革兰阳性菌和阴性菌都有效,对铜绿假单胞菌作用较强。适用于烧伤和创伤感染。不良反应有疼痛和烧灼感。大面积创面不可用其盐酸盐制剂,以免吸收产生酸血症。

磺胺嘧啶银(sulfadiazine silver,SD-Ag)

兼有磺胺嘧啶和硝酸银两者的作用,抗菌谱广,特别是对铜绿假单胞菌作用强大,局部外用除杀菌作用外,有收敛和促进创面愈合效果。主要用于治疗创面铜绿假单胞菌等感染。局部应用仅有轻微刺激性,偶发短暂的疼痛。但若局部吸收过多,则可致肾损害、肝损害、变态反应及血液系统反应。

磺胺醋酰(sulfacetamide,SA)

对引起眼部感染的细菌及沙眼衣原体有较强的抗菌活性,磺胺醋酰钠的水溶液溶解度高、穿透力强,其10%～30%的水溶液接近中性,作为滴眼剂局部应用几乎无刺激性。常用于治疗结膜炎、角膜炎、沙眼等眼科疾病。

第三节　其他合成类抗菌药

甲氧苄啶(trlmethoprim,TMP)

甲氧苄啶(trlmethoprim,TMP)是二氢叶酸还原酶抑制剂,抗菌谱与SMZ相似,属抑菌药,抗菌活性比SMZ强数十倍,与磺胺药或某些抗生素合用有增效作用。TMP口服吸收迅速、完全,分布广泛,脑脊液中药物浓度较高,炎症时接近血药浓度。细菌二氢叶酸还原酶与TMP的亲和力高,故对人体毒性小。对某些敏感的患者可引起叶酸缺乏症,导致巨幼红细胞性贫血、白细胞减少及血小板减少等;上述反应一般较轻,停药后可恢复。TMP单独用药易引起细菌耐药,常与磺胺类合用。

硝基呋喃类

呋喃妥因(nitrofurantoin)又名呋喃坦啶(furadantin),对大肠杆菌、金黄色葡萄球菌、腐生葡萄球菌和肠球菌属均具抗菌作用。口服吸收迅速完全。在体内约50%很快被组织破坏,其余以原形迅速自肾排出。血浆 $t_{1/2}$ 约为20 min。适用于全身感染的治疗。尿中浓度高,一般剂量下可达50~250 mg/L以上,主要用于敏感菌所致的急性肾炎、肾盂肾炎、膀胱炎、前列腺炎、泌尿系统感染。酸化尿液可增强抗菌活性。消化道反应较常见。剂量过大或肾功能不全者可引起严重的周围神经炎。偶见过敏反应。

呋喃唑酮(furazolidone)又名痢特灵,体外对沙门菌属、志贺菌属、大肠埃希菌、肠杆菌属、金黄色葡萄球菌、粪肠球菌、霍乱弧菌和弯曲菌属均有抗菌作用。口服吸收少(5%),肠内浓度高,主要用于肠炎和菌痢。也可用于尿路感染、伤寒、副伤寒和霍乱,国内也曾试治溃疡病。不良反应同呋喃妥因。

常用药物制剂与用法

1. 吡哌酸　片剂或胶囊剂:0.25 g、0.5 g;0.5 g/次,3~4次/日。儿童30~40 mg/(kg·d),分3次服。
2. 诺氟沙星　胶囊剂:0.1 g;0.1~0.2 g/次,3~4次/日。注射剂:200 mg/100 ml;200~400 mg/次,2~3次/日,静脉滴注。
3. 氧氟沙星　片剂:0.1 g;0.3 g/次,2次/日。注射剂:400 mg/100 ml;400 mg/次,2次/日,静脉滴注。
4. 左氧氟沙星　片剂:0.1 g、0.2 g;0.1~0.2 g/次,2次/日。
5. 环丙沙星　片剂:0.25 g、0.5 g、0.75 g;0.25~0.5 g/次,2次/日。注射剂:0.1 g、0.2 g;0.1~0.2 g/次,溶于0.9%氯化钠注射液或5%葡萄糖注射液中静脉滴注,静滴时间不少于30 min,2次/日。
6. 氟罗沙星　胶囊剂:0.2 g、0.4 g;0.4 g/次,1次/日。
7. 司氟沙星　胶囊剂:0.1 g;0.1~0.3 g/次,1次/日。
8. 莫西沙星　片剂:0.4 g;0.4 g/次,1次/日。
9. 磺胺嘧啶　片剂:0.5 g;1 g/次,2次/日,首剂加倍。治疗流脑时,2 g/次,4次/日;小儿0.2~0.3 g/(kg·d)。注射剂:0.4 g/2 ml、1 g/5 ml;需用灭菌注射用水或0.9%氯化钠注射液稀释,静脉注射时浓度应低于5%,静脉滴注时浓度约为1%,1~1.5 g/次,3~4.5 g/d。
10. 磺胺甲噁唑　片剂:0.5 g;1 g/次,2次/日,首剂加倍。儿童25 mg/(kg·次),2次/日。复方磺胺甲噁唑片(复方新诺明),每片含TMP 0.08 g,SMZ 0.4 g。2片/次,2次/日。
11. 柳氮磺吡啶　片剂:0.25 g;1~1.5 g/次,3~4次/d,症状好转后减为0.5 g/次,直到症状消失。栓剂:0.5 g;0.5 g/次,1~1.5 g/日,直肠给药。
12. 磺胺米隆　5%~10%溶液:湿敷。5%~10%软膏:涂敷。散剂:撤布。
13. 磺胺嘧啶银　软膏:1%。乳膏:1%;用软膏或乳膏涂敷创面。
14. 磺胺醋酰钠　滴眼剂:15%;1~2滴/次,3~5次/日,滴眼。
15. 呋喃妥因　肠溶片:0.05 g、0.1 g;0.05~0.1 g/次,4次/日。儿童5~10 mg/(kg·d),分4次服。连续服用不宜超过2周。
16. 呋喃唑酮　片剂:0.1 g;0.1 g/次,3~4次/日。儿童5~10 mg/(kg·d),分4次服,5~7 d为一疗程。

思 考 题

1. 氟喹诺酮属于第几代产品？与前几代比较，有何特点？
2. 磺胺类药物为什么会引起泌尿系统损害？应如何预防？
3. 试述磺胺类药物与甲氧苄啶合用抗菌效力增强的机制。

第三十三章

抗病毒药和抗真菌药

学习目标

1. 掌握常用抗病毒药和常用抗真菌药物的药理作用、临床用途和不良反应。
2. 理解抗病毒药物和抗真菌药物的作用机制。
3. 了解各类抗真菌药物的用法。

第一节 抗病毒药

病毒是胞内寄生物,通过吸附并穿入至宿主细胞内,脱壳后按照其自身基因提供的遗传信息,利用宿主细胞代谢系统,进行增殖复制,然后进行病毒颗粒的组装、成熟并从宿主细胞内释放出来。凡能阻止病毒增殖过程的药物,均可起到防治病毒性疾病的作用。因此,有效的抗病毒药物应能深入宿主细胞,抑制病毒复制,同时不损害宿主细胞的功能。现有的抗病毒药多有较大毒性,临床疗效亦不是十分理想,研制开发高效低毒的抗病毒药物仍处于探索中。根据抗病毒药物的主要用途不同可分为治疗艾滋病的抗人类免疫缺陷病毒(human immunodeficiency virus,HIV)药和治疗疱疹病毒、呼吸道病毒以及肝炎病毒等非逆转录病毒感染的其他抗病毒药。

一、抗 HIV 药

HIV 是一种逆转录病毒,由 HIV 感染可引起获得性免疫缺陷综合征(acquired immunodeficiency syndrome,AIDS),又称艾滋病。艾滋病的药物治疗仍处于发展阶段,研究表明联合用药可减慢艾滋病发展速度,降低死亡率。当前抗 HIV 药主要通过抑制逆转录酶或抑制 HIV 蛋白酶发挥作用。

(一)核苷类逆转录酶抑制剂

齐多夫定(zidovudin)

齐多夫定是第一个用于抗艾滋病的药物。可竞争性抑制 HIV 逆转录酶的活性,作用于 HIV 复制的早期,抑制病毒 DNA 的合成。临床用于治疗艾滋病及重症艾滋病相关症候群,是各期艾滋病患者,包括 3 个月以上婴儿的首选药物。齐多夫定常与拉米夫定或去羟肌苷合用,但不能与司他夫定合用,两者可互相拮抗。主要不良反应是骨髓抑制,可出现巨细胞性贫血,中性粒细胞和血小板减少等。

去羟肌苷(didanosine,ddI)

去羟肌苷对 HIV 逆转录酶起竞争性抑制作用,抑制病毒 DNA 的合成,减少 HIV 对未感染细胞的扩散。对齐多夫定耐药的 HIV 病毒株,去羟肌苷仍有作用。口服可被胃酸破坏,宜空腹服用并加入适量缓冲剂同服。主要适用于不能耐受齐多夫定,或在应用齐多夫定过程中产生耐药性或病情恶化的艾滋病患者。

主要不良反应为胰腺炎,故疗程中应监测血清淀粉酶;周围神经病变约见于 20% 的病例,其中约 12% 的患者需减少剂量。此外可有腹痛、腹泻、恶心、皮疹、头痛、发热、贫血、白细胞减少、肝肿大,转氨酶增高等。

扎西他滨(zalcitabine,ddC)

为脱氧胞苷衍生物,作用较 ddI 强。扎西他滨与齐多夫定在体外有相加或协同抗病毒作用。但用此药长期治疗后(1 年以上)少数患者的 HIV 对之可产生耐药性。扎西他滨适用于不能耐受齐多夫定联合治疗的艾滋病患者,或应用齐多夫定治疗疗效不明显的患者。

不良反应多见,主要的毒性反应是周围神经病引起的剧痛,立即停药后症状常可逐渐缓解。其发生率为 22% ~35%,单用扎西他滨或与齐多夫定联用时其发生率相仿。其他不良反应有胰腺炎(约为 1.1%),发生率不高,但可能为致死性的;肝肿大,脂肪变性,偶可引致肝功能衰竭。还可见口腔溃疡、食管溃疡、心肌病及充血性心力衰竭、过敏性休克等;骨髓抑制作用少见。出现严重不良反应时应立即停药。过去有肝病、胰腺炎患者慎用。

司他夫定(stavudine,d4T)

司他夫定为胸腺嘧啶类似物,在体内经细胞酶的作用转变成三磷酸司他夫定,后者与三磷酸去氧胸腺嘧啶竞争性抑制 HIV 逆转录酶,从而抑制病毒的复制;并终止 DNA 链的延长而抑制病毒 DNA 的合成。司他夫定口服吸收良好,生物利用度 90% 以上。适用于不能耐受齐多夫定或在应用该药过程中产生耐药性或病情反见恶化的艾滋病患者。司他夫定与拉米夫定或去羟肌苷合用可产生协同效应。

主要不良反应为疼痛性周围神经病变,发生率为 15% ~21%,患者出现肢端(手与脚)麻木、针刺感,停药后症状可缓解。骨髓抑制作用少见;其他不良反应有恶心、呕吐、腹痛、腹泻、胰腺炎(约 1%),以及失眠、发热、皮疹、躁狂、转氨酶增高等。

拉米夫定(lamivudine,3TC)

拉米夫定具有抑制 HIV 逆转录酶作用,因而延缓病毒复制。临床研究证实,患者经拉米夫定与齐多夫定联合应用治疗后,血中病毒量显著减少,其疗效优于任何其他联合治疗方案,且作用可持续达 2 年之久。不良反应少见,可有头痛、不适、恶心、呕吐、腹泻、发热、乏力、肌肉酸痛等,此外可有眩晕、失眠、皮疹、脱发、麻木等。实验检查有白细胞减少、贫血,儿童患者中胰腺炎的发生率可达 15%,疗程中应密切观察。拉米夫定对乙型肝炎病毒亦有良好抑制作用,临床对慢性乙型肝炎有良好疗效。

(二) 非核苷类逆转录酶抑制剂

奈韦拉平(nevirapine)

临床应用经验尚不多,不单独应用于 HIV 感染,可与两种核苷类逆转录酶抑制剂联合应用。常见的不良反应为皮疹(约 37%),其中 6.7% 需停药;亦可有转氨酶增高等。

(三) HIV 蛋白酶抑制剂

已进入临床的蛋白酶抑制剂有沙奎那韦(saquinavir)、利托那韦(ritonavir)等。此类药物抑制 HIV 蛋白酶导致生成无感染性的不成熟病毒粒子,产生抗病毒效应。与逆转录酶抑制剂联合用药可显著减少艾滋病患者病毒量,减慢临床发展,是目前联合治疗艾滋病的主要选用药物。多与至少 2 种以上核苷类 HIV 逆转录酶抑制剂联合用于治疗经其他常用给药方案治疗无效或因不良反应不能耐受其他药物的患者。不良反应较多,程度较轻,包括胃肠道反应、肝功能异常、粒细胞减少、肾结石等。

二、其他抗病毒药

利巴韦林(ribavirin,病毒唑)

利巴韦林为嘌呤三氮唑核苷类化合物,能竞争性抑制多种细胞酶,抑制多种 DNA 和 RNA 病毒的复制。为广谱抗病毒药。口服吸收好，$t_{1/2}$约为25 h。临床用于治疗流感、疱疹、麻疹、流行性出血热、角膜炎、结膜炎及小儿腺病毒肺炎等。不良反应可有头痛、腹泻、乏力、血清胆红素增加，大剂量可致贫血、白细胞减少。有致畸作用，妊娠期妇女禁用。

阿昔洛韦(aciclovir，无环鸟苷)

口服吸收差，生物利用度低，易透过生物膜，体内分布广泛，在脑脊液、水疱液、生殖道分泌物和组织中能达到有效浓度，易透入眼内，也可进入胎盘和乳汁。主要由肾脏排泄，血浆 $t_{1/2}$约为2.5 h。阿昔洛韦通过抑制病毒 DNA 多聚酶，抑制病毒 DNA 合成。对病毒复制有高度选择性抑制作用，而对宿主细胞影响较少。对单纯疱疹病毒作用强，对带状疱疹病毒作用差，对乙型肝炎病毒也有抑制作用。目前是最有效的抗单纯疱疹病毒药物之一，广泛用于治疗单纯性疱疹病毒感染。局部应用治疗疱疹性角膜炎、单纯疱疹和带状疱疹病毒感染。与免疫调节剂α-干扰素联合应用治疗乙型肝炎有效。不良反应较少，可见胃肠反应、皮疹等。静脉滴注可致静脉炎、低血压及暂时性肾毒性反应。

更昔洛韦(ganciclovir)

更昔洛韦对单纯性疱疹病毒及水痘-带状疱疹病毒的抑制作用相似，但抗巨细胞病毒活性尤为突出。主要用于防治免疫缺陷和免疫抑制患者的巨细胞视网膜炎，还可用于预防和治疗器官移植者和艾滋病患者的巨细胞感染。主要不良反应为骨髓抑制，也可发生中枢神经系统毒性反应。

碘苷(idoxuridine，疱疹净)

碘苷为脱氧碘化尿嘧啶核苷，$t_{1/2}$为30 min，不易通过血脑屏障，脑膜炎时通透性增加。碘苷影响病毒 DNA 合成，抑制 DNA 病毒的生长繁殖，对 RNA 病毒无效。全身用药具有严重的骨髓抑制作用，目前仅限于局部应用治疗单纯性疱疹病毒性角膜炎。不良反应表现为局部刺痛、瘙痒等，限于局部短期应用，长期应用导致角膜混浊。孕妇禁用。

金刚烷胺(amantadine)

金刚烷胺能特异性抑制甲型流感病毒。作用于病毒复制早期，干扰病毒进入宿主细胞，阻止病毒脱壳及其核酸的释出，并能抑制病毒颗粒的装配。主要用于预防和治疗甲型流感病毒的感染，也可用于抗帕金森病。不良反应有胃肠道反应和中枢神经系统反应，表现为恶心、厌食、焦虑、头晕、失眠、共济失调等。肾功能减退者慎用。有致畸报道，妊娠期妇女禁用。

阿糖腺苷(arabinofuranosyadenine)

阿糖腺苷为腺嘌呤核苷酸衍生物，口服生物利用度低，静脉滴注可通过血-脑屏障，浓度为血药浓度的50%左右。通过抑制 DNA 多聚酶抑制病毒 DNA 的合成。对单纯疱疹病毒、水痘病毒等有抑制作用，主要用于治疗单纯疱疹病毒性脑炎，局部外用治疗疱疹病毒性角膜炎。不良反应有恶心、呕吐、腹泻、腹痛等胃肠反应，偶见骨髓抑制，孕妇禁用。

干扰素(interferon)

干扰素是机体细胞受病毒感染或其他诱导剂刺激产生的具有多种生物活性的一类糖蛋白。具有广谱的抗病毒作用，抑制病毒的蛋白合成、装配和释放。还具有抗肿瘤以及调节免疫作用。临床上应用的干扰素是采用基因重组技术生产提纯的，具有多种亚型。主要用于流感、病毒性心肌炎、流行性腮腺炎、乙型脑炎等急性病毒感染性疾病及慢性活动性肝炎、巨细胞病毒感染等慢性病毒性感染疾病。不良反应有胃肠反应、嗜睡、精神紊乱，偶见白细胞和血小板减少，停药后可恢复，大剂量可出现共济失调等。

第二节　抗真菌药

真菌感染一般分为两类：一类为浅部真菌感染，由各种癣菌感染引起，常侵犯皮肤、毛发、指(趾)甲等部位，引起指(趾)甲癣、手癣、足癣、体癣和头癣等，发病率高；另一类为深部真菌感染，多由白色念珠菌、新型隐球菌等引起，主要侵犯深部组织和内脏器官，引起炎症、坏死或脓疡等，发病率低，但病情严重甚至危及生命。尤其在机体免疫功能明显下降时,以及长期不合理应用广谱抗生素、免疫抑制剂、肾上腺皮质激素和抗肿瘤药物时更易发生。

酮康唑(ketoconazole)

为广谱抗真菌药。口服易吸收,体内分布广,不易通过血脑屏障。主要由胆汁排泄,$t_{1/2}$约为8 h。对深部及浅部真菌均有抗菌活性,主要用于浅表和深部真菌感染。不良反应有恶心、呕吐、肝功能异常及肝坏死、干扰人体内分泌,引起男性乳房发育等。本药在酸性环境下易吸收,不易与抗酸药、抗胆碱药及 H_2 受体阻断药同时服用。

氟康唑(fluconazole)

氟康唑既可口服,也可注射。体内分布广,可通过血脑屏障,脑脊液中浓度为血浆浓度的60%,$t_{1/2}$约为30 h,主要以原形经肾排泄。为广谱抗真菌药,对多种皮肤癣菌、白念珠菌、新型隐球菌有抑制作用,但对曲霉菌属作用弱,抗菌活性比酮康唑强。通过与真菌细胞膜上的细胞色素P450结合,抑制真菌细胞的主要成分麦角固醇合成,导致真菌细胞死亡。主要用于念珠菌和隐球菌病及各种真菌引起的脑膜炎和皮肤癣菌感染。与本类其他抗真菌药相比,毒性较低,常见有恶心、呕吐、腹痛、头痛及肝功能异常等。哺乳期妇女及儿童禁用,孕妇慎用。

伊曲康唑(itraconazole)

伊曲康唑口服吸收好,亲脂性高,餐后服用可促进其吸收。体内分布广泛,脑脊液中浓度较低,组织中分布浓度高于血浆浓度,皮肤与指(趾)甲等处浓度高,在指(趾)甲内可存留数月。肝内代谢。经胆汁及尿排出,$t_{1/2}$为20~30 h。抗真菌谱广,作用比酮康唑强,对念珠菌、孢子菌、新型隐球菌、曲霉菌等都有较好抗菌作用。作用机制同氟康唑。用于治疗多种浅部真菌感染,尤适用于治疗指(趾)甲真菌病,对深部真菌感染如孢子菌病、芽生菌病、组织胞浆菌病和隐球菌病等疗效好。不良反应主要为胃肠及过敏反应。偶见短暂性肝功能异常、白细胞减少等。

克霉唑(clotrimazole)

抗真菌谱广,不良反应多而严重,临床主要供局部外用,治疗皮肤癣症及口腔、阴道真菌病。

特比萘芬(terbinafine)

属丙烯胺类抗真菌药。脂溶性高,口服吸收好,主要分布于皮肤角质层并可长期存留。肝内代谢,排泄缓慢,$t_{1/2}$为16 h。对浅部真菌有抑制作用,适用于治疗甲癣、体癣、手足癣、股癣等。不良反应少,主要有胃肠反应,0.1%的患者有暂时性转氨酶升高,头痛等。

氟胞嘧啶(flucytosine)

氟胞嘧啶口服吸收迅速而完全,体内分布广泛,炎症的脑脊液及感染的腹腔、关节腔都有较多的分布。$t_{1/2}$为2 ~8 h。可进入真菌细胞内,转变为具有抗代谢作用的氟尿嘧啶,抑制真菌核酸合成,而对人体细胞无此作用,故对真菌呈现选择性作用。适用于治疗白念珠菌、新隐球菌和芽生菌等敏感菌株所致的深部真菌感染,单用易产生耐药性,使用受限。不良反应有胃肠反应及皮疹,与两性霉素B合用或用药剂量过大时,可致肝功能和造血功能损害。

两性霉素B(amphotericin B)

口服、肌内注射均难吸收,采用缓慢静脉滴注。不易通过血脑屏障,治疗脑膜炎时,可鞘内注射。主要在肝脏代谢,由肾排泄,$t_{1/2}$为24 h。体内消除缓慢,停药数周后仍可在尿中检出。对多种深部真菌如白色念珠菌、新型隐球菌、荚膜组织胞浆菌、粗球孢子菌、孢子丝菌等均有抗菌活性,对浅部真菌无效。主要用于治疗真菌性肺炎、心内膜炎、脑膜炎及尿路感染等深部真菌感染性疾病。抗菌机制是与真菌细胞膜中的固醇类(主要为麦角固醇)结合,增加细胞膜的通透性,导致真菌死亡。不良反应较多,毒性较大。常见寒战、发热、头痛、呕吐、厌食、血压下降、低血钾、贫血及肝、肾功能损害等。静脉滴注过快易引起惊厥和心律失常。给药前预防性服用解热镇痛药和抗组胺药可减少治疗初期寒战、发热反应。应定期作血,尿常规、血钾、肝肾功能和心电图检查以便及时调整用量。

制霉菌素(nystatin)

抗菌谱广,毒性大,仅外用治疗口腔、皮肤及阴道白念珠菌感染和阴道滴虫病。

常用药物制剂和用法

1. 阿昔洛韦　片剂或胶囊剂:0.2 g;0.2 g/次, 5~6 次/日。注射剂:0.5 g/ml;每次 5 mg/kg, 3 次/日,7 d 为一疗程,先用注射用水配成 2% 溶液后加入输液中静滴。滴眼液:0.1% 8 ml。眼膏剂:3% 3 g。霜剂和软膏剂:3% 10 g;局部外用。

2. 利巴韦林　片剂:0.1 g、0.2 g;0.8~1 g/日,3~4 次/日。注射剂:0.1 g;10~15 mg/(kg·d),分 2 次肌注或静注。滴鼻液:0.5%;每小时 1 次。滴眼液:0.1%;数次/日。

3. 阿糖腺苷　注射剂:1 g/ml。10~15 ml/(kg·d),加入输液中静滴。眼膏剂:3%。局部用。

4. 盐酸金刚烷胺　片剂:0.1 g; 0.1 g/次, 2 次/日。

5. 干扰素　注射剂:100 万 U、300 U 万;每次 100 万~300 万 U,1 周 2~4 次,皮下或肌注。

6. 拉米夫定　片剂:150 mg; 150 mg/次, 2 次/日,空腹服用。

7. 克霉唑　软膏:1%、3%;外用。口腔药膜:4 mg,3 次/日,贴于口腔。栓剂:0.15 g, 0.15 g/次,1 次/日,阴道给药。溶液剂:1.5%。涂患处, 2~3 次/日。

8. 酮康唑　片剂:0.2 g;每次 0.2~0.4 g,1 次/日;疗程由病情而定,1~6 周不等。栓剂:0.1 g、0.2 g。

9. 氟康唑　片剂或胶囊剂:50 mg、100 mg、150 mg、200 mg; 50~400 mg/次,1 次/日。注射剂:200 mg/10 ml;静滴,剂量与口服相同。

10. 伊曲康唑　胶囊剂:100 mg、200 mg; 100~200 mg/次,1 次/日。

11. 两性霉素 B　注射剂:5 mg/ml、25 mg/ml、50 mg/ml;加入 5% 葡萄糖注射液中,稀释为 0.1 mg/ml,从 0.1 mg/(kg·d)开始,逐渐增至 1 mg/(kg·d)为止,可每日或隔日给药 1 次;鞘内注射,首次 0.1~0.2 mg,渐增至一次 0.5~1 mg,浓度不超过 0.3 mg/ml。

12. 制霉菌素　软膏剂:10 万 U/g。栓剂:10 万 U。混悬剂 10 万 U/ml,供局部外用。

思　考　题

1. 阿昔洛韦的主要药理作用和临床用途是什么?

2. 治疗深、浅部真菌感染的药物在种类、作用及用法上有何区别?

第三十四章

抗结核病药及抗麻风病药

学习目标

1. 掌握第一线抗结核病药异烟肼、利福平、乙胺丁醇、链霉素及吡嗪酰胺的抗结核作用和主要不良反应。
2. 理解抗结核病药的应用原则。
3. 了解抗麻风病药的临床用途。

第一节 抗结核病药

结核病是由结核分枝杆菌感染引起的慢性传染病，以肺结核最为常见，其余为结核性脑膜炎、淋巴腺结核、骨结核、肾结核等。抗结核病药物种类较多，临床上根据其临床疗效及作用特点将其分为两类：①一线抗结核病药物，包括异烟肼、利福平、乙胺丁醇、吡嗪酰胺、链霉素等，其特点是抗菌作用强、疗效高、不良反应少、患者较易接受，单独应用易产生耐药性；②二线抗结核病药物，是毒性较大、抗菌作用较弱的抗结核病药物，主要用于对一线抗结核病药产生耐药的患者，包括对氨基水杨酸、丙硫异烟胺、阿米卡星等。此外，氟喹诺酮类药中氧氟沙星、左氟沙星、司氟沙星等也有较强的抗结核分支杆菌活性，也作为抗结核病的二线用药。

一、一线抗结核病药

异烟肼（isoniazid，INH），又名雷米封（rimifon）

【体内过程】

口服吸收快而完全，1 ~ 2 h 可达血药峰浓度。可广泛分布全身组织和体液中，包括脑脊液、胸腔积液、腹腔积液、纤维化或干酪样病灶及淋巴结等。主要在肝内代谢成无活性的乙酰化异烟肼和异烟酸，代谢产物及少量原形药物随尿液排出。人类对异烟肼乙酰化代谢速度有明显的个体差异，有快乙酰化型和慢乙酰化型。前者其 $t_{1/2}$ 平均为 7 min，尿中乙酰化异烟肼较多，不良反应以肝损害多见；后者 $t_{1/2}$ 约为 3 h，血中浓度高，作用较快，尿中原形药物较多，不良反应以周围神经炎多见。若每日服药一次，异烟肼对两种类型患者的疗效无差别，若每周仅服药一次，则对快乙酰化型者疗效较差。临床根据不同患者的代谢类型确定给药方案。

【抗菌作用】

异烟肼对结核分枝杆菌有高度选择性,对其他细菌无效。对静止期结核分枝杆菌有抑制作用,对繁殖期结核杆菌有杀灭作用。可渗入纤维化、干酪样病灶及细胞内发挥作用。单独用药易产生耐药性。产生耐药的机制是结核分枝杆菌降低细胞膜的通透性,使药物不能进入菌体;或者是改变了药物的作用部位,使抗结核病药无从发挥作用。联合用药可延缓耐药性的产生。

【临床用途】

具有高效、低毒、价廉、使用方便的特点,是目前治疗各型结核病的首选药。除早期轻症肺结核或预防时可单独用药外,常与其他抗结核病药联合应用。对粟粒性结核和结核性脑膜炎应增大剂量,延长疗程,必要时应注射给药。

【不良反应】

1. 神经系统　可出现周围神经炎及中枢神经系统毒性,多见于用药剂量过大、维生素 B_6 缺乏者及慢乙酰化型患者,主要表现为肢端麻木、腱反射迟钝、肌肉轻瘫,头痛、失眠、神经错乱、甚至惊厥等,其原因可能与异烟肼阻碍维生素 B_6 的利用并加速其排泄有关,同服维生素 B_6 可预防或减缓上述反应的发生。

2. 肝损害　大剂量或长期用药可发生药物性肝损害,出现转氨酶升高、黄疸,甚至肝小叶坏死。快乙酰化型患者多见。与利福平合用、饮酒能增加肝损害发生率。用药期间应定期检查肝功能,肝病患者慎用。

3. 其他　可发生胃肠反应,偶见过敏反应,如皮疹、药热和粒细胞减少等。

利福平(rifampicin,RFP)

【体内过程】

口服吸收快而完全,食物及对氨水杨酸可减少其吸收,故应在餐前 lh 口服,1~2 h 达高峰,个体差异大。可分布于体内各组织体液,胸腔渗出液、腹水,脑脊液可达到有效浓度,$t_{1/2}$ 为 1.5~5 h,肝功能不全时可延长。穿透力强,可渗入吞噬细胞,杀灭胞内的结核分枝杆菌。主要在肝代谢为抗菌较弱的去乙酰基利福平,由胆汁排泄,有肝肠循环。因药物及其代谢物呈橘红色,服药期间,泪液、汗液、唾液、痰液、尿液及粪便呈橘红色,应预先告知患者。

【抗菌作用】

具有广谱抗菌作用,对结核分枝杆菌、麻风分枝杆菌、多数革兰阳性菌和阴性球菌如金黄色葡萄球菌、脑膜炎球菌等均有强大的抗菌作用,对一些阴性杆菌如大肠埃希菌、流感杆菌、铜绿假单胞菌等也有抑制作用,高浓度对衣原体和某些病毒也有作用。对结核分枝杆菌繁殖期杀菌作用强于静止期。抗菌机制是特异性抑制细菌依赖于 DNA 的 RNA 多聚酶,阻碍 mRNA 合成。治疗剂量下,对人和动物细胞的 RNA 多聚酶无影响。细菌对利福平可产生快速耐药性,主要与细菌的 RNA 多聚酶性质发生了改变有关。常与其他一线抗结核药物合用,既可增强抗结核作用,又延缓耐药性的产生。

【临床用途】

主要与其他抗结核病药合用治疗各型结核病,常与异烟肼、乙胺丁醇合用,以延缓耐药性的产生。也用于耐药金黄色葡萄球菌及其他敏感菌所致感染。因胆汁中浓度高,也可用于严重的胆道感染。外用治疗衣原体沙眼及敏感菌引起的眼部感染。还可用于治疗麻风病。

【不良反应】

1. 胃肠反应　常见恶心、呕吐、腹痛、腹泻等。

2. 肝损害　可见黄疸、肝肿大。对慢性肝病患者,嗜酒者服用或与异烟肼合用时发生率高。用药期间应定期查肝功能。

3. 流感综合征　大剂量间歇疗法偶见,表现为发热、寒战、头痛、肌肉酸痛等症状。发生率和剂量大小及间歇时间有关,故大剂量间歇疗法现已少用。

4. 过敏反应　有药热、皮疹,偶见白细胞和血小板减少。

本药对动物有致畸作用，孕妇禁用。

利福喷汀（rifapentine）

为长效的利福霉素衍生物。抗菌谱及抗菌机制与利福平相似，但抗菌活性比利福平强2～8倍，与其他抗结核药如异烟肼、乙胺丁醇等合用有协同作用。$t_{1/2}$为26 h，且不良反应少，主要用于结核病的联合治疗，每周用药1～2次。

乙胺丁醇（ethambuto）

乙胺丁醇对分枝杆菌有较强抗菌作用，对细胞内、外结核杆菌杀菌作用强；对耐异烟肼、链霉素或其他抗结核药物的结核杆菌仍有效。单用时可产生耐药性，与其他抗结核药物无交叉耐药性。主要与异烟肼或利福平合用治疗各种结核病。不良反应较少见，主要引起球后视神经炎，表现为弱视，视野缩小，红绿色盲等，其发生率与剂量、疗程相关。及早发现，停药后可恢复。应定期检查视力和视野。此外，偶见过敏反应、胃肠反应及高尿酸血症等。

吡嗪酰胺（pyrazinamide，PZA）

对结核分枝杆菌有抑制或杀灭作用，在酸性环境中抗菌活性高，单用时易产生抗药性。主要用于对其他抗结核病药耐药或不能耐的复治病例，常作为短疗程的三联或四联强化治疗方案中的基本药物之一。常见的毒性反应是肝损害，应定期检查肝功能，肝病患者禁用。本药尚能抑制尿酸排泄，可诱发痛风。其他还有胃肠道反应、过敏反应等。

链霉素（streptomycin）

链霉素是第一个有效的抗结核病药物。对结核杆菌有抑菌作用，穿透力弱，不易渗入细胞、纤维化、干酪化及厚壁空洞病灶，也不易通过血脑屏障。可促进渗出成分吸收，促使病灶局限化。由于毒性和产生耐药菌等问题，严重地限制了其应用，与其他抗结核药合用于浸润性肺结核、粟粒性结核等。

二、二线抗结核病药

对氨水杨酸（paraaminosalicylicacid，PAS）

仅对细胞外的结核分枝杆菌有抑制作用。不易产生耐药性，与异烟肼等合用可以延缓耐药性产生，并提高疗效。不良反应有胃肠反应、肝、肾损害、过敏反应等。

丙硫异烟胺（protionamide）

丙硫异烟胺是异烟酸的衍生物，但疗效较异烟肼差。口服吸收迅速，体内分布广泛。不良反应多见，主要为胃肠反应和肝损害，偶见精神障碍。为二线抗结核药，临床上主要和其他抗结核病药联合应用。

氟喹诺酮类

该类药物中的氧氟沙星、左氟沙星、司氟沙星等均有较强的抗结核杆菌作用；与其他抗结核药合用具有协同作用、无交叉耐药，甚至对已耐链霉素、异烟肼、对氨基水杨酸的结核杆菌仍有效。不良反应少且轻。

三、抗结核病药的应用原则

1．早期用药　早期病灶内结核杆菌生长旺盛，对药物敏感；病灶内血液循环良好，药物易渗入；患者的抗病能力和恢复功能较强，是药物发挥最佳疗效的最好时期。

2．联合用药　结核杆菌易产生耐药性，抗结核治疗中常采用联合用药以减少和延缓耐药性产生，提高疗效，降低毒性。一般在异烟肼基础上加用其他药物，采用二联用药，对重症的可采用三联用药甚至四联的治疗方案。

3．规律用药　结核杆菌增殖较慢，同时受药物作用和机体防御功能影响，可长期处于静止状态，必须坚持有规律用药。随意改变药物、剂量、疗程，使结核杆菌易产生耐药性，难以保证治疗效果。目前临床多采用6个月的短期强化疗法，即选用强效药物联合治疗，常采用异烟肼、利福平联合应用6个月（二联）的治疗方案；对于病情严重、病灶广泛的患者，前2个月还需加用吡嗪酰胺（三联），必要时采用四联(再加用乙胺丁醇或链霉素),控制症状;待病情好转后,再继续4个月应用两种抗结核药巩固治疗。对于恶性病变、患者体质差或复发伴有并发症者,则需坚持1年,甚至1年以上的长期治疗。

第二节　抗麻风病药

麻风病是由分枝杆菌属麻风分枝杆菌引起的慢性传染病,病变主要损害皮肤、周围神经、黏膜和淋巴结。晚期病变部位可深入内脏器官如眼球、生殖器、肝、脾、骨髓等。目前应用最多的抗麻风病药是砜类化合物,如氨苯砜等。

氨苯砜(diaminodiphenylsulfone,DDS)

【体内过程】

氨苯砜口服吸收完全,可分布于全身,病变皮肤中的药物浓度远高于正常皮肤,$t_{1/2}$为10~50 h,排泄缓慢,为防止蓄积中毒,宜采用周期性间歇疗法。

【抗菌作用和临床用途】

抗菌谱和抗菌机制与磺胺药相似,且抗菌作用较强。对麻风杆菌有显著的抑制作用,因毒性较大,仅用于麻风病的治疗。单用易产生耐药性,常与利福平合用延缓耐药性的产生。麻风患者服药后口、鼻、咽喉等处的黏膜病变恢复较快,但皮肤病变及神经损害的恢复和瘤型麻风患者细菌的消失,则需较长时间,应坚持长期用药。

【不良反应】

较常见的为溶血性贫血和高铁血红蛋白血症。剂量过大可致急性肝损害、剥脱性皮炎;有时出现胃肠反应、失眠、精神症状等。用药期间可出现麻风症状加重反应,称为"砜综合征",如发热、淋巴结肿大、剥脱性皮炎、贫血等,可能是机体对菌体破裂后的磷脂类颗粒产生的过敏反应。出现上述症状时,应减少剂量或停药,必要时可用糖皮质激素类药物治疗。

常用药物制剂和用法

1. 异烟肼　片剂:0.05 g、0.1 g、0.3 g;0.1~0.3 g/次,0.2~0.6 g/d;小儿10~20 mg/(kg·d),3~4次/日。注射剂:0.1 g/ml;0.3~0.6 g/次,加入5%葡萄糖或0.9%氯化钠注射液20~40 ml缓慢推注。

2. 利福平　片剂或胶囊剂:0.15 g、0.3 g、0.45 g、0.6 g;0.45~0.6 g/次,1次/日,清晨空腹顿服;小儿20 mg/(kg·d),分两次服。滴眼剂:10 ml/支。

3. 利福喷汀　片剂或胶囊剂:0.15 g/片、0.3 g/片。0.6 g/次,每周1~2次,清晨空腹服。

4. 乙胺丁醇　片剂:0.25 g/片。0.25 g/次,2~3次/日。小儿15~20 mg/(kg·d),2~3次/日。

5. 吡嗪酰胺　片剂或胶囊剂:0.25 g,0.5 g;35 mg/d,3~4次/日。

6. 对氨基水杨酸钠　片剂:0.5 g;2~3 g/次,4次/日;小儿0.2~0.3 g/(kg·d),分4次服。注射剂:2 g/ml、4 g/ml、6 g/ml;4~12 g/d,加入5%葡萄糖或0.9%氯化钠注射液中,稀释为3%~4%的溶液,2 h内滴完。

7. 丙硫异烟胺　片剂:0.1 g;0.1~0.2 g/次,3次/日。小儿10~15 mg/(kg·d),3次/日。

8. 氨苯砜　片剂:50 mg、100 mg;50~100 mg/次,2次/日。

思考题

1. 异烟肼作为抗结核药的首选药有何优点?
2. 抗结核病药的用药原则有那些?
3. 第一线抗结核病药中那些药物有肝脏损害作用?联合用药时如何避免其肝毒性?

第三十五章

消毒防腐药

学习目标

1. 理解醇类、酚类、醛类、酸类、卤素类等常用消毒防腐药的作用。
2. 了解常用消毒防腐药的分类及用法。

消毒防腐药是指能迅速杀灭或抑制病原微生物的生长繁殖,起到预防、治疗疾病及防止物质腐败的一类化学物质。能杀灭病原微生物的药物称为消毒药(disinfactants);抑制病原微生物生长繁殖的药物称为防腐药(antieptics)。两者之间没有严格的界限,低浓度消毒药只有防腐作用,高浓度防腐药有消毒作用,故统称为消毒防腐药。它们对各种生活机体的组织、细胞无明显选择性,对人体往往也有强烈毒性,故不能全身用药,主要用于体表(皮肤、黏膜、伤口等)、器械的消毒,排泄物的处理和环境的净化。

一、醇类

本类药物能使蛋白质脱水、凝固及变性而呈现抗菌作用。对芽胞、病毒和真菌无效。

乙醇(alcohol,酒精)

为无色澄明、易燃、易挥发的液体,能与水任意混合。浓度为70%(按重量计)的乙醇杀菌力最强,如浓度过高可使蛋白质沉淀形成一层保护膜,反而阻碍其杀菌作用的发挥,主要用于皮肤、体温计及器械消毒(浸泡半小时以上)。20% ~30%的乙醇用于皮肤涂擦,使高热患者体温降低;长期卧床的患者用于50%的乙醇涂擦局部受压皮肤,可促进血液循环,防止压疮发生。无水乙醇注于神经干,可缓解三叉神经痛、坐骨神经痛。乙醇对组织有强烈的刺激性,不能用于伤口内及黏膜的消毒;勿用于大面积涂擦,因可引起血管扩张,导致热量散失,老年人可导致体温低下。

苯氧乙醇(phenoxyaethanol)

对铜绿假单胞菌有强大的杀灭作用。2%溶液或乳剂用于铜绿假单胞菌感染性表面创伤、烧伤或脓烫的治疗。

二、酚类

酚类能使蛋白质变性、凝固而呈现抗菌作用,对细菌和真菌有效,对芽胞和病毒无作用。

苯酚(phenol,石炭酸)

0.5% ~1%水溶液或2%软膏用于皮肤止痒;1% ~2%酚甘油溶液用于中耳炎,有消毒止痛作用;3% ~5%溶液用于手术器械和房屋的消毒。高浓度(5%以上)对皮肤、黏膜有腐蚀作用。

甲酚(cresol,煤酚)

抗菌作用较苯酚强3倍,腐蚀性和毒性较小。煤酚皂溶液(lysol,来苏儿)是常用的消毒剂。2%煤酚皂(来苏儿)溶液用于皮肤、橡胶手套消毒;3% ~5%水溶液用于消毒器械(浸泡30 min);消毒金属、木制家具、地面、门窗、墙壁、空气等,可用5% ~15%煤酚皂(来苏儿)溶液喷雾、喷洒、擦拭,每平方米面积可用药液200 ~300 ml,经0.5 ~1 h,就会达到消毒目的;另外,5% ~15%煤皂酚溶液还可用作排泄物、厕所的消毒。结核分枝杆菌和炭疽芽胞菌有很强的抵抗力,被这两种细菌污染后,用来苏儿消毒无效;因来苏儿有甲酚臭味,不能用做食具和厨房的消毒。

鱼石脂(ichthammol,依克度,ichthyol)

具有温和的刺激性和抗炎消肿及防腐作用。10%软膏用于疖肿、丹毒。其代用品硫桐脂(neoichthammol)用途与鱼石脂相同。

三、醛类

本类药物能于蛋白质的氨基结合,使蛋白质沉淀、变性、能杀灭细菌、真菌、芽胞及病毒。

甲醛溶液(formldehyde solution)

40%甲醛水溶液称为福尔马林(formalin)。10%的福尔马林溶液(即4%甲醛溶液)用来固定标本及保存疫苗等;2%福尔马林溶液用于器械消毒,浸泡1 ~2 h;用于房屋消毒时,每立方米取甲醛1 ~2 ml加等量水加热蒸发。牙科用甲醛配成干髓剂,充填髓洞,使牙髓失活。

四、酸类

酸类可解离出氢离子与菌体蛋白中的氨基结合,形成蛋白质盐类化合物,使蛋白质变性或沉淀而发挥抗菌作用。有些药物可改变细菌周围环境的酸碱度而影响细菌的生长繁殖。

苯甲酸(benzoic acid,安息香酸)

毒性小,在酸性环境下抗真菌作用强,常与水杨酸制成复方溶液,用于体癣、手足癣;每100 g食物加本品0.1 g用于食物防腐。

水杨酸(salicylic acid,柳酸)

对细菌、真菌有杀灭作用,有刺激性,10% ~25%溶液可溶解角质层,治疗鸡眼和疣;3% ~6%醇溶液或5%软膏用于表皮癣病。

过氧乙酸(peracetic acid)

为强氧化剂,遇有机物放出新生态氧而起氧化作用。对细菌、芽胞、真菌、病毒均有较强的杀灭作用。0.1% ~0.2%溶液用于洗手消毒,浸泡1 min即可;0.3% ~0.5%溶液用于器械消毒,浸泡15 min;0.04%溶液喷雾或熏蒸用于食具、空气、地面、墙壁、家具及垃圾物消毒;1%溶液用于衣服、被单消毒,浸泡2 h。

十一烯酸(undecylenic acid)

具有杀菌和抑制真菌作用,5% ~10%醇溶液或复方十一烯酸软膏用于治疗皮肤癣病,如头癣、脚癣、股癣等。

五、卤素类

本类药物通过卤化或氧化菌体原浆蛋白活化基因而发挥杀菌作用。

碘(iodine)

有强大的抗菌活性,其溶性杀菌力与浓度成正比,对芽胞、真菌、原虫,细菌、病毒均有杀灭作用,对黏膜及皮肤有刺激性,破损处有不宜应用,2%碘酊用于一般皮肤消毒,3.5% ~5%用于手术野皮肤消毒，稍干后用75%（按容积计）乙醇擦去（脱碘）；2%碘甘油用于牙龈感染和咽炎时涂擦咽部；500 ml水中加入到2%碘酊2～3滴。可作饮水消毒，注意：对碘过敏者禁用。

碘附（iodophor，碘伏）

杀菌力强，无味，无刺激性，无致敏性，毒性低，为广谱杀菌剂。能杀死细菌、病毒、芽胞。真菌和原虫，常用于：①手术部位的皮肤消毒；②治疗烫伤；③治疗滴虫性阴道炎；④治疗化脓性皮肤炎症及皮肤真菌感染；⑤餐具和食具的消毒。

六、氧化剂

本类药物遇有机物释放新生态氧，使菌体内活性基团氧化而杀菌。

高锰酸钾（potassium permanganate）

又称灰锰氧。该药为强氧化剂。有较强的杀菌作用，还原后形成氧化锰与蛋白质结合成复合物，故低浓度有收敛，高浓度有腐蚀作用，0.1%～0.5%浓度用于膀胱及创面洗涤。0.01%～0.02%浓度用于某些药物，毒物中毒时洗胃；0.012 5%用于阴道冲洗或坐浴，0.01%用于足癣浸泡，0.02%溶液用于口腔科冲洗感染的拔牙窝，脓腔等。0.1%用于蔬菜，水果消毒（浸泡5 min）。配制时用凉开水，因热开水能使高锰酸钾失效；应现配现用，久放变为褐紫色时，说明失去消毒作用，密闭保存，防潮。不宜与甘油、乙醇，糖、碘等放在一起，以防爆炸。

过氧化氢溶液（hydrogen peroxide，双氧水）

为含过氧化氢的水溶液，其杀菌力弱，作用时间短。遇有机物放出氧分子产生气泡，可机械消除脓块、血痂及坏死组织。除臭。5%溶液用于清洁伤口或松动痂皮；3%用于冲洗创面、溃疡，尤其是厌氧菌感染的伤口；1%用于化脓性中耳炎、口腔炎、扁桃体炎和坏死性牙龈炎等局部冲洗。

七、表面活性剂

常指阳离子表面活性剂。此类药物可降低表面张力，使油脂乳化和油污清除，故又称清洁剂；而且能改变细菌胞质膜通透性，使菌体成分外渗而杀菌。其特点为抗菌谱广、显效快、刺激性小、性质稳定。其效力可被血浆、有机物、阴离子表面活性剂如肥皂、合成洗涤剂所降低。

苯扎溴铵（benzalkonium，新洁尔灭）

杀菌和去污作用快而强、毒性低、渗透力强、无刺激性、应用方便，是目前常用的消毒防腐药。0.05%～0.1%用于外科手术前洗手（浸泡5 min）；0.1%用于食具及器械消毒（浸泡30 min，金属器械需加0.5%亚硝酸钠以防锈），不宜用于膀胱镜、眼科器械和合成胶皮革的消毒以及痰、粪便、呕吐物、污水等消毒。

氯已定（chorhexidine，洗必泰）

为含氯的清洁剂，抗菌谱广（包括铜绿假单胞菌和真菌）、作用快而强、毒性小、无刺激性。0.02%溶液用于手术前洗手消毒（浸泡3 min）；0.05%溶液冲洗伤口及牙根炎、牙周炎；0.1%溶液用于器械消毒；0.5%醇溶液用于手术野消毒；1%氯已定软膏用于烧伤、创伤表面消毒。

八、染料类

本类药物有酸、碱两性染料，分子中阳离子或阴离子分别与细菌蛋白质羧基或氨基结合，从而抑制细菌的生长繁殖。

甲紫（methylrosanilinium chloride，龙胆紫）

为碱性阳离子染料。对革兰阳性菌、念珠菌、皮肤真菌有杀灭作用；对铜绿假单胞菌有效。脓血、坏死组织等可降低其疗效。具有收敛作用，无刺激性及毒性，1%～2%溶液用于皮肤、黏膜创伤感染、溃疡及真菌感染，也用于小面积烧伤。

利凡诺（ethacridine，依沙吖啶）

对革兰阳性菌和某些革兰阴性菌有较强的抗菌活性，无刺激性。0.1%～0.5%溶液用于创伤、皮肤黏膜化脓感染的冲洗和湿敷。也常用于引产。

九、其他药物

84 消毒液

是广谱消毒剂，可用于各型肝炎、伤寒、流感、流脑、结核、梅毒、淋病以及医院内污染物品的消毒。1∶25 稀释液用于肝炎、病毒性感冒、肺炎患者及其污染物品的消毒，泡洗 1 h 即可杀菌。1∶500 稀释液可消毒瓜果、餐具和厨房用品。

硝酸银(silver nitrate)

杀菌力强，腐蚀性强。常用棒剂腐蚀黏膜溃疡、出血点、肉芽组织过度增生及疣；10% 水溶液可用于重症坏死性牙龈炎和牙本质脱敏；0.25% ~0.5% 水溶液滴眼用于结膜炎、砂眼、睑缘炎，用后即用生理盐水冲洗以免损伤周围组织。稀释和配制均需用蒸馏水，并避免保存。

硫酸锌(zinc sulfate)、氯化锌(zinc oxide)和炉甘石(calamine)

三者均有抑菌和收敛作用。0.25% ~0.5% 硫酸锌溶液点眼用于砂眼、结膜炎。氯化锌尚有干燥作用，常与硼酸、滑石粉等配成痱子粉或制成软膏，糊剂用于湿疹、溃疡等。炉甘石洗剂用于皮炎、湿疹和痱子，以减轻瘙痒与渗出。

红汞(mercurochrome，汞溴红)

无刺激性，抗菌力弱。0.2% 溶液用于伤口、黏膜及皮肤消毒。不宜与碘酊合用，因可产生碘化高汞而增加毒性。

思 考 题

简述乙醇、煤酚皂溶液、碘附、过氧化氢溶液、炉甘石、84 消毒液等常用消毒防腐药的用法。

第三十六章

抗寄生虫药

学习目标

1. 掌握主要抗疟药氯喹、奎宁、青蒿素、伯氨喹、乙胺嘧啶的抗疟作用环节，临床用途及主要不良反应；抗阿米巴病药甲硝唑的药理作用及临床用途；抗血吸虫病药吡喹酮的作用特点。
2. 理解疟原虫的生活史。
3. 了解其他抗寄生虫药物的作用、用法和不良反应。

第一节　抗　疟　药

疟疾是由疟原虫引起的、通过按蚊叮咬传播的一种传染病，用来预防或治疗疟疾的药物称为抗疟药(antimalarial drugs)。各种抗疟药通过作用于疟原虫生活史的不同环节发挥抗疟作用(图36-1)。

一、疟原虫的生活史及抗疟药的作用环节

致病的疟原虫主要有三种：间日疟、三日疟及恶性疟，前两者又称良性疟。疟原虫的生活史可分为雌性按蚊体内的有性生殖阶段和人体内的无性生殖阶段。

(一) 疟原虫在雌按蚊体内的有性生殖阶段

1. 配子体的形成　红细胞内期疟原虫经几个周期的裂体增殖后，部分发育成雌、雄配子体。

2. 子孢子的形成　雌按蚊叮咬疟疾患者时，雌、雄配子体随血液进入蚊体胃内进行有性生殖，形成合子进一步发育成熟，产生大量子孢子，移行至唾液腺内，通过叮咬再次传染人，成为疟疾传播的根源。乙胺嘧啶能抑制配子体在蚊体内的发育，有控制疟疾传播和流行的作用。

(二) 疟原虫在人体内的无性生殖阶段

1. 红细胞外期　受疟原虫感染的按蚊叮咬人体时，将其唾液中的疟原虫子孢子输入人体，经血液侵入人体肝细胞开始发育和裂体增殖。间日疟原虫子孢子有两种类型，即速发型和迟发型。速发型子孢子潜伏期短，经12～20 d在肝细胞内生成大量裂殖体，再分裂成裂殖子；迟发型子孢子潜伏期长(约6个月或以上)，在肝细胞内经过一段时间休眠后才开始发育、繁殖成裂殖子，是间日疟复发的根源。恶性疟和三日疟无迟发型子孢子，故不引起复发。此期无临床症状。乙胺嘧啶对此期疟原虫

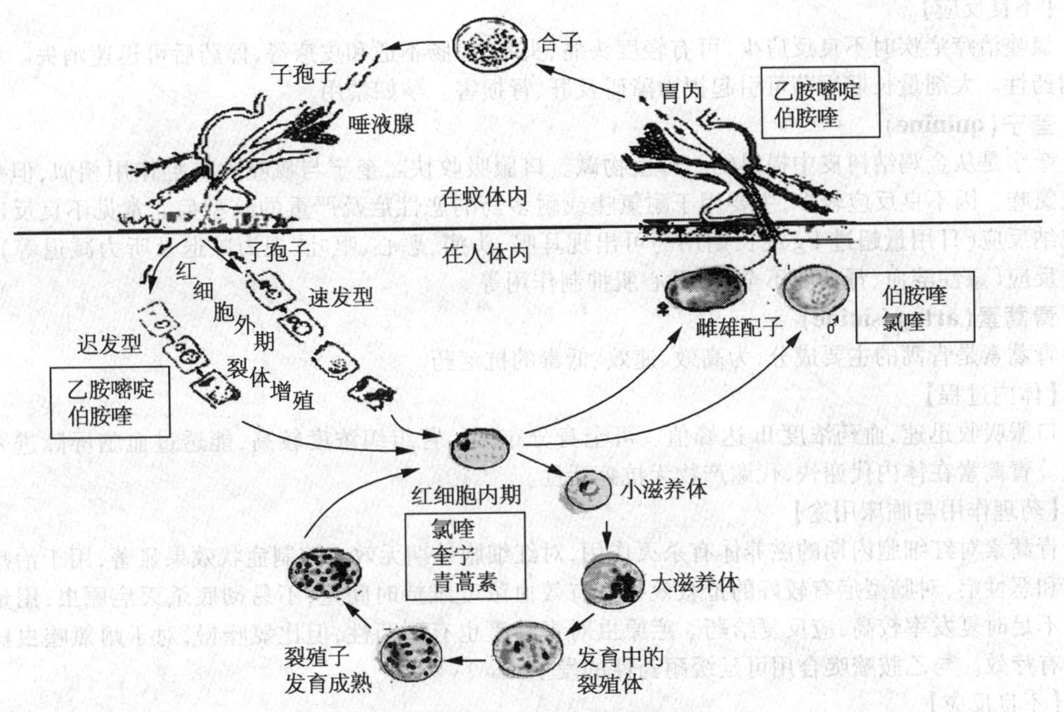

图 36-1　疟原虫的生活史及抗疟药的作用环节

有杀灭作用，发挥病因性预防作用。伯氨喹对迟发型子孢子有杀灭作用，对间日疟有根治（阻止复发）作用。

2. 红细胞内期　红细胞外期在肝内形成的大量裂殖子，致肝细胞破坏而释出进入血液，部分被吞噬细胞吞噬，部分侵入红细胞，发育为滋养体再形成裂殖体、裂殖子，最终导致红细胞裂解，释放出大量裂殖子及其代谢物，这些裂殖子及其代谢物与红细胞破坏产生的变性蛋白，刺激机体引起寒战、高热等临床症状。小部分裂殖子再侵入其他正常红细胞继续进行裂体增殖，引起周期性临床症状反复发作。恶性疟的周期为 36～48 h，间日疟为 48 h，三日疟为 72 h。氯喹、奎宁、青蒿素等药物对此期疟原虫有杀灭作用，能控制疟疾症状的发作。

二、常用抗疟药

（一）主要用于控制症状的药物

氯喹（chloroquine）

【体内过程】

口服吸收快而完全。在红细胞内的浓度高于血浆浓度的 10～20 倍，受感染的红细胞内浓度比正常红细胞高约 25 倍。对肝、脾、肾、肺等组织的亲和力更高，在这些组织中的浓度是血浆浓度的 200～700 倍，脑组织和脊髓中的浓度约为血浆浓度的 10～30 倍。氯喹 $t_{1/2}$ 为 3～10 d，在肝内代谢，其代谢物仍有部分抗疟作用，仅少部分的氯喹以原形经肾排泄，酸化尿液可加快排泄。

【药理作用与临床用途】

1. 抗疟作用　氯喹对间日疟、三日疟以及敏感的恶性疟原虫的红细胞内期裂殖体有杀灭作用，具有起效快、疗效高、作用持久的特点，是治疗疟疾急性发作、控制症状的首选药。也可用于症状的预防。对红细胞外期无作用。其作用机制主要为干扰疟原虫的繁殖。

2. 抗肠外阿米巴原虫作用　氯喹在肝中浓度高，对阿米巴肝脓肿有效。在肠道浓度较低，对阿米巴痢疾无效。临床用于甲硝唑无效或禁忌的阿米巴肝脓肿，须合用抗肠内阿米巴药。

【不良反应】

氯喹治疗疟疾时不良反应少,可有轻度头痛、头晕、胃肠不适和皮疹等,停药后可迅速消失。易产生耐药性。大剂量长期用药可引起视力障碍及肝、肾损害。孕妇禁用。

奎宁(quinine)

奎宁是从金鸡纳树皮中提得的一种生物碱。口服吸收快。奎宁与氯喹的抗疟作用相似,但疗效不及氯喹。因不良反应较多,主要用于耐氯喹或耐多药的恶性疟及严重的脑型疟。常见不良反应有金鸡纳反应(日用量超过1 g或长期用药可出现耳鸣、头痛、恶心、呕吐、视力减退及听力减退等)、特异质反应(急性溶血、肾功能不全等)及心肌抑制作用等。

青蒿素(artemisinine)

青蒿素是青蒿的主要成分,为高效、速效、低毒的抗疟药。

【体内过程】

口服吸收迅速,血药浓度lh达峰值。可全身分布,肝、肾组织浓度较高,能透过血脑屏障进入脑组织。青蒿素在体内代谢快,代谢产物无抗疟活性。

【药理作用与临床用途】

青蒿素对红细胞内期的滋养体有杀灭作用,对红细胞外期无效。控制症状效果显著,用于治疗间日疟和恶性疟,对脑型疟有较好的抢救效果。有效血浓度维持时间短,不易彻底杀灭疟原虫,用量和疗程不足时复发率较高,应反复给药。疟原虫对青蒿素也有耐药性,但比氯喹慢,对于耐氯喹虫株感染仍有疗效。与乙胺嘧啶合用可延缓耐药性的发生。

【不良反应】

偶见四肢麻木、心动过速。大剂量可使动物致畸,孕妇慎用。

青蒿琥酯(artesunate)

青蒿琥酯静脉注射后血药浓度迅速降低,作用时间短,$t_{1/2}$约为30 min;体内分布广泛,肝、肾、肠含量高,大部分通过肝代谢,少量从尿粪排出。对疟原虫无性体有较强的杀灭作用,能迅速控制疟疾发作,主要用于脑型疟疾及各种危重疟疾的抢救。本药能杀灭血吸虫幼虫,可用于预防血吸虫病。使用过量可致外周网织细胞一过性降低;动物毒理实验有胚胎毒作用,故妊娠早期妇女禁用。

木芴醇(benflumetol)

木芴醇口服吸收较慢,作用持久,$t_{1/2}$为24~72 h。能杀灭疟原虫红细胞后期无性体,疗效显著,对疟原虫红细胞前期和配子体无效。与青蒿素合用,疗效更佳,木芴醇杀虫作用强,但起效慢。用于恶性疟疾,尤为用于抗氯喹恶性疟的治疗。少数人表现一过性心电图QT间隔时间延长。

(二)主要用于控制疟疾复发和传播的药物

伯氨喹(primaquine)

【体内过程】

口服易吸收,1~3 h血药浓度达峰值,主要分布于肝、肺等组织。体内代谢快,$t_{1/2}$约为5 h,经肾排泄。

【药理作用和临床用途】

伯氨喹能杀灭红细胞外期裂殖体和各种疟原虫的配子体。对红细胞内期无作用,不能控制疟疾症状的发作。是根治间日疟和控制疟疾传播最有效的药物,常与氯喹合用。

【不良反应】

毒性较大,使用时应加注意。

1. 一般反应　治疗量即可引起头晕、恶心、呕吐、腹痛等,停药后可消失。

2. 特异质反应　是伯氨喹严重的不良反应,少数特异质患者发生高铁血红蛋白症或急性溶血性贫血。伯氨喹的代谢产物6-羟基衍生物能引起氧化应激反应,产生高铁血红蛋白、自由基、氧化型谷胱甘肽等。正常时,在葡萄糖-6-磷酸脱氢酶(G-6-PD)催化下,通过递氢体使氧化型谷胱甘肽(GSSG)

还原为还原型谷胱甘肽(GSH),GSH对红细胞膜、血红蛋白和红细胞内的某些巯基酶有保护作用,使之免受伯氨喹代谢产物的氧化。特异质患者红细胞内缺乏葡萄糖-6-磷酸脱氢酶(G-6-PD),不能将氢传递给辅酶Ⅱ和谷胱甘肽,造成还原型谷胱甘肽缺乏,失去其对红细胞的保护作用而发生溶血。另一方面当G-6-PD缺乏时,高铁血红蛋白不易还原为血红蛋白,引起高铁血红蛋白症。

(三) 主要用于疟疾病因性预防的药物

乙胺嘧啶(pyrimethamine)

【体内过程】

口服吸收完全,血药浓度4 h达到高峰,主要分布于肺、肝、肾、脾等组织。广泛与组织结合,故在体内存留时间长,$t_{1/2}$为4 d,由肾缓慢排泄。

【药理作用和临床用途】

乙胺嘧啶对红细胞外期的疟原虫有较强的抑制作用,是病因性预防的首选药。作用持久,1周服药1次即可。乙胺嘧啶对红细胞内期未成熟的裂殖体也有抑制作用,但对已成熟的裂殖体无效,在控制症状方面起效慢,不作为控制症状药。对配子体无明显作用,但蚊子吸入含药的血液后,将阻止疟原虫在蚊体内的孢子繁殖。因此,可起到阻止传播的效果。

疟原虫不能利用环境中叶酸,必须自身合成叶酸并转变为四氢叶酸,用于合成核酸。乙胺嘧啶可抑制二氢叶酸还原酶的活性,使二氢叶酸不能还原为四氢叶酸,导致核酸的合成受阻,使疟原虫失去繁殖能力。若和磺胺类或砜类合用,对疟原虫的叶酸代谢产生双重的抑制作用而获得协同效果,并减少耐药性的产生。

【不良反应】

长期大剂量服用抑制二氢叶酸还原酶,引起巨幼红细胞性贫血。本药略有甜味,儿童易误服中毒,表现为恶心、呕吐、发热、发绀、惊厥甚至死亡。

第二节　抗阿米巴病药

阿米巴病是由溶组织阿米巴原虫感染所引起。阿米巴原虫存在滋养体和包囊两种形式,包囊是传播因子,滋养体是致病因子。当包囊经人吞食后,在肠内发育成小滋养体,小滋养体不引起症状,在一定条件下侵入肠壁形成大滋养体,破坏肠黏膜和黏膜下层组织引起急、慢性阿米巴痢疾,称为肠内阿米巴病。大滋养体也可变为小滋养体,再形成新的包囊,随粪便排出,成为传染源。同时大滋养体也可经血流至肝、肺、脑等组织并在其中大量繁殖,引起阿米巴肝炎、肝或肺脓肿,称为肠外阿米巴病。

甲硝唑(metronidazole,灭滴灵)

【体内过程】

口服吸收迅速而完全,血药浓度达峰时间为1~3 h,$t_{1/2}$约为8 h,分布于全身组织和体液中,包括脑脊液。在肝中代谢,代谢产物和原形大部分由肾排泄,小部分经阴道、乳汁、唾液及粪便排泄。其代谢产物可使尿液呈红棕色。

【药理作用和临床用途】

1. 抗肠内、外阿米巴原虫　对肠内、外阿米巴原虫的大、小滋养体均有强大的杀灭作用。是治疗阿米巴痢疾、肠外阿米巴病的首选药。但对肠腔内小滋养体和包囊作用弱,单用治疗肠内阿米巴病复发率高,因而治疗阿米巴痢疾时,需与肠道浓度高的药物合用。

2. 抗阴道滴虫　对阴道滴虫有直接杀灭作用。是治疗阴道滴虫病的首选药,治愈率高。夫妇同服可提高疗效。

3. 抗贾第鞭毛虫　是治疗贾第鞭毛虫感染的有效药物。

4. 抗厌氧菌　对革兰阴性厌氧杆菌、革兰阳性厌氧芽胞杆菌及所有厌氧性球菌均有较强的抗菌作用,尤其对脆弱类杆菌有杀菌作用。主要用于口腔、盆腔和腹腔内的厌氧菌感染性疾病。长期应用不引起二重感染。

【不良反应】

1. 胃肠反应　恶心、呕吐、腹痛、腹泻等。

2. 神经系统反应　头痛、眩晕、肢体麻木、共济失调等。

3. 醉酒反应　抑制乙醛脱氢酶，如服药期间饮酒，可引起乙醇代谢产物乙醛增多，出现面红、头痛、恶心、胸闷、血压下降等现象。

4. 其他反应　可引起白细胞减少、过敏反应等，动物实验有致畸、致癌作用，孕妇、乳母禁用。

替硝唑（tinidazole）

与甲硝唑的作用和用途类似，但 $t_{1/2}$ 较长，为 12 ~ 24 h，一次用药，有效血药浓度可维持 72 h。毒性较甲硝唑略低。

二氯尼特（diloxanide）

二氯尼特口服后大部分在肠腔或肠黏膜内水解，血药浓度 1 h 达峰值，经尿排泄迅速。是目前有效的杀包囊的药物，口服后未吸收部分能直接杀灭肠内阿米巴原虫的小滋养体，对于无症状或症状轻的排包囊者有良好疗效。但对肠外阿米巴病无效。不良反应轻微，偶见皮疹、呕吐等。

第三节　抗滴虫病药

阴道滴虫主要寄生于妇女阴道和尿道内，引起滴虫性阴道炎和尿道炎，也可寄生在男性尿道生殖道内。甲硝唑为最有效的抗阴道滴虫药，如遇抗甲硝唑虫株感染时，可考虑选用乙酰砷胺。

乙酰砷胺（acetarsol）

常用复方制剂，将其片剂置于阴道穹窿部，对滴虫有直接杀灭作用，用药局部有轻度刺激作用，使阴道分泌物增多。

第四节　抗血吸虫病药

吡喹酮（praziquantel）

为吡嗪异喹啉的衍生物，是广谱抗吸虫药，对血吸虫作用强。

【体内过程】

口服吸收迅速而完全，血药浓度 1 ~ 2 h 达峰值，首关消除强。在肝内代谢迅速，$t_{1/2}$ 为 1 ~ 1.5 h，原药及代谢物经肾排泄，无蓄积作用。晚期血吸虫患者由于肝功能减退，$t_{1/2}$ 可明显延长，用药时应注意。

【药理作用与作用机制】

吡喹酮对血吸虫具有明显杀灭作用，对成虫作用强而迅速，对幼虫的杀虫作用弱。其作用机制可能与吡喹酮增加血吸虫体被对 Ca^{2+} 的通透性，使虫体产生痉挛性麻痹，不能附着于血管壁，血吸虫体随血流移行于肝，被吞噬细胞消灭。浓度略大时，可使血吸虫体被形成空泡和破坏，使虫体死亡。吡喹酮对哺乳动物细胞膜无上述作用。

【临床用途】

主要用于治疗急、慢性血吸虫病，能迅速退热和改善全身症状。对其他吸虫，如华支睾吸虫、姜片虫、肺吸虫，及各种绦虫感染和幼虫感染引起的囊虫病、棘球蚴病亦有不同程度的疗效。

【不良反应】

不良反应轻微、短暂，主要有腹痛、恶心、头昏、头痛、乏力、肌肉酸痛、肌束颤动等，少数患者有心电图改变，冠心病和心肌炎患者慎用。

第五节　抗丝虫病药

乙胺嗪(diethylcarbamazine,海群生)

口服吸收迅速,血药浓度1~2 h达峰值,能广泛分布于全身组织和体液。其代谢迅速,$t_{1/2}$约为8.5 h。碱化尿液可使药物排泄量减少。乙胺嗪在体外并无杀灭班氏丝虫、马来丝虫微丝蚴或成虫的作用,而在体内均有杀灭作用,其机理可能是乙胺嗪使微丝蚴肌肉组织发生超极化,失去活动能力,易于被宿主吞噬细胞破坏。是临床抗丝虫病的首选药。对马来丝虫病的疗效优于班氏丝虫病。用药后可以使血液中的微丝蚴迅速减少和消失,也可杀灭淋巴系统中的成虫,但需较大剂量或较长疗程。对阴囊积液中的微丝蚴无效。

药物本身引起的毒性较低,由于体内微丝蚴和成虫被杀灭后释放出的大量异体蛋白,可引起的过敏反应,表现为皮疹、寒战、发热、血管神经性水肿、哮喘等。

第六节　抗肠蠕虫药

肠蠕虫包括钩虫、绦虫、蛔虫、蛲虫、姜片虫和鞭虫等。它们对药物的敏感性不同,因此,必须针对不同的蠕虫感染正确选择药物。常用抗蠕虫药的选用可参考表36-1。

表36-1　常用抗肠蠕虫药的选用

感染类型	首选药物	次选药物
蛔虫感染	甲苯达唑、阿苯达唑	噻嘧啶、哌嗪、左旋咪唑
蛲虫感染	甲苯达唑、阿苯达唑	噻嘧啶、哌嗪
钩虫感染	甲苯达唑、阿苯达唑	噻嘧啶
鞭虫感染	甲苯达唑	
姜片虫感染	吡喹酮	
绦虫感染	吡喹酮	氯硝柳胺

常用药物制剂和用法

1. 氯喹　片剂:0.25 g;治疗疟疾,第1日服1 g,8 h后再服0.5 g,第2、3日各0.5 g;预防,0.5 g/次,1次/周;治疗阿米巴病,0.25 g/次,3~4次/日,3~4周为一疗程;极量,1 g/次,2 g/d。

2. 奎宁　片剂:0.3 g;0.3~0.6 g/次,3次/日,连服5~7 d。注射剂:0.25 g、0.5 g;0.25~0.5 g/次,用葡萄糖注射液稀释成每毫升含0.5~1 mg后,静脉缓慢滴注。

3. 甲氟喹　片剂:0.25 g;治疗耐多药恶性疟,成人1.0~1.5 g/次;儿童25 mg/kg·次;预防耐多药恶性疟,250 mg/周,连用4周,以后125 mg/周。

4. 青蒿素　片剂:50 mg、100 mg;首剂1 g,6~8 h后再服0.5 g,第2、3 d各服0.5 g,疗程3日,总量2.5 g;儿童15 mg/kg,按上述方法3 d内服完。油注射剂:0.1 g。首次0.2 g,6~8 h后0.1 g,第2、3日各0.1 g,深部肌肉注射。

5. 伯氨喹　片剂:13.2 mg,26.4 mg;4 d疗法:52.8 mg/d,连服4日;8日疗法:39.6 mg/d,连服8 d;14 d疗法:26.4 mg/d,连服14d。

6. 乙胺嘧啶　片剂:6.25 mg、25 mg;预防疟疾,25 mg/次,1次/周或50 mg/次,两周1次。

7. 阿苯达唑　片剂:0.1 g、0.2 g。治疗蛔虫、钩虫、鞭虫感染:0.4 g,顿服;治疗绦虫病,一次0.3 g,3次/日,连服3 d;囊虫症:0.2~0.3 g/次,3次/日,10 d为1个疗程,一般给予2~3个疗程,疗程间隔15~21d。

8. 枸橼酸哌嗪　片剂:0.25 g、0.5 g;治疗蛔虫感染,75 mg/(kg·d),极量,4 g/d;儿童75~150 mg/(kg·d),极量,3 g/d,睡前顿服,连服2 d;治疗蛲虫感染,1.0~1.2 g/d,2次/d,儿童60 mg/(kg·d),分两次服,连用7 d。

9. 噻嘧啶　片剂:0.3 g;治疗钩虫症,5~10 mg/kg,睡前顿服,连服2~3 d;治疗蛔虫症,剂量同上,用药1次;

治疗蛲虫症，剂量同上，连服 1 周。

10. 氯硝柳胺　片剂:0.5 g;治疗猪肉、牛肉绦虫感染，1 g，清晨空腹顿服，1 h 后再服 1 剂:1 ~ 2 h 后服硫酸镁导泻;治疗短膜壳绦虫感染，清晨空腹嚼服 2 g，1 h 后再服 1 剂:连服 7 ~ 8 d。

11. 左旋咪唑　片剂:25 mg、50 mg;治疗蛔虫感染，0.1 ~ 0.2 g 顿服;治疗钩虫感染，0.2 g/d，连服 3 d;治疗丝虫病，0.2 ~ 0.3 g/d，2 ~ 3 次/日，连服 2 ~ 3d。

12. 吡喹酮　片剂:0.2 g;治疗血吸虫病，10 mg/kg · 次，3 次/日，急性血吸虫病，连服 4 d，慢性血吸虫病，连服 2 日;治疗囊虫病，20 mg/(kg · d)，体重 >60kg，按 60kg 计量，3 次/日，9 d 为 1 个疗程，总量 180 mg/kg，疗程间隔 3 ~ 4 个月。

13. 乙胺嗪　片剂:50 mg、100 mg;疗法，1.5 g/d，1 次或分 3 次服;7 d 疗法，0.2 g/次，3 次/日，连服 7 d。

思 考 题

1. 如何用药可根治间日疟？为什么？
2. 简述氯喹、奎宁、青蒿素、伯氨喹和乙胺嘧啶的抗疟作用环节及临床用途。
3. 甲硝唑和二氯尼特有哪些药理作用和临床用途？
4. 吡喹酮有哪些临床用途？

第三十七章

抗恶性肿瘤药

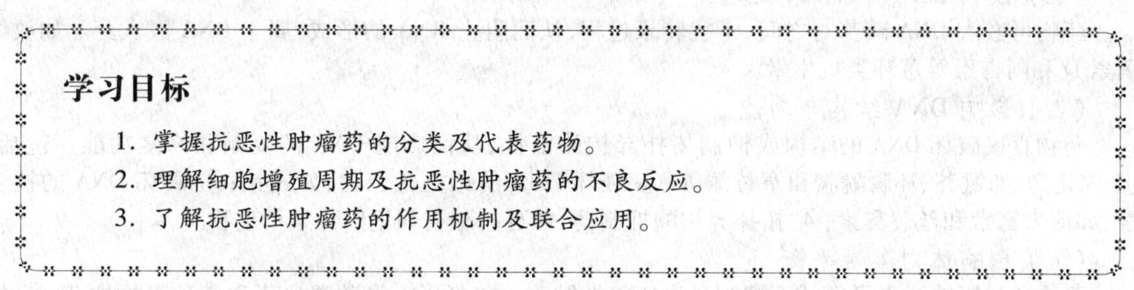

学习目标

1. 掌握抗恶性肿瘤药的分类及代表药物。
2. 理解细胞增殖周期及抗恶性肿瘤药的不良反应。
3. 了解抗恶性肿瘤药的作用机制及联合应用。

恶性肿瘤严重危害人体健康。在我国,居民的恶性肿瘤年平均死亡率占各类死亡原因的第二位。在恶性肿瘤的综合治疗手段中,药物治疗占重要地位。

第一节　抗肿瘤药的基本药理

一、抗肿瘤作用的分类

(一) 周期非特异性药物

对增殖细胞群中各期细胞有杀灭作用,没有选择性。此类药物作用较强,能迅速杀死肿瘤细胞。从抗肿瘤的生化机制来看,抗肿瘤药物可以从多方面发挥作用:

(1) 干扰核酸(RNA 和 DNA)合成(抗代谢药)。

(2) 直接破坏 DNA 结构和功能。

(3) 干扰转录过程阻止 RNA 合成。

(4) 影响蛋白质合成。

(5) 影响体内激素平衡,抑制肿瘤。

(二) 周期特异性药物

此类药物有选择性,仅对增殖细胞群增殖周期的某一期有较强的作用。此类药物作用较弱,要一定时间才能发挥杀伤作用,且达到一定剂量效应不再增加。

根据药物化学结构和来源将其分类如下:

1. 烷化剂　氮芥类,乙撑亚胺类等。
2. 抗代谢物　嘌呤、嘧啶、叶酸类似物。
3. 抗肿瘤抗生素　丝裂霉素、放线菌素 D 等。

4. 抗肿瘤植物药　长春碱、喜树碱、紫杉醇等。

二、抗肿瘤药物的作用机制

(一) 干扰核酸生物合成

药物分别在不同环节阻止核酸的生物合成和利用,属于抗代谢药。包括:① 叶酸拮抗药,可抑制二氢叶酸还原酶,如甲氨蝶呤等;② 嘧啶拮抗药,如氟尿嘧啶可抑制胸苷酸合成酶,阿糖胞苷可抑制DNA多聚酶等;③ 嘌呤拮抗药,可抑制嘌呤核苷酸互变,如巯嘌呤等;④ 核糖核苷酸还原酶抑制药,如羟基脲等。

(二) 干扰蛋白质合成与功能

药物可干扰微管蛋白聚合与解聚间的平衡、干扰核糖体的功能或影响氨基酸供应。包括① 微管蛋白抑制药,如长春碱类和紫杉碱类等;② 干扰核糖体功能的药物,如三尖杉酯碱类;③ 影响氨基酸供应的药物,如左旋门冬酰胺酶等。

(三) 嵌入DNA干扰转录过程

药物可嵌入DNA碱基对之间,干扰转录过程,从而阻止RNA的形成,属于DNA嵌入药。如放线菌素D和阿霉素等蒽环类抗生素。

(四) 影响DNA结构与功能

药物直接破坏DNA的结构或抑制拓扑异构酶活性,从而影响DNA的复制和修复功能。包括:① 烷化剂,如氮芥、环磷酰胺和塞替派等;② 破坏DNA的铂类化合物,如顺铂;③ 破坏DNA的抗生素,如博来霉素和丝裂霉素;④ 拓扑异构酶抑制药,如喜树碱类和鬼臼毒素衍生物。

(五) 影响体内激素平衡

药物通过影响激素平衡从而抑制激素依赖性肿瘤。包括:① 雌激素类药和雌激素拮抗药;② 雄激素类药和雄激素拮抗药;③ 孕激素类药;④ 糖皮质激素类药;⑤ 促性腺激素释放激素抑制药,如亮丙瑞林;⑥ 芳香酶抑制药,如氨鲁米特。

第二节　常用的抗恶性肿瘤药

一、抗代谢药

(一) 叶酸拮抗药

甲氨蝶呤(Methotrexate,MTX)

甲氨蝶呤通过竞争性抑制二氢叶酸还原酶,阻断二氢叶酸还原成四氢叶酸,而四氢叶酸是嘧啶、嘌呤生物合成的必需物质,所以最终减少了DNA、RNA和蛋白质的生物合成,致使细胞死亡。临床主要与其他化疗药物联合用于治疗急性淋巴细胞白血病、淋巴瘤、绒毛膜上皮癌、乳腺癌、头颈部癌和膀胱癌,也可用于中枢神经系统白血病。不良反应常见骨髓抑制、胃肠道毒性、脱发、皮疹和红斑等、肾毒性、肝毒性、肺毒性、中枢神经系统毒性等。

(二) 嘧啶拮抗药

氟尿嘧啶(Fluorouracil,5-FU)

氟尿嘧啶在体内转化为一磷酸脱氧核糖氟尿嘧啶核苷后,与胸苷酸合成酶及N_5,N_{10}-甲烯四氢叶酸结合形成三重复合物,使脱氧尿苷酸不能生成脱氧胸苷酸,因而DNA合成减少,最终使细胞死亡。临床主要用于治疗实体瘤,如结肠、直肠癌,乳腺癌,卵巢癌,胰腺癌,胃癌及头颈部癌等。局部应用治疗皮肤过度角化症和表皮基底细胞癌。常见不良反应有恶心、呕吐、腹泻、厌食、胃肠道及口腔黏膜溃疡、脱发、骨髓抑制。长期全身给药可见“手足综合征”,表现为手掌和足底部红斑及脱屑。

阿糖胞苷(cytarabine)

阿糖胞苷在细胞内脱氧胞苷激酶作用下转化为三磷酸胞苷。可抑制DNA多聚酶,也可直接掺入

DNA 分子终止核苷酸链的延长。它还抑制胞嘧啶核苷酸还原成脱氧胞嘧啶核苷酸。临床主要与硫鸟嘌呤及 DNR 联合用于治疗急性非淋巴细胞白血病,对成人的急性非淋巴细胞性白血病特别有效。主要不良反应为恶心、呕吐、腹泻和严重的骨髓抑制。偶见肝功能障碍。大剂量应用或鞘内注射可引起癫痫或精神状态改变。

吉西他滨(gemcitabine)

吉西他滨在体内也需经脱氨及磷酸化作用而获得活性。其作用机制也与阿糖胞苷类似,用于治疗非小细胞肺癌、胰腺癌、膀胱癌、乳腺癌及其他实体瘤。不良反应较少,主要为骨髓抑制,亦可出现恶心、呕吐、口腔溃疡、血栓静脉炎和肝功能受损。

(三) 嘌呤拮抗药

巯嘌呤(mercaptopurine,6-MP)

巯嘌呤须在次黄嘌呤-鸟嘌呤磷酸核糖转移酶的作用下生成巯嘌呤核苷酸,即硫代次黄嘌呤核苷酸才能竞争性负反馈抑制嘌呤的从头合成。亦可掺入 RNA 分子和 DNA 分子。临床主要用于急性淋巴细胞白血病缓解期的维持治疗。常见不良反应有胃肠道毒性和骨髓抑制。也可见肝毒性。

(四) 核糖核苷酸还原酶抑制药

羟基脲(hydroxyurea,HU)

羟基脲抑制核糖核苷酸还原酶从而抑制 DNA 合成。口服吸收完全,主要以原形经肾排泄。用于治疗慢性粒细胞白血病、真性红细胞增多症、原发性血小板增多症等骨髓增殖性疾病,也可用于黑色素瘤等。主要不良反应为骨髓抑制,其他不良反应较少发生。

二、干扰蛋白质合成与功能的药物

(一) 微管蛋白抑制药

微管蛋白抑制药通过干扰影响微管聚合与解聚间的平衡,阻碍细胞的有丝分裂,从而起到影响细胞增殖的作用。

1. 长春碱类药物　长春碱类药物是从长春花植物叶子中提取的生物碱,均为不对称二聚化合物。化学结构上的微小差异,导致它们抗瘤谱和毒性反应的不同。

长春碱和长春新碱(vinblastine and vincristine)

两者均可与微管蛋白结合,抑制微管蛋白装配成纺锤体,使细胞停止于有丝分裂中期,无法进行复制,而发挥其细胞毒性作用。临床多与其他化疗药物联合应用。长春碱用于治疗睾丸癌、膀胱癌、霍奇金病和非霍奇金淋巴瘤。长春新碱用于治疗儿童急性淋巴细胞白血病、肾母细胞瘤、尤文氏软组织肉瘤、霍奇金病和非霍奇金淋巴瘤及其他快速增殖的肿瘤。长春碱的主要不良反应是骨髓抑制,表现为白细胞减少。长春新碱的主要不良反应是神经毒性。最初的症状为指端和脚趾的感觉异常,腱反射消失;长期应用可出现足下垂、共济失调;大剂量使用还可出现自主神经障碍。

2. 紫杉碱类药物

紫杉醇(paclitaxel)

紫杉醇与 β-微管蛋白结合,稳定微管结构而抑制其解聚,持续阻滞细胞从有丝分裂中期转向后期,使细胞停止于 G_2-M 期。临床广泛用于治疗乳腺癌、卵巢癌、头颈部癌、非小细胞肺癌、小细胞肺癌、食管癌等上皮性肿瘤。主要不良反应有急性超敏反应,出现低血压、支气管痉挛伴呼吸困难和风疹等;中性粒细胞减少,为主要毒性反应,可用粒细胞集落刺激因子预防;心脏毒性,可出现心动过缓,也可出现严重的传导阻滞、心脏缺血和梗死。

(二) 干扰核糖体功能的药物

高三尖杉酯碱(homoharringtonine,HHRT)

高三尖杉酯碱是从三尖杉属植物的枝、叶和树皮中提取的三尖杉酯碱类药。可抑制真核细胞蛋白质合成的起始阶段,使核糖体分解,释放出新生肽链。主要用于急性粒细胞白血病,对单核细胞白血病也有效。不良反应为骨髓抑制和胃肠道反应,偶有脱发。大剂量应用可引起血压下降、心悸,部分可有心肌损害。

（三）影响氨基酸供应的药物

左旋门冬酰胺酶（L-asparaginase，L-ASP）

左旋门冬酰胺酶催化门冬酰胺水解为门冬氨酸和氨，使门冬酰胺依赖性肿瘤细胞缺乏门冬酰胺而抑制它们的生长。正常细胞能自身合成门冬酰胺，故影响较小。静脉或肌内注射给药，用于淋巴系统的恶性肿瘤，尤其是急性淋巴细胞性白血病和T细胞性淋巴瘤。主要不良反应是变态反应，表现为荨麻疹、低血压、喉痉挛、心跳停止等。由于左旋门冬酰胺酶可短暂抑制正常组织的蛋白质合成，如白蛋白和凝血因子的合成，可出现低蛋白血症和出血等。

三、嵌入DNA干扰转录过程的药物

放线菌素D（dactinomycin D）

放线菌素D又称更生霉素，分子可嵌入DNA双螺旋的小沟中，与DNA形成复合体，阻碍RNA多聚酶的功能，抑制RNA的合成，特别是mRNA的合成。属于周期非特异性药物。抗瘤谱较窄，用于肾母细胞瘤、绒毛膜上皮癌、横纹肌肉瘤和神经母细胞瘤等。常见不良反应有恶心、呕吐、口腔炎和胃炎等，骨髓抑制较明显，偶见脱发和严重的皮肤毒性。

蒽环类药（anthracyclines）

常用蒽环类药有蒽环类抗生素如**柔红霉素**（daunomycin，DNR）、**多柔比星（阿霉素）**（adriamycin，ADM）、**表柔比星**（epirubicin，EPI）和**去甲氧柔红霉素**（demethoxydaunorubicin，IDA）以及人工合成的**米托蒽醌**（mitoxatrone）。

本类药物可非特异性嵌入DNA分子相邻碱基对之间，与核糖-磷酸骨架结合，导致DNA分子局部解螺旋，并可干扰拓扑异构酶Ⅱ重新连接断裂的DNA双链，从而阻碍DNA和RNA的生物合成。亦可与细胞膜结合，影响与磷脂酰肌醇激活偶联的细胞运输过程。另外细胞色素P450还原酶催化蒽环类药代谢的同时，使氧分子变为超氧离子和过氧化氢，它们可以使DNA单链断裂。

柔红霉素主要用于急性淋巴细胞性白血病和急性粒细胞性白血病等。多柔比星具广谱抗肿瘤作用，用于血液系统恶性肿瘤，特别是急性淋巴细胞性白血病和淋巴瘤，也用于乳腺癌、卵巢癌、胃癌、肺癌、膀胱癌、头颈部癌等实体瘤。表柔比星的应用与多柔比星相似。去甲氧柔红霉素用于成人非淋巴细胞白血病，如急性粒细胞白血病的一线治疗，以及急性淋巴细胞白血病的二线治疗。米托蒽醌用于急性白血病、恶性淋巴瘤、乳腺癌等。

心脏毒性是本类药物最严重的不可逆性不良反应。可发生急性毒性反应，表现为心律失常、传导异常、心包炎-心肌炎综合征和急性心力衰竭，也可发生慢性毒性反应。需监测心功能，一旦心功能下降立即停药。其他不良反应还有骨髓抑制、胃肠道反应和脱发等。

四、影响DNA结构与功能的药物

（一）烷化剂

是指在体内能形成正碳离子的亲电子基团，以攻击生物大分子的负电子位点的物质。

1. 氮芥类

环磷酰胺（cyclophosphamide，CTX）

环磷酰胺在肝细胞色素P450酶系统的作用下转化为磷酰胺氮芥才能发挥细胞毒性作用。具有较广的抗瘤谱，可以用于淋巴瘤、乳腺癌、卵巢癌、睾丸癌和小细胞肺癌等。另外还可作为免疫抑制药用于自身免疫性疾病如肾病综合征、系统性红斑狼疮、类风湿关节炎和器官移植的排斥反应等。不良反应除恶心、呕吐、腹泻和脱发外，最主要的毒性反应为骨髓抑制（表现为白细胞减少）和出血性膀胱炎。

2. 亚硝脲类

本类药物包括：**卡莫司汀**（carmustine）、**洛莫司汀**（lomustine）和**司莫司汀**（semustine）。

这些药物均是脂溶性高的亚硝脲类药物。口服给药吸收较好,易透过血-脑屏障,迅速进入脑脊液,与血浆中浓度相平行。用于脑部原发肿瘤(星形胶质细胞瘤和室管膜瘤等)、脑转移瘤和脑膜白血病。与其他药物合用治疗淋巴瘤和某些实体瘤。不良反应为延迟性骨髓抑制,消化道反应和肝肾毒性。

3. 乙烯亚胺类

塞替派(thiotepa)

塞替派是一个乙烯亚胺类烷化剂。具有脂溶性,可进入脑脊液达到较高的浓度。可以口服或静脉给药,由于无刺激作用,也可以膀胱内、腔内、动脉内或肌内注射给药。主要用于腔内注射治疗癌性渗出物,局部灌注治疗浅表膀胱癌,对乳腺癌、卵巢癌、肺癌和血液系统恶性肿瘤等也有效。不良反应有骨髓抑制、黏膜炎、皮疹和中枢神经毒性。

4. 烷基磺酸酯类

白消安(busulfan)

白消安又称马利兰(myleran),是烷基磺酸酯类烷化剂。口服给药,吸收较完全。经肝代谢,肾脏排泄。对骨髓有选择性抑制作用,明显抑制粒细胞生成,而对淋巴系统的抑制作用较弱,故适用于慢性粒细胞白血病,可以减轻白细胞的增多和脾肿大。主要不良反应是骨髓抑制,长期应用可致肺纤维化、闭经、睾丸萎缩等。

(二) 铂类化合物

顺铂(cisplatin,CDDP)

顺铂即顺氯氨铂,为无活性状态,进入细胞内将氯解离后,二价铂与DNA分子上的碱基结合,可形成DNA分子链内或链间的交叉联结,也可使蛋白质与DNA分子联结,破坏DNA的结构和功能。静脉给药后,迅速与血浆蛋白结合,分布于肝、肾、膀胱等处。抗瘤谱较广,对多种实体瘤有较高疗效,如卵巢癌、睾丸癌、乳腺癌、肺癌、膀胱癌、宫颈癌和头颈部癌等。与其他药物合用具协同效应,可损伤肾小管引起较严重的肾毒性,必须同时应用利尿药和NaCl溶液进行强力水化。

卡铂(carboplatin)

卡铂也称碳铂,为第二代铂类化合物。作用与顺铂相似,并有交叉耐药。用于顽固性卵巢癌以及肺癌、睾丸癌、膀胱癌和头颈部癌等。不良反应主要是骨髓抑制,少有肾毒性,消化道毒性和耳毒性较低。

(三) 破坏DNA的抗生素

博来霉素(bleomycin,BLM)

博来霉素又称争光霉素,临床应用的是一个由不同的铜螯合糖肽组成的混合物。BLM在体内形成DNA-BLM-Fe^{2+}复合物,经氧化变为Fe^{3+}复合物,释放出的电子与O_2发生作用形成过氧化物或过氧化氢基团,它们可使DNA双链或单链断裂。博来霉素对G_2期细胞杀伤作用最强,属于周期特异性药物。可通过静脉内、肌内、皮下和腔内注射多种途径给药。在水解酶作用下失活,该酶在肝、脾中含量较高,肺中较低,而皮肤组织缺乏。因此,较易发生肺和皮肤毒性反应,且严重程度与给药剂量有关。多数药物以原形经肾小管分泌,由尿排出。主要与其他药物联合用于霍奇金病,非霍奇金淋巴瘤和睾丸癌。肺毒性是最严重的不良反应。皮肤反应有红斑、角化过度和溃疡,很少或不发生骨髓抑制。

丝裂霉素C(mitomycin C,MMC)

丝裂霉素C又称自力霉素,静脉给药,在体内转化为活性分子,具有烷化作用,能使DNA双链交叉联结,也能使部分DNA链断裂。属于周期非特异性药物。用于肝癌、肺癌、胃癌、直肠癌和头颈部癌等。常见不良反应有恶心、呕吐和明显的骨髓抑制,以及肝功能障碍、间质性肺炎和肾毒性。

(四) 拓扑异构酶抑制药

拓扑异构酶抑制药可干扰拓扑酶的作用,破坏DNA结构,并抑制DNA的生物合成,属于S期特异性药物。

1. 拓扑异构酶Ⅰ抑制药

喜树碱和羟喜树碱(camptothecine and hydroxycamptothecine)

喜树碱和羟喜树碱是从我国特有的珙桐科乔木喜树的果实和根皮提取出的生物碱。两药均能特异性地与拓扑异构酶Ⅰ结合,形成药物-酶-DNA复合物,使DNA双链合成中断,产生细胞毒性作用。喜树碱用于胃癌、肠癌、绒毛膜上皮癌和急、慢性粒细胞白血病等。羟喜树碱用于原发性肝癌、食管癌、胃癌、头颈部癌、膀胱癌和白血病等。不良反应有泌尿系统刺激(尿急、尿频和血尿)、胃肠道反应、骨髓抑制,少数出现脱发。羟喜树碱不良反应较轻,泌尿系统的副作用明显轻于喜树碱。

2. 拓扑异构酶Ⅱ抑制药

依托泊苷和替尼泊苷(etoposide,VP-16,teniposide,VM-26)

依托泊苷即鬼臼乙叉苷和替尼泊苷,通过与拓扑异构酶Ⅱ结合,使断裂的DNA双链不可重新连接。依托泊苷可口服,也可静脉注射给药。与血浆蛋白结合率很高,分布广泛于各组织,但很少进入中枢神经系统。部分药物经肝代谢,代谢物从尿和粪便排出。与其他抗癌药联合治疗小细胞肺癌、睾丸癌、霍奇金病、非霍奇金淋巴瘤和白血病有较显著的临床活性。替尼泊苷用于儿童白血病等。两药的不良反应有骨髓抑制、过敏反应、恶心和呕吐,注射过快可发生低血压。

五、影响体内激素平衡的药物

大多数甾体激素类药物和激素拮抗药是通过抑制肿瘤细胞生长而不是杀灭细胞发挥抗肿瘤作用,通常需要长期给药。

(一) 雌激素类药和雌激素拮抗药

雌激素类药(estrogens)

可用于前列腺癌和绝经5年以上的乳腺癌。大剂量雌激素类药通过负反馈抑制下丘脑分泌促性腺激素释放激素及垂体分泌黄体生成素,减少并对抗睾丸间质细胞雄激素的合成和分泌,从而抑制前列腺癌组织的生长。绝经前的乳腺癌患者禁用。

他莫昔芬(tamoxifen)

他莫昔芬是雌激素类药受体拮抗药,可竞争性拮抗雌激素与受体结合,阻断雌激素的作用。口服给药,部分在肝脏代谢。某些代谢产物发挥阻断雌激素受体的作用,其他代谢产物有激动活性。部分原形药物和代谢产物从胆道排泄,由粪便排出。用于辅助性治疗绝经后伴雌激素受体和(或)黄体酮受体阳性的乳腺癌患者。常见不良反应有体温升高、体液潴留、恶心、呕吐、皮疹等。

(二) 雄激素类药和雄激素拮抗药

雄激素类药

可抑制垂体分泌促性腺激素,减少卵巢雌激素的合成和分泌,也有抗雌激素作用及对抗催乳素的乳腺癌刺激作用。用于晚期乳腺癌和乳腺癌转移者。很大程度上被无男性化现象的雌激素拮抗药取代。

(三) 孕激素类药

一定剂量的孕激素类药可以抑制垂体分泌促性腺激素,用于姑息性治疗对激素敏感的转移性乳腺癌和绒毛膜上皮癌。某些不能耐受他莫昔芬的乳腺癌患者,还可改善癌性恶病质患者的食欲。

(四) 糖皮质激素类药

糖皮质激素类药可抑制淋巴组织,减少淋巴细胞生成,且无骨髓抑制。用于联合细胞毒性药物治疗急、慢性白血病、淋巴瘤和多发性骨髓瘤,也可减轻癌症并发症如高血钙、脑水肿、发热和疼痛等。

(五) 促性腺激素释放激素抑制药

亮丙瑞林和戈舍瑞林(leuprolide and goserelin)

亮丙瑞林和戈舍瑞林是合成的促性腺激素释放激素的类似物,通过占据垂体的促性腺激素释放激素受体,抑制垂体分泌促卵泡素和黄体生成素,减少卵巢雌激素及睾丸雄激素的合成。替代睾丸切除术用于前列腺癌,可以达到相同的缓解率,并能避免此激素引起的男子乳腺发育、恶心、呕吐、水肿和血栓栓塞性疾病。常见不良反应有体温升高、阳痿等,停药可恢复。可引起动物流产,禁用于妊娠期或准备怀孕的妇女。

氨鲁米特(aminoglutethimide)

氨鲁米特抑制芳香酶,使肾上腺皮质额外的雄烯二酮不能转化为雌激素,还可抑制胆固醇转化为孕烯诺龙。口服给药,经肝细胞色素 P450 酶系统代谢为无活性产物。用于姑息性治疗激素受体阳性的复发性晚期乳腺癌和转移性乳腺癌。不良反应有短暂的中枢神经系统功能障碍和斑丘疹等。

第三节 恶性肿瘤药应用中的常见问题

一、抗肿瘤药的耐药性

肿瘤细胞对化疗药物的耐药性可分为固有性耐药和获得性耐药。获得性耐药是指肿瘤细胞经过化疗药物的细胞毒性作用,尤其是长期小剂量给药后获得的耐药性。发生获得性耐药的生物化学机制有许多方面,例如肿瘤细胞对药物摄取减少;药物活化酶的含量或活性降低;药物灭活酶的含量或活性增加;药物作用靶位酶的含量增高或与药物的亲和力降低;肿瘤细胞的 DNA 修复能力增加;细胞的代谢替代途径的建立和细胞对药物的排出增加等。

目前,日益受到人们关注的是多药耐药性(multidrug resistance, MDR),是指恶性肿瘤细胞在接触一种抗癌药后,产生了对多种结构不同、作用机制各异的其他抗癌药的耐药性。MDR 多出现于天然来源的抗癌药物如长春碱类、鬼臼毒素类、紫杉碱类和蒽环类抗生素。

二、抗肿瘤药的不良反应

多数抗肿瘤药选择性不高,在抑制和杀伤肿瘤细胞的同时,对正常人体增殖旺盛的组织器官也有损害作用。不同类型的药物,产生的不良反应及轻重程度也不一样,但有许多是共同的。

1. 对造血骨髓系统的抑制　表现为:白细胞数、血小板数减少,甚至粒细胞、红细胞数减少,导致出血倾向、贫血、感染等。长春新碱、博来霉素较少骨髓抑制。

2. 胃肠道毒性

(1) 恶心、呕吐:烷化剂用后较早出现,为药物及代谢产物刺激延脑催吐化学感受区所致,可用中枢性镇吐药治疗。

(2) 消化道黏膜损害:口腔炎、咽喉炎、黏膜水肿、腹泻等,严重者可使消化道出血,出现黑便。烷化剂较少见,抗代谢药较多见。

3. 皮肤及毛发损害

(1) 荨麻疹:红斑、水肿。博来霉素多见。

(2) 色素沉着:氟脲嘧啶、环磷酰胺多见。

(3) 脱发:烷化剂多见。

4. 肺部毒性　肺间质纤维蛋白渗出、纤维化、呼吸困难、咳嗽等。博莱霉素、环磷酰胺多见。

5. 心脏毒性　如三尖杉酯碱致心率加快、心肌缺血等。柔红霉素及丝裂霉素较少见。

6. 肝、肾、膀胱毒性　巯嘌呤、甲氨蝶呤可致肝肿大,黄疸,肝功能下降;环磷酰胺可致急性出血性膀胱炎;L-门冬酰胺酶可致肾小管坏死。

7. 神经系统　长春新碱可导致自主神经功能紊乱、反射性下降;L-门冬酰胺酶可引起大脑功能异常,如精神错乱、谵妄等。

8. 免疫抑制　许多抗肿瘤药物能抑制和杀伤免疫细胞,使机体抵抗力下降引起继发感染或第二原发恶性肿瘤等。

9. 其他　发热,为博来霉素诱导内热源释放;少数患者有生殖功能障碍如不育、致畸等。

三、抗恶性肿瘤药的联合应用

1. 联合用药的优点　包括:①使用毒性反应可以耐受的最大有效剂量,最大限度杀灭细胞;②抗瘤谱扩大;③延缓耐药性的产生。

2. 联合用药的一般原则

(1) 从细胞增殖动力学考虑:对增长缓慢的实体瘤,可先用细胞周期非特异性药物杀灭增殖期和部分 G_0 期细胞,使瘤体缩小并驱动 G_0 期细胞进入增殖周期,继而用细胞周期特异性的药物杀灭之。而对增长快的肿瘤如急性白血病等,宜先用细胞周期特异性药物杀灭大量处于增殖周期的恶性肿瘤细胞,再用细胞周期非特异性药物杀伤其他各时相的细胞。待 G_0 期细胞进入细胞周期时,再重复上述疗法。

(2) 从药物作用机制考虑:联合应用作用于不同生化环节的抗恶性肿瘤药物,可使疗效提高。如联合应用甲氨蝶呤和巯嘌呤,两药分别作用于同一代谢过程的不同靶点。

(3) 从药物毒性考虑:一方面减少毒性的重叠另一方面降低药物的毒性。

(4) 从药物的抗瘤谱考虑:联合应用对同一种肿瘤有效的药物可以增强抗瘤作用。

(5) 从药物的药动学特点考虑联合用药。

常用药物制剂与用法

1. 环磷酰胺　片剂:50 mg、100 mg;每次 50 ~ 100 mg,每日 2 ~ 3 次,一个疗程总量 10 ~ 15 g。粉针剂:100 mg、200 mg;每次 0.2 g,每日或隔日 1 次,一个疗程总量 8 ~ 10 g;或每次 0.6 ~ 0.8 g(或 500 ~ 1 000 mg/m^2),1 周 1 次,1 个疗程总量 8 g。

2. 塞替派　粉针剂:5 mg、10 mg;静注或肌注,每次 10 mg(0.2 mg/kg),每日 1 次,连用 5 d 后改为 1 周 2 ~ 3 次,一个疗程总量 200 ~ 400 mg。

3. 白消安　片剂:0.5 mg、2 mg;每日 6 ~ 8 mg,分 3 次服;维持量,每次 0.5 ~ 2 mg,每日 1 次。

4. 卡莫司汀　粉针剂:125 mg;静滴,每次 125 mg(或 100 mg/m^2),每日 1 次,2 ~ 3 d 为 1 个疗程,每疗程间隔 6 ~ 8 周;或每次 60 ~ 80 mg,每周 1 次,连用 8 周。

5. 洛莫司汀　胶囊剂:40 mg、50 mg、100 mg;每次 120 ~ 140 mg/m^2,每 6 ~ 8 周 1 次;或 75 mg/m^2,每 3 周 1 次,3 次为 1 个疗程。

6. 阿糖胞苷　粉针剂:50 mg、100 mg;间歇静注,每日按体重 2 mg/kg,分 2 次,5 ~ 7 d 一个疗程,间歇 7 ~ 14 d 再重复用。持续静滴,一般每日按体重 0.5 ~ 1 mg/kg,1 ~ 24 h 内滴注完,5 ~ 7 日为 1 个疗程,间歇 7 ~ 14 d 再重复用。

7. 氟尿嘧啶　片剂、胶囊剂:50 mg;每次 0.1 ~ 0.2 g,每日 3 次,总量 10 ~ 15 g;注射剂:125 mg/5 ml、250 mg /10 ml;静注,每次 0.25 ~ 0.5 g,每日或隔日 1 次,1 个疗程总量为 5 ~ 10 g。静滴,每次 0.25 ~ 0.75 g,每日或隔日 1 次,1 个疗程总量 8 ~ 10 g。

8. 甲氨蝶呤　片剂,胶囊剂:2.5 mg、5 mg、10 mg;粉针剂:5 mg、10 mg、20 mg、50 mg、100 mg;急性白血病:口服或肌注,每次 0.25 ~ 0.75 mg/kg 体重,每周 2 次,总量 100 ~ 200 mg。

9. 羟基脲　片剂:500 mg;胶囊剂:400 mg;每日 1.5 ~ 2 g,分 1 ~ 2 次服,或 60 ~ 80 mg/kg,每周 2 次,6 ~ 7 周为 1 个疗程。

10. 巯嘌呤　片剂:25 mg、50 mg、100 mg;白血病:每日 1.5 ~ 3 mg/kg,分 2 ~ 3 次服,2 ~ 4 个月为一个疗程。绒毛膜上皮癌:每日 6 mg/kg,连用 10 d 为一个疗程,隔 3 ~ 4 周后可重复。

11. 放线菌素 D　粉针剂:100 μg、200 μg;静注或静滴,每次 0.2 ~ 0.4 mg,每日或隔日 1 次,1 个疗程总量 4 ~ 6 mg,2 个疗程间隔 2 周。

12. 丝裂霉素　片剂:1 mg;每次 2 ~ 6 mg,每日 1 次,总量 100 ~ 150 mg。粉针剂:2 mg、4 mg;静注,每次 2 mg,每日 1 次,或每次 4 ~ 6 mg,每周 1 次,总量 40 ~ 60 mg。静滴,每次 8 ~ 10 mg,每周 2 次,总量 60 ~ 80 mg。

13. 博来霉素　粉针剂:4 mg、8 mg、10 mg;肌注、静注、瘤体内注射、腔内注射或动脉插管给药,每次 8 mg 或 10 mg,每日和隔日 1 次,1 个疗程总量 240 ~ 300 mg。

14. 柔红霉素 粉针剂:10 mg、20 mg;静滴,每次 0.5 ~ 0.8 mg/kg,每周 2 次;也可 1 mg/kg,每日 1 次,连用 5 d。总量实体瘤为 8 ~ 10 mg/kg。

15. 多柔比星(阿霉素) 粉针剂:10 mg、50 mg;静注,40 ~ 75 mg/m^2,每 3 周 1 次;或 20 ~ 30 mg/m^2,连用 2 ~ 3 d,间隔 3 ~ 4 周再给药。总量不得超过 450 ~ 550 mg/m^2。

16. 高三尖杉酯碱 注射剂:1 mg/1 ml、2 mg/2 ml;静滴,每日 0.05 ~ 0.1 mg/kg,每日 1 次,4 ~ 6 d 为 1 个疗程,停药 1 ~ 2 周后可重复。肌注,每日 1 ~ 2 mg,加于 2% 苯甲醇溶液 2 ml 中注射,4 ~ 6 d 为 1 个疗程,间歇 1 ~ 2 周后可再用。

17. 羟基喜树碱 注射剂:2 mg/2 ml、5 mg/5 ml;静注,每次 4 ~ 8 mg,每日 1 次或隔日 1 次,60 ~ 120 mg 为 1 个疗程。

18. 依托泊苷 胶囊剂:50、100 mg;每日 120 mg/m^2,连用 5 d,2 ~ 3 周后重复给药。注射剂:40 mg/2 ml、100 mg/5 ml;静注或用生理盐水 500 ml 稀释静滴,每次 60 ~ 100 mg/m^2,每日或隔日 1 次,连续 5 d,3 ~ 4 周重复 1 次。

19. 长春碱 粉针剂:10 mg、15 mg;静注或静滴,每次 10 mg(或 6 mg/m^2);儿童每次 10 mg/m^2,每周 1 次,60 ~ 80 mg为 1 个疗程。

20. 长春新碱 粉针剂:0.5 mg、1 mg、2 mg、5 mg;静注或静滴,每次 1 ~ 2 mg(或 1.4 mg/m^2);儿童每次 75 μg/kg,每周 1 次,总量 10 ~ 20 mg 为 1 个疗程。

21. 氨鲁米特 片剂:250 mg;胶囊剂:125 mg;每次 250 mg,每日 2 次,2 周后改为每日 3 ~ 4 次(日剂量小于 1 g)。需同时服用氢化可的松,开始每日 100 mg(早晚各 20 mg,睡前再服 60 mg),2 周后减量,每日 40 mg(早晚各 10 mg,睡前再服 20 mg)。

22. 他莫昔芬 片剂、胶囊剂:10 mg;每次 10 ~ 20 mg,每日 2 次,疗程 3 ~ 6 个月。

23. 顺铂 粉针剂:10 mg、20 mg;注射剂:10 mg/20 ml、50 mg/100 ml;静滴,一般剂量为每次 20 ~ 30 mg/m^2,连用 3 ~ 5 d 为 1 个疗程(总量 150 mg),间隔 3 周,可重复 3 ~ 4 次。

24. 卡铂(碳铂) 冻干粉针剂:50 mg、100 mg、150 mg、450 mg;静注或静滴,一般 1 次 200 ~ 400 mg/m^2,每 3 ~ 4 周给药 1 次;或每次 60 ~ 70 mg/m^2,每日 1 次,连续 5 d,隔 4 周重复 1 次,2 ~ 4 次为 1 个疗程。

25. 左旋门冬酰胺酶(天门冬酰胺酶) 粉针剂:1 000 U、2 000 U;静注、静滴、肌注、鞘内注射,每次 40 ~ 5 000 U/kg,每周 3 ~ 7 次,3 ~ 4 周为 1 个疗程。

思 考 题

1. 细胞增殖周期可分为哪几期?作用于各期的药物有哪些?
2. 根据药物对增殖周期中各期肿瘤细胞作用不同,抗癌药可分为哪几类?
3. 大剂量间歇疗法有哪些优点?
4. 抗肿瘤药常见的不良反应有哪些?

第八篇

影响免疫功能药及诊断用药

第三十八章

作用于免疫系统药

学习目标

1. 掌握影响免疫功能药物的分类及代表药物。
2. 理解免疫抑制药与免疫增强药的临床用途、不良反应等。
3. 了解影响免疫功能药物的药理作用、作用机制。

正常的免疫系统参与机体防御反应和免疫监视功能，在受到抗原的刺激时可产生一系列免疫应答反应。正常的免疫应答对抗肿瘤、抗感染及抗器官移植排斥反应有重要的意义。当免疫功能异常时，可出现变态反应、免疫缺陷性疾病、自身免疫性疾病等。影响免疫功能的药物主要包括免疫抑制剂和免疫增强剂两大类，一般非特异性的影响机体免疫系统，通过影响免疫过程中的一个或多个环节而发挥免疫抑制或增强作用。

第一节　免疫抑制药

免疫抑制药临床主要用于治疗自身免疫性疾病和抑制器官移植的排斥反应。免疫抑制药只能缓解自身免疫性疾病的症状，无根治作用。此类药物毒性大，长期应用易导致严重的不良反应，因此必须慎用。常用的免疫抑制药包括环孢素、糖皮质激素类、烷化剂、抗代谢药、抗淋巴细胞球蛋白及单克隆抗体等。

环孢素(cyclosporin, cyclosporin A, CsA, 环孢菌素 A)

真菌的代谢产物中分离出来的多肽，含 11 个氨基酸。

【体内过程】

口服吸收不完全，生物利用度为 20% ~50%，首关消除可达 27%。大部分经肝脏代谢自胆汁排出，少量以原形经尿液排泄。

【药理作用及作用机制】

环孢素为一新型的 T 细胞调节剂，能特异性地抑制辅助 T 细胞的活性，但并不抑制 T 细胞，反而促进其增殖。可抑制 B 细胞的活性。本品还能选择性抑制 T 细胞所分泌的白细胞介素 2、γ-干扰素，亦能抑制单核、吞噬细胞所分泌的白细胞介素-l。在明显抑制宿主细胞免疫的同时，对体液免疫亦有抑制作用。能抑制体内抗移植物抗体的产生,因而具有抗排斥的作用。

【临床用途】

1. 用于器官移植 主要用于肾、肝、心、肺、角膜和骨髓等组织器官的移植,可防止排斥反应,明显降低移植后感染发生率。

2. 用于治疗自身免疫性疾病 如系统性红斑狼疮、牛皮癣、接触性过敏性皮炎等。

3. 其他 血吸虫病,对雌虫作用较明显;尝试用于胆汁性肝硬化、胰岛素依赖性糖尿病及眼色素层炎等。

【不良反应】

1. 肾毒性 是最常见的不良反应,表现为肾小球滤过率减少,血清肌酐和尿素水平升高。用药期间应控制剂量,密切监测肾脏功能。该反应在停药后可恢复。

2. 肝损害 多见于用药早期,可见转氨酶升高、黄疸等。用药期间应注意定期检查肝功能。

3. 其他 可见消化系统症状,如厌食、恶心、呕吐等。长期用药还可出现神经毒性。部分患者可诱发肿瘤,引起继发性感染。

泼尼松(prednisone)、泼尼松龙(prednislpme)、地塞米松(dexamethasone)

【药理作用】

糖皮质激素可以使外周血淋巴细胞减少,以T细胞减少最显著。淋巴细胞较少是暂时性的。还可以影响体液免疫反应,抑制抗体合成,并干扰抗体与靶细胞结合。

【临床用途】

1. 抗器官移植排异反应 常将泼尼松与环孢素或硫唑嘌呤合用,于器官移植前1~2 h开始用药。

2. 防治自身免疫性疾病 类风湿关节炎、系统性红斑狼疮、肾病型慢性肾炎、自身免疫性溶血性贫血、慢性活动性肝炎、特发性血小板减少性紫癜等。

3. 过敏性疾病 对荨麻疹、血清病、过敏性鼻炎、支气管哮喘、药物性皮炎、血管神经性水肿等均有效。

【不良反应】

详见二十六章“肾上腺皮质激素类药”。

环磷酰胺(cyclophosphamide,CTX,CPA)

是烷化剂中作为免疫抑制最常用的药。

【药理作用】

选择性抑制B细胞,不仅杀伤增殖淋巴细胞,大剂量也能抑制T细胞。还可降低NK细胞的活性。其免疫抑制作用是通过抑制细胞的增殖,非特异性杀伤抗原敏感性小淋巴细胞,限制其转化为免疫母细胞。

【临床用途】

主要用于器官移植抗排异反应、自身免疫性疾病(Wegener肉芽肿、类风湿关节炎、系统性红斑狼疮、肾小球肾炎等)。

硫唑嘌呤(azathioprine)

是6-硫嘌呤的咪唑衍生物,为具有免疫抑制作用的抗代谢剂。影响DNA、RNA,以及蛋白质的合成,主要抑制T-细胞而影响免疫。本药与其他药物联合应用于器官移植患者的抗排异反应,如肾移植、心脏移植及肝移植,亦减少肾移植患者对皮质激素的需求。本药也可单独使用于严重的风湿性关节炎、系统性红斑狼疮、皮肌炎、自体免疫性慢性活动性肝炎、寻常天疱疮、结节性多动脉炎、自体免疫性溶血性贫血、慢性顽固自发性血小板减少性紫癜等。

抗淋巴细胞球蛋白(antilymphocyte alobulin,ALG)

是一种细胞毒抗体。其作用机理可能是直接损害末梢循环中的淋巴细胞,为较强的免疫抑制药。可用于器官移植的抗排异反应,多在其他药无效的时候使用。

第二节 免疫增强药

免疫增强药可以激活一种或多种免疫活性细胞，增强或提高机体免疫功能。主要用于免疫缺陷疾病、慢性感染及恶性肿瘤的治疗。

卡介苗（bacillus calmette-guerin vaccine，bucinum tuberculosis，BCG，**卡介菌苗，结合活菌苗**），是减毒的结核分枝杆菌活菌苗。

【药理作用及作用机制】

该药有免疫佐剂作用，能增强与其合用的各种抗原的免疫原性，加速诱导免疫应答，提高机体的体液和细胞免疫功能；刺激T细胞、B细胞、巨噬细胞、NK细胞等多种免疫活性细胞的增生，促进抗体和细胞因子的产生，增强机体非特异性免疫功能。

【临床应用】

（1）预防结核，防治慢性支气管炎，对流感、感冒、支气管炎有一定的疗效。

（2）常用于治疗恶性黑色素瘤、白血病、肺癌、乳腺癌、消化道肿瘤等。

【不良反应】

注射局部可出现红斑、硬结或溃疡，还可出现高热、寒战及全身不适。瘤内注射可出现肉芽肿性肝炎和过敏性休克。

禁用于免疫功能低下或有活动性结核的患者。

左旋咪唑（levamisole，LMS）

原为广谱驱虫药。是第一个化学结构明确的免疫调节剂。

【体内过程】

LMS可口服、肌内或皮下注射，吸收良好。口服2～4 h血药浓度达峰值。主要经肝脏代谢，少量（不到给药量的5%）以原形经肾脏排泄。

【药理作用与临床用途】

能使受抑制的巨噬细胞和T细胞功能恢复正常，但不影响正常人抗体的产生。主要用于免疫功能低下者，恢复功能后，可增强机体的抗病能力。用于多种肿瘤的辅助治疗，如肺癌、鳞状上皮癌等。还可改善自身免疫性疾病，如类风湿性关节炎、系统性红斑狼疮等病的症状。

【不良反应】

有消化道症状、神经系统反应（如头晕、失眠）和变态反应。长期用药患者可出现粒细胞减少，停药可恢复。少数患者可出现肝功能异常。

白细胞介素（interleulkin-2，IL-2）

IL-2对B细胞、NK细胞、抗体依赖性杀伤细胞和淋巴因子激活的杀伤细胞（LAK细胞）等具有促进分化增殖的作用，也为体外维持激活的T细胞克隆的增殖所必需。IL-2可刺激许多细胞因子的产生，在体内和体外均能增加肿瘤坏死因子、干扰素和白细胞介素的生成。能有效地用于治疗肿瘤、病毒和细菌的感染。并能提高机体免疫功能。用于治疗自身免疫性疾病，肿瘤治疗中可用于肾癌、肺癌、肝癌、结肠癌、淋巴肉瘤和黑色素瘤。

胸腺素（thymosin）

胸腺素是从小牛或猪的胸腺提取的多肽类激素，具有增强细胞免疫功能和调节免疫平衡等作用，胸腺素可使由骨髓产生的干细胞转变为T细胞，因而可增强细胞免疫功能，对体液免疫的影响甚微。可用于治疗细胞免疫缺损性疾病，如胸腺发育不全、重症混合性免疫缺乏症、运动失调性毛细血管扩张症、麻风、重症感染、复发性口疮等伴有细胞免疫功能低下的患者。亦可用于病毒性肝炎、恶性肿瘤和抗衰老。

转移因子（transfer factor，TF）

转移因子是从健康人白细胞中提取制得的一种多核苷酸和多肽小分子物质，为细胞免疫增强剂。

临床上用于治疗某些抗生素难以控制的病毒性或真菌性细胞内感染（如带状疱疹、流行性乙型脑炎、白念珠菌感染等）。对恶性肿瘤可作为辅助治疗剂，对自体免疫性疾病也有一定治疗作用。

干扰素（interferon，IFN-α、β、γ）

干扰素是一组具有多种功能的活性蛋白质（主要是糖蛋白），是一种由单核细胞和淋巴细胞产生的细胞因子。

IFN 为广谱抗病毒药，临床上可用于病毒感染性疾病，如疱疹性角膜炎、病毒性眼病、带状疱疹等皮肤疾患和慢性乙型肝炎等。除抗病毒作用外，也可调节抗体生成，增加或激活单核巨噬细胞的功能、特异性细胞毒作用和 NK 细胞的杀伤作用等。小剂量增强免疫（包括细胞与体液免疫），大剂量则有抑制作用。IFN 的抗肿瘤作用在于其既可直接抑制肿瘤细胞的生长，又可通过免疫调节发挥作用。该药对骨肉瘤疗效较好，对黑色素瘤、肾细胞瘤、乳癌等有效，对肺癌、胃肠道肿瘤及某些淋巴瘤无效。

大剂量可致血细胞减少，以白细胞和血小板减少为主，但可恢复。偶见变态反应、肝肾功能障碍及注射局部疼痛、红肿等。

过敏体质、严重肝功能不全、白细胞及血小板减少患者慎用。

常用药物制剂与用法

1. 环孢素　注射剂：50 mg：5 ml；用生理盐水或 5% 葡萄糖注射液稀释至 1：20～1：100，在 2～6 h 内缓慢静滴，于移植前 4～12 h 给予，3～5 mg/（kg·d）。胶囊剂：25 mg、100 mg；于移植前 4～12 h，10～12 mg/（kg·d），以后每隔半个月减少剂量 2 mg/kg，直至达 4～6 mg/（kg·d）的维持量。全日总量可以 1 次顿服，也可分 2 次服用。

2. 泼尼松　片剂：5 mg；用于治疗过敏性、炎症性疾病，成人开始 15～40 mg/d，需要时可增加到 60 mg，分次服用，病情稳定后逐渐减量。维持量每日 5～10 mg。肾移植：术后每日 4 mg/kg，加硫唑嘌呤 5 mg/kg；维持量 10～20 mg/d，加硫唑嘌呤 1～2 mg/kg。

3. 环磷酰胺　片剂：50 mg、100 mg；抗癌用，0.1 g～0.2 g/d，疗程量 10～15 g；抑制免疫用，50～150 mg/d，分 2 次服，连用 4～6 周。注射剂：100 mg、200 mg；静注，4 mg/kg，1 次/日，可用到总剂量 8～10 g。

4. 硫唑嘌呤　片剂：50 mg、100 mg；每日 1.5～4 mg/kg，每日 1 次或分次口服；异体移植，2～5 mg/（kg·d），每日 1 次或分次口服；白血病，1.5～3 mg/（kg·d），每日 1 次或分次口服。

5. 抗淋巴细胞球蛋白　冻干粉针剂：25 mg（5 ml）；皮下或肌注：马抗淋巴细胞球蛋白：4～20 mg/（kg·d）；兔抗淋巴细胞球蛋白：每日 0.5～1 mg/kg。每日或隔日 1 次，14 d 为 1 个疗程。

6. 卡介苗　冻干粉针剂：1 mg；可用皮肤注射或皮肤划痕法、瘤内注射法、胸腔内注射法等。

7. 左旋咪唑　片剂：25 mg、50 mg；癌瘤的辅助治疗：每日量 150～250 mg，连服 3 d，休息 11 d，然后再进行下 1 个疗程；治疗类风湿关节炎等：每次 50 mg，每日服 2～3 次，可连续服用；治支气管哮喘：每次 50 mg，1 日 3 次，连服 3 d，停药 7 d，6 个月为 1 个疗程。

8. 胸腺素　注射剂：2 mg：2 ml、5 mg：2 ml；肌注 2 mg～10 mg/次，每日或隔日 1 次，用于胸腺发育不良症。幼儿，每日 1 mg/kg，症状改善后，改维持量为每周 1 mg/kg，作长期替代治疗。

9. 转移因子　注射剂：1 U/2 ml、3 U/2 ml；皮下注射，2 ml/次，1～2 周 1 次，1 个月后改为两周 1 次。

10. 干扰素-γ　粉针剂：50 万单位、100、200 万 U；恶性肿瘤：肌内注射或静脉滴注，100 万～300 万 U/d，4～6 周为 1 疗程；卵巢癌、子宫癌可大剂量腹腔灌注。免疫相关性疾病：肌内注射，每 1～2 d 用 100 万 U，4 周或 8 周、16 周为 1 个疗程。病毒性肝炎，肌内注射，每日 100 万 U，2 周为 1 疗程。

思考题

1. 常用的免疫抑制药包括哪些药物？
2. 环孢素在临床应用时应注意哪些问题？
3. 免疫增强药都可用于免疫功能低下者吗？为什么？试举例说明。
4. 自身免疫性疾病可以使用什么药物进行治疗？

第三十九章

诊断用药

学习目标

1. 掌握常用的诊断用药的分类及典型药物的临床用途。
2. 理解典型诊断用药的药理作用与不良反应。
3. 了解诊断用药的体内过程及用药的注意事项。

诊断用药是一类用来协助诊断的药物。目前使用的诊断用药可以分为:① 造影剂:X 线造影剂(常用的有硫酸钡和有机碘化合物)、磁共振成像(MRI)对比剂和超声造影剂。② 器官功能测定用药(多为染料)。③ 诊断用放射性药物。

该类药物的作用特点:① X 线造影剂是一类密度高于人体软组织,且不易被 X 线穿过的化合物。硫酸钡是常用的难溶性固体造影剂,常用与胃肠道的造影;其他大多数为含碘的有机化合物,口服或静脉注射后经肾、胆管排泄时,进行 X 线造影,产生密度上的差异,可使有关结构或器官显影,以此帮助诊断。② 器官功能测定用药在使用剂量下,本身并无明显的药理活性,但不同的器官或组织对某些化合物却有一定的分解、排泄或者着色等作用,因此可用于判断器官的功能是否正常。③ 诊断用放射性药物是利用不同类型的放射性核素具有浓集于不同器官或组织的特点,同时能放射出被测定计数或扫描的射线,从而反映出脏器的功能状态及其形态,以帮助疾病的诊断和鉴别诊断。

胆影葡胺(adipiodone meglumine)

【体内过程】

静脉注射后迅速广泛分布到各组织的细胞外液。10 ~ 15 min 肝管和胆总管已能在 X 线片上显影,40 ~ 80 min 达高峰,胆汁内造影剂浓度可达血浆浓度的 30 ~ 100 倍。胆囊在 1 h 左右开始显影,2 h 显影浓密,偶可在 24 h 延迟显影。本品主要从肝胆系统排泄,肝功能正常者在 3 ~ 4 d 内从粪便中排出为 52% ~ 72%;肝、肾功能都正常者 24 h 内经肾排泄约 10% ~ 15%;肝功能受损者经肾排出增多,结合型不能通过肾小球滤出。

【药理作用】

X 线诊断用阳性造影剂,属有机碘化合物,进入体内后能比周围软组织结构吸收更多 X 线。在 X 线照射下形成密度对比而显影,经静脉注射后进入肝胆系统,在胆汁内含有的碘浓度可使胆管和胆囊显影,但不发生代谢变化。

【临床用途】

用于胆管和胆囊造影,也可用于子宫输卵管造影。

【不良反应】

(1) 血压下降:在应用一般剂量时即可出现。

(2) 在注射速度较快时易出现热感和皮肤潮红,偶见寒战、眩晕、头痛、恶心、出汗和流涎,一般自行消失;注射过快还可出现胸闷、不安、呕吐、血压下降、瘙痒等反应,偶有抽搐、休克甚至死亡。

(3) 下列症状可能是严重反应的先兆,皮疹、荨麻疹、面部或皮肤水肿、喘鸣、胸闷和呼吸困难(以上反应较少发生)、惊厥、肺水肿、心律失常、喉头水肿、严重而异样的倦怠无力(以上罕见,可在静注后数分钟出现),应予及时处理和严密观察。

(4) 禁忌证:① 对本品有过敏反应者;② 甲状腺功能亢进者;③ 严重肝、肾功能不全者;④ 心血管功能不全者;⑤ 免疫球蛋白 IgM 紊乱者,如巨球蛋白血症,应用本品可能在血中发生凝状变。

硫酸钡(barium sulfate)

【体内过程】

本品口服或灌入胃肠道后不被吸收,以原形从粪便排出。进入支气管后大部分咳出,小量进入肺泡,沉积于肺泡壁,或被吞噬细胞吞噬运送到肺间质和淋巴系统,但速度十分缓慢,故不宜于作支气管造影。

【药理作用】

钡盐能吸收较多量 X 线,进入体内胃肠道或呼吸道等腔道后与周围组织结构在 X 线图像上形成密度对比,从而显示出这些腔道的位置、轮廓、形态、表面结构和功能活动情况。

【临床用途】

适用于食管、胃、十二指肠、小肠、结肠的造影检查。

【不良反应】

口服钡剂可引起恶心、便秘、腹泻等症状;使用不当也可发生肠穿孔,继而发生腹膜炎、粘连、肉芽肿,严重者也可致死。钡剂大量进入肺后,可造成机械刺激和炎症反应,早期引起异物巨细胞、上皮样细胞和单核细胞浸润,以后在沉积的钡炎周围发生纤维化,形成钡结节。

下列情况禁用硫酸钡口服作胃肠道检查:① 急性胃肠穿孔;② 食管气管瘘和疑先天性食管闭锁;③ 近期内食管静脉破裂大出血;④ 结肠梗阻;⑤ 咽麻痹。

泛影葡胺(meglumine diatrioate)

【药理作用】

本品属于离子型单体造影剂,直接注入血管或其他腔道后,可显示其管道形态,也利用其通过血液循环系统进入病变组织显影,经肾脏排泄时可用于尿路造影。

【临床用途】

本品用于尿路造影,亦可用于心、脑血管造影、CT 增强扫描和其他各种腔道、瘘管的造影。

【不良反应】

(1) 注射后可有温热感、流涎、恶心、呕吐、荨麻疹等,大多在短期内消失。

(2) 个别可发生严重过敏反应,表现有喉头痉挛水肿、哮喘、惊厥,甚至休克。

碘必乐(iopamidol)

【药理作用】

本品系单体低渗透压的非离子型 X 线造影剂,含碘量高,具有很好的显影作用,对血管壁及神经组织毒性低,性质稳定,不良反应较少,适应范围广。

【临床用途】

用于腰胸及颈段脊髓造影,大脑血管造影,周围动、静脉造影,心血管造影,冠状动脉造影,尿路,关节造影及 CT 增强扫描等。

【不良反应】

可见头痛、头晕、恶心、呕吐、精神症状等；老人、衰弱患者或有氮质血症者可能发生休克。

荧光素钠(fluorescein sodium)

【作用和用途】

(1) 滴眼液用于眼科诊断，正常角膜下显色，异常角膜显色。

(2) 针剂用于测血液循环时间，静注后，在紫外线灯下观察，以10～15 s内唇部黏膜能见到黄绿色荧光为正常。

【不良反应】

静脉注射后可使皮肤黄染，但24 h内褪色。也可致恶心、呕吐。

声振人体血清白蛋白(albunex)

【作用和用途】

(1) 左、右心超声造影，用以识别左右心的解剖结构及心功能测定。

(2) 辅助诊断上、下腔静脉和肝静脉病变。

【不良反应】

偶可出现味觉错乱。

对造影剂过敏、心功能重度衰竭忌用。

常用药物制剂与用法

1. 胆影葡胺　注射剂：20 ml：10 g。静脉注射：静脉胆管和胆囊造影，成人(30%)20 ml，缓慢推注10 min以上。小儿按体重(30%)0.6 ml/kg，不超过33 ml。推荐以等量的5%葡萄糖注射液稀释后推注，可减少反应；静脉滴注：成人按体重1.0 ml/kg，加入5%葡萄糖注射液150 ml，缓慢滴注维持30 min以上。

2. 硫酸钡　干混悬剂：400 g/包。食道造影；用少量调成糊状吞服；胃肠造影：用本品100～200 g加水200～500 ml调匀服用；钡灌肠：用本品200 g加水1 000 ml调匀灌肠。

3. 泛影葡胺　注射剂：20 ml：12 g、100 ml：60 g。心血管造影或主动脉造影：经导管注入心腔，成人常用量40～60 ml(76%)，或按体重1 ml/kg，用压力注射器在2 s左右注入，重复注射或与其他造影同时进行时，总量不宜超过225 ml。小儿常用量按体重1.0～1.5 ml/kg(76%)，重复注射总量不宜超过4 ml/kg。婴幼儿不超过3 ml/kg。冠状动脉造影：经导管注入，成人常用量一次4～10 ml(76%)，可重复注射，需在心电图监护下注射；脑血管造影：经导管颈总动脉内注入，成人常用量一次10 ml(60%)，注射速度每秒不大于5 ml，经导管椎动脉内注入，成人常用量一次6～10 ml。

4. 碘必乐　注射剂：碘帕醇100：100 mg I/ml；碘帕醇200：200 mg I/ml；碘帕醇300：300 mg I/ml；碘帕醇370：370 mg I/ml。心血管造影：用碘帕醇370，1～1.2 ml/kg。CT增强扫描：用碘帕醇300～370，0.5～2 ml/kg。其他造影检查：视检查部位及患者年龄等不同而定。

5. 荧光素钠　注射剂：5 ml：0.5 g、3 ml：0.3 g。循环时间测定：前臂静脉注射，成人常用量5 ml(10%)。小儿常用量，按体重0.05 ml/kg(10%)，全量在1 s内快速推入。测血循环时间，于臂静脉注2 ml，用量0.4～0.8 g/次；滴眼剂：2%滴眼液0.02 g/2 ml，3～5滴/次，滴眼后于角膜显微镜下观察颜色。

6. 声振人体血清白蛋白　注射剂：5 ml(含平均直径为4 μm的微气泡2×10^9)。用量视具体情况而定，一般每次按成人0.22 ml/kg，小儿0.1 ml/kg，总量不超过16 ml。

思考题

1. 目前诊断用药分为哪几类？

2. 硫酸钡在临床上主要用于什么疾病的检查？

第九篇

实验指导

第四十章

药理学实验基础知识

一、药理学实验的目的和要求

(一) 实验目的

药理学实验的目的在于通过实验课,使学生掌握药理学实验的基本操作方法,了解获得药理学知识的科学途径,验证药理学中的重要基本理论,更牢固的掌握药理学的基本概念。在实验课中还应培养学生科学工作的严谨态度、严格的要求、严密的工作方法和实事求是的作风,并初步具备客观地对事物进行观察、比较、分析、综合和解决实际问题的能力。从而达到加强对学生技能的训练及动手能力的培养。

(二) 实验要求

1. 实验前

(1) 仔细阅读实验指导,了解实验的目的、要求、方法和操作步骤。

(2) 结合实验内容,复习和充分理解有关药理学和生理学、生物化学等方面的知识。

(3) 预测实验中各个步骤可能出现的问题,做好解决问题的准备。

2. 实验中

(1) 将实验器材妥善安排,先检查仪器、药品、动物是否与实验指导相符合。

(2) 严格按照实验指导上的步骤进行操作,准确计算给药量,注意爱护动物和标本,节约实验材料和药品。

(3) 认真仔细地观察实验过程中出现的现象,随时记录药物反应出现的时间、表现及最后的转归,联系课堂授课内容进行思考。

(4) 保持实验室的肃静和实验台面清洁与整齐,遵守实验室规则。当仪器损坏时,应立即报告实验老师,按章处理。

3. 实验后

(1) 整理实验结果,经过分析思考,写出实验报告,并按时交给指导老师。

(2) 整理实验器材,洗净擦干,妥善存放。

(3) 将动物尸体及其他废弃物丢入指定场所,做好实验室的清洁卫生,关好水电开关。

二、实验结果的整理和报告的书写

(一) 实验结果的整理

实验完毕后,要对记录的实验结果进行整理。测量资料,如血压、心率、体温变化、瞳孔大小等;计数资料,如阳性、阴性反应数,动物实验与存亡数,生物功能系统曲线等,均应用正确的单位和数值作定量表示。尽可能将有关数据组成表格和统计图,记录曲线要加以剪裁,并注明动物种类、性别、体重、给药量和途径、时间等。

（二）实验报告的书写

实验报告要求结构完整、条理分明、文字简练、措词注意科学性和逻辑性，一般应包括下列内容：

（1）实验题目、日期：实验题目一般应包括实验药物、实验动物、实验主要内容等。

（2）实验目的。

（3）实验动物及实验器材。

（4）方法或步骤：完全按实验指导上的步骤进行。

（5）实验结果：实验结果是实验报告中最重要的部分，需绝对保证其真实性。应随时将实验中观察到的现象在草稿本上记录，实验告一段落后立即进行整理，不可单凭记忆或搁置了长时间后再作整理，否则易致遗漏或差错。实验报告上一般只列经过归纳、整理的结果。但原始记录应予保存备查。

（6）讨论或结果分析：针对实验中所观察到的现象与结果，联系课堂讲授的理论知识，进行分析和讨论。不能离开实验结果去空谈理论。这是理论和实验相结合，培养自己独立思考，解析和综合能力的最好方法，同学们可以根据自己的观察提出自己的见解和认识，严禁抄袭他人的实验报告。

（7）思考题：每次实验布置的思考题是为加强学生对相应知识的理解与巩固，应仔细思考，认真作答。

三、药理实验的基本技能

（一）实验动物的编号

药理实验中常用多只动物同时进行实验，避免混乱，应将实验动物进行编号。

猫、兔、狗等大型动物可用特别号码牌固定于身上。小鼠、大鼠及白色家兔等可用黄色苦味酸涂于毛上标号。常规的涂染顺序是从左到右、从上到下。左前肢为1号、左侧腹部2号、左后肢3号、头部4号、背部5号、尾根部6号、右前肢为7、右侧腹部8号、右后肢9号、不作染色标记为10号。此法简单、易认，在每组实验动物不超过10只的情况下适用。

（二）实验动物的捉拿和给药方法

1. 小白鼠的捉持和给药方法

（1）捉持法：用右手提起鼠尾，将其放于粗糙面（如鼠笼）上。右手向后轻拉鼠尾，使其固定在粗糙面上。此时应趁其不备迅速用左手拇指和示指捏住小鼠双耳及头颈部皮肤。然后，翻转小鼠使其腹部向上平卧于掌心中，用无名指和小指压住鼠尾并固定于手中（图40-1）。

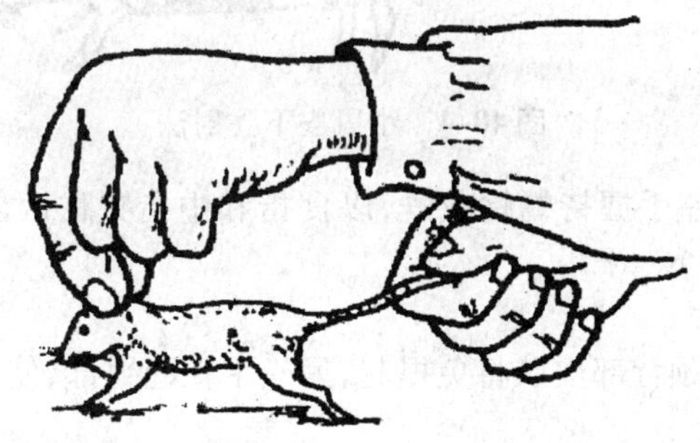

图40-1　小鼠的捉持法

（2）给药法：

1）灌胃法：左手捉持小鼠，头部向上，颈部拉直。右手持配有灌胃针头的注射器，自口角插入口腔，与食管成一直线，然后沿上颚轻轻插入食管，如插入无阻力、小鼠无挣扎、呼吸无异常、口唇无发绀等现象，即可注入药液。若遇阻力，应退回重插，以免插入气管引起小鼠死亡。药液量一般为0.1～0.3 ml/10 g体重，每只不超过0.5 ml（图40-2）。

2）腹腔注射法：左手捉持小鼠，右手持注射器（选用5或6号注射针头），与腹壁呈45°角，自下腹部一侧向头端刺入腹腔。进针时角度不宜太小,部位不能太高,刺入不能太深,否则会损伤内脏。药液量一般为0.1~0.2 ml/10 g体重,每只不超过0.5 ml(图40-3)。

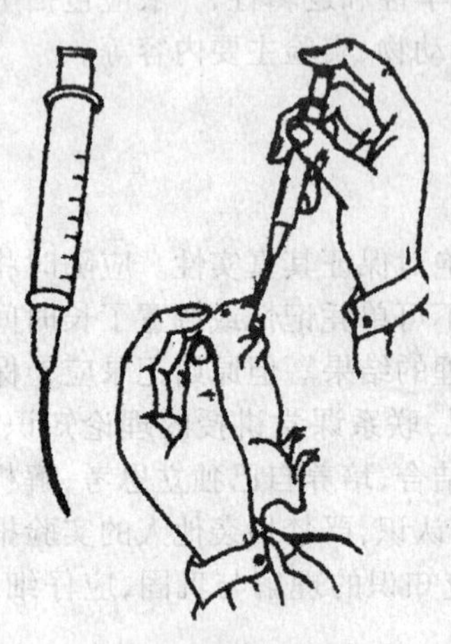

图40-2 小鼠灌胃法

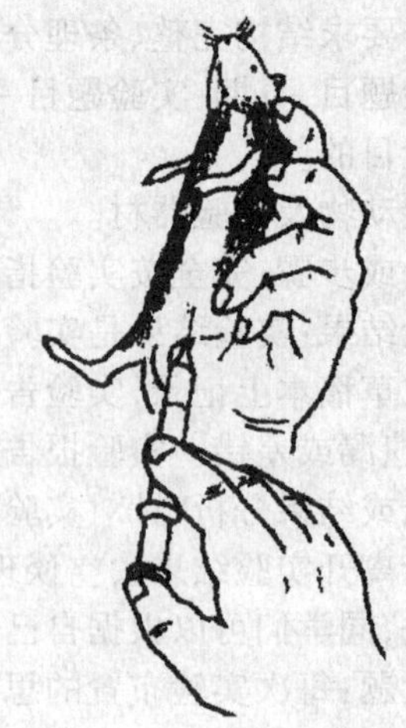

图40-3 小鼠腹腔注射法

3)皮下注射法:可两人合作,一人用左手捏住小鼠头部皮肤、右手拉住鼠尾固定小鼠;另一人左手捏起小鼠背部皮肤,右手持注射器,将针头刺入背部皮下注入药液。也可单人操作,按前法捉持小鼠,右手持注射器,针头沿右侧肋缘上穿入皮下,向前推至右前肢腋下部位,推入药液即可。药液量一般为0.05~0.2 ml/10 g体重,每只不超过0.3 ml(图40-4)。

4)肌内注射法:两人合作,一人固定小鼠,另一人将注射器针头刺入小鼠后肢外侧肌肉内注入药液。药液量每腿不超过0.1 ml。

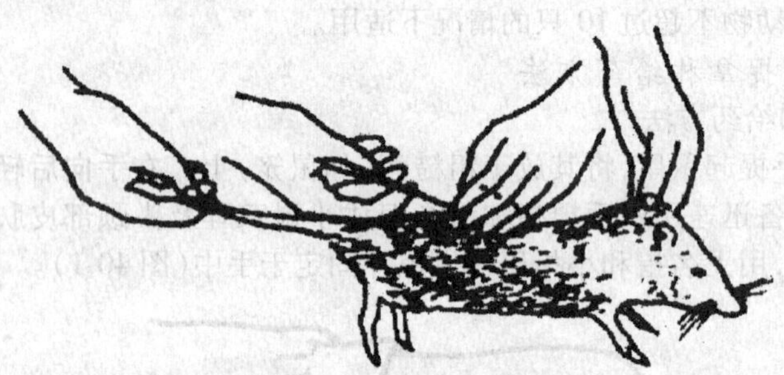

图40-4 小鼠皮下注射法

2. 蟾蜍或蛙的捉持 用左手握持蟾蜍或蛙,以食指和中指夹住两前肢,无名指和小指夹住两下肢固定于手掌之间。

3. 家兔的捉持和给药方法

(1) 捉持法:一手抓住兔颈背部皮肤将兔提起,另一手托起臀部,使兔呈坐位姿势。

(2) 给药法:

1)灌胃法:应由两人合作,一人用两腿夹住兔身,左手抓住兔双耳,右手抓住两前肢;另一操作者将兔开口器由兔口角横插于口内,并将兔舌压于下面。取适当的导尿管涂以液体石蜡,从兔开口器的中央孔中插入,沿上颚后壁缓缓送入食管中,15~18 cm即可进入胃内(切勿插入气管内,否则家兔会出现剧烈挣扎和呼吸困难,此时就拔出重插。)确认无误时,装好已吸好药液的注射器,将药液推入,再注入少量空气,使导管内药液全部进入胃内。然后抽出导尿管,取下开口器。药液量一般不超过10~20 ml(图40-5)。

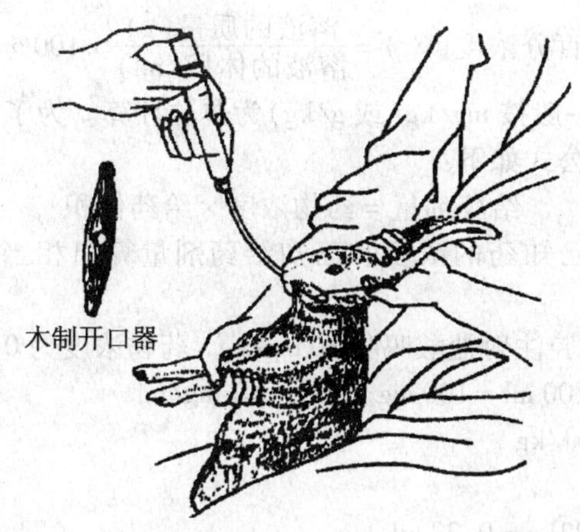

图 40-5　家兔灌胃法

2）皮下、肌内及腹腔注射法：与小鼠的相应注射法基本相同，只是针头应适当大一些。注射量分别为 0.5 ml/kg、1.0 ml/kg 和 5.0 ml/kg。

3）静脉注射法：一般选耳缘静脉（图 40-6）。将家兔置于兔固定器内，选择比较明显的一条血管，去毛并用酒精涂擦，以使血管扩张。左手拇指和中指捏住耳尖，示指垫于耳下。右手持注射器（选 5 号针头），从静脉末端刺入血管。如无阻力并见全条血管立即发白，表明针头已进入血管内，可将药液慢慢注入。若有阻力或见局部发白隆起，系针头未刺入血管，应拔出针头，移向前面部分重新穿刺。注射完毕后，用干棉球压住针眼，拔出针头，继续压迫数分钟，以防出血。药液量一般为 0.2～2.0 ml/kg 体重（图 40-7）。

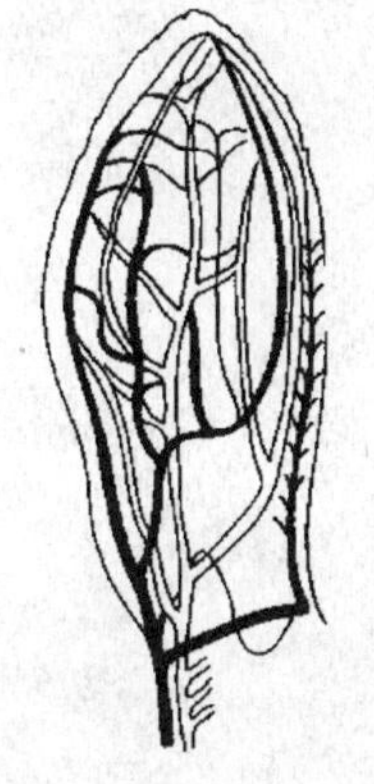

图 40-6　家兔耳缘静脉分布

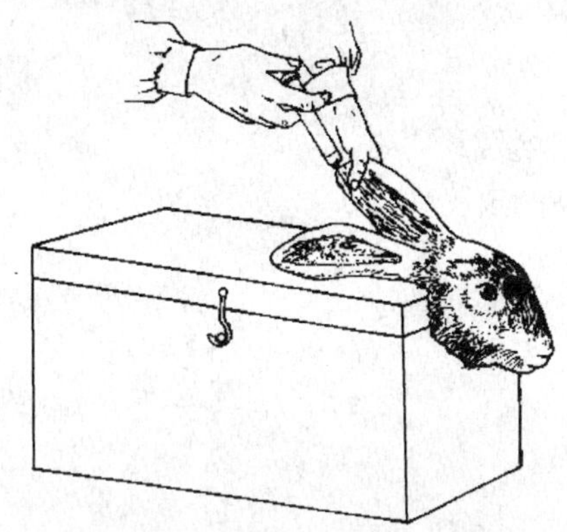

图 40-7　家兔耳缘静脉注射法

（三）实验动物的处死方法

1. 颈椎脱臼法　此法常用于小鼠。用左手拇指、示指或镊子用力压住小鼠的后头部，同时用右手抓住鼠尾用力向后上方牵拉，使之颈椎脱臼，鼠立即死亡。

2. 空气栓塞法　此法常用于家兔的处死。用注射器将空气快速注入静脉，可使动物立即死亡。

3. 击打法　适用于较小的动物，如家兔、大鼠和小鼠等。提起动物的尾部，用力敲击动物头部，或用要木锤打击头部，致使动物死亡。

4. 断头法　此法适用于蛙、蟾蜍、小鼠和大鼠。用剪刀将动物头部剪断，由于脊髓断离且大量出血，动物很快死亡。

四、实验动物给药量的计算

1. 药物浓度的表示方法　公式如下：

$$百分浓度(\%) = \frac{溶液的质量(g)}{溶液的体积(ml)} \times 100\%$$

2. 实验动物给药剂量　一般按 mg/kg(或 g/kg)为单位计算。为了方便,大鼠和豚鼠可按每 100 g 计算,小鼠可按每 10 g 计算。公式如下:

给药剂量 = 药物浓度 × 给药体积

3. 给药容量的计算　从已知药的浓度和已知给药剂量算出相当于每 1kg 体重应给药的毫升数(ml)。

【举例】小鼠体重 22 g,腹腔注射盐酸吗啡 10 mg/kg,药物浓度为 0.1%,应注射多少毫升?

药物浓度:0.1% = 0.1 g/100 ml = 100 mg/100 ml = 1 mg/ml

给药剂量:10 mg/kg = 10 ml/kg

小鼠体重:22 g = 0.022kg

给药剂量:10 ml/kg × 0.022kg = 0.22 ml

或换算成 ml/10 g 来计算较为方便:10 ml/kg = 0.1 ml/10 g。这样再计算其他小鼠的给药量就很方便。

第四十一章

实验

实验一 药物的配伍禁忌

【目的】通过实验充分认识溶剂选择的重要性,并能联系临床,了解配伍禁忌的临床意义。

【药品】乳糖酸红霉素粉针剂3瓶(每瓶0.3 g)、生理盐水、5%葡萄糖溶液、注射用水2支、5 ml注射器3支。

【步骤】将乳糖酸红霉素粉针剂编号为甲、乙、丙,然后甲瓶加入生理盐水,乙瓶加入5%葡萄糖溶液,丙瓶加入注射用水,均为6 ml。震摇3~5 min后,观察是否溶解。

【结果】结果记录在表41-1中。

表41-1 药物的配伍禁忌

瓶号	溶剂	是否溶解
甲	生理盐水	
乙	5%葡萄糖溶液	
丙	注射用水	

【结果分析】

【思考题】红霉素粉针剂在临床应用的过程中是否适合用生理盐水做溶剂?为什么?

实验二 药物剂量对药物作用的影响

【目的】观察不同剂量的药物对药物作用的影响;掌握小鼠的捉拿法和腹腔注射法。

【原理】尼可刹米是呼吸中枢的兴奋药,可以直接兴奋延髓呼吸中枢,也可以刺激颈动脉体和主动脉体的化学感受器,反射性兴奋呼吸中枢。过量可致血压升高、心动过速、肌肉震颤甚至惊厥。

【动物】小鼠(20±2 g)2只

【器材】天平1架、大烧杯2个、注射器(1 ml)2支、针头(5#)2个

【药品】2.5%尼可刹米

【步骤】

(1) 取小鼠2只,分别称重,编号"甲""乙",观察其正常活动。

(2) 甲鼠腹腔注射2.5%尼可刹米溶液0.075 ml/10 g,乙鼠腹腔注射2.5%尼可刹米溶液0.3 ml/10 g,将注射药物的小鼠放置于大烧杯中,观察用药后的反应(活动、洗脸、竖尾、惊厥甚至死亡等)。

【结果】结果记录在表41-2中。

表 41-2　药物剂量对药物作用的影响

鼠号	体重	药物用量	用药后的反应
甲			
乙			

【结果分析】

【思考题】尼可刹米的作用机制是什么？有哪些临床应用？

实验三　给药途径对药物作用的影响

【目的】观察不同给药途径对药物作用快慢和强弱的影响；掌握小鼠的捉拿方法、腹腔注射和灌胃方法。

【原理】硫酸镁注射给药可以产生抗惊厥和降血压的作用，可以特异性拮抗 Ca^{2+} 对肌肉的兴奋作用，引起骨骼肌、平滑肌松弛，心肌收缩力减弱，从而产生抗惊厥及降压作用。

硫酸镁口服给药时，Mg^{2+} 在肠道难吸收，增加肠道渗透压及引起胆总管松弛和胆囊收缩，可以产生导泻、利胆的作用。

【动物】小鼠(20 ± 2 g)2 只

【器材】天平、注射器(1 ml)2 支、针头(5#)1 个、灌胃器 1 个、大烧杯 2 个

【药品】10% 硫酸镁溶液

【步骤】

(1) 取小鼠 2 只，称重，编号“甲、乙”，观察其正常活动。

(2) 甲鼠腹腔注射 10% 硫酸镁溶液 0.1 ml/10 g，乙鼠用 10% 硫酸镁溶液 0.1 ml/10 g 灌胃，放于大烧杯中，观察反应(翻正反射消失时间)。

【结果】结果记录在表 41-3 中。

表 41-3　给药途径对药物作用的影响

鼠号	体重	药物用量	给药途径	用药前反应	用药后反应
甲					
乙					

【结果分析】

【思考题】

1. 硫酸镁注射给药后的药理作用是什么？口服给药后的药理作用是什么？
2. 硫酸镁有哪些临床应用？

实验四　传出神经系统药物对兔瞳孔的作用

【目的】观察拟胆碱药、抗胆碱药对兔瞳孔的作用，理解其临床应用。

【原理】硫酸阿托品为 M-受体阻断药，可以阻断瞳孔括约肌上的 M-受体，使瞳孔扩大；毛果芸香碱为 M-受体激动药，可以激动瞳孔括约肌上的 M-受体，使瞳孔缩小。

【动物】家兔 1 只

【器材】兔盒 1 个、量瞳尺 1 个、剪刀 1 把、注射器(1 ml)2 支

【药品】0.1% 硫酸阿托品溶液、1% 毛果芸香碱溶液

【步骤】

(1) 取对光反射正常的家兔1只,于自然光照强度一致的条件下测量并记录两眼的正常瞳孔直径。

(2) 将兔下眼睑拉成杯状并压迫鼻泪管,左眼滴0.1%硫酸阿托品溶液,右眼滴1%毛果芸香碱溶液,每眼给药2滴,让药液在眼内保留1 min,并与角膜充分接触后放开,任其溢出。约15 min后,在同样的光照下,再测量并记录两侧瞳孔大小并检查对光反射的情况。

【结果】结果记录在表41-4中。

表41-4 传出神经系统药物对兔瞳孔的作用

眼	药 物	用药前		用药后	
		瞳孔直径(mm)	对光反射	瞳孔直径(mm)	对光反射
左	0.1%硫酸阿托品溶液				
右	1%毛果芸香碱溶液				

【结果分析】

【思考题】试比较阿托品和毛果芸香碱对眼部作用的机制、药理作用及临床应用有何不同?

实验五 有机磷酸酯类中毒及解救

【目的】观察有机磷酸酯类中毒及阿托品、解磷定对有机磷农药中毒的解救;掌握家兔捉拿法、耳缘静脉注射法。

【原理】有机磷酸酯类为难逆性胆碱酯酶抑制药,在体内与胆碱酯酶(AChE)结合,使AChE失活而失去水解ACh的能力,导致ACh在体内大量堆积,激动胆碱受体,引起中毒症状。轻度中毒以M样症状为主,中度中毒同时可以有M样和N样症状,重度中毒外周M样和N样症状加重,同时还出现中枢神经系统的症状。

阿托品阻断M-受体,迅速解除M样症状,并能通过血-脑屏障对抗部分中枢症状,大剂量还可阻断神经节的N_1受体,对抗有机磷酸酯类对神经节的兴奋作用。但对N_2受体兴奋引起的骨骼肌兴奋作用必须用解磷定[为胆碱酯酶(AChE)复活药],恢复AChE的活性,消除所有的中毒症状。

【动物】家兔1只

【器材】注射器(5 ml、10 ml)各一只、针头(6#)2个、量瞳尺1个、滤纸

【药品】2.5%敌百虫溶液、0.1%阿托品溶液、2.5%解磷定溶液

【步骤】

(1) 兔1只,称重。观察正常情况(呼吸、心跳、瞳孔大小等)。

(2) 由耳缘静脉注射2.5%敌百虫溶液3.0 ml/kg,约10 min后观察变化情况。

(3) 待中毒症状明显后,由耳缘静脉注射0.1%阿托品溶液1.0 ml/kg,观察。

(4) 待作用明显后,再由耳缘静脉注射2.5%解磷定溶液2.0 ml/kg,观察变化。

【结果】结果记录在表41-5中。

表41-5 有机磷酸酯类药物中毒及解救

动 物	用药情况	瞳 孔	呼 吸	唾液分泌	大小便	肌紧张程度	活动情况
兔	用药前						
	用敌百虫后						
	用阿托品后						
	用解磷定后						

【结果分析】

【思考题】

1. 有机磷酸酯类中毒的基本表现有哪些?

2. 有机磷酸酯类中毒时,阿托品能缓解哪些症状?解磷定能缓解哪些症状?为什么?

实验六 药物对记忆的影响

【目的】观察药物对学习记忆的影响并理解其临床应用。

【原理】东莨菪碱为M受体阻断药,在治疗量时可引起中枢神经系统抑制;加兰他敏是易逆性胆碱酯酶抑制药,抑制胆碱酯酶的活性发挥完全拟胆碱作用;两药合用时,加兰他敏可以对抗东莨菪碱所引起的中枢抑制作用。

【动物】小鼠

【器材】小鼠跳台仪、鼠笼、天平小鼠、注射器、大镊子

【药品】加兰他敏、东莨菪碱、生理盐水

【步骤】

(1) 分组与给药:取小鼠3只,称重并编号。甲鼠在实验前30 min腹腔注射加兰他敏5 mg/kg,乙鼠注射0.9%氯化钠溶液。实验前15 min甲、乙两鼠均腹腔注射东莨菪碱1 mg/kg,丙鼠仅腹腔注射等量0.9%氯化钠溶液。

(2) 训练:打开跳台仪,将3只小鼠放入跳台仪底部电栅上,然后通电(AC,36V)。小鼠受到电击后跳上跳台,躲避电击。训练5 min后,小鼠获得记忆。

(3) 测试:实验时,将训练好的小鼠放入跳台上,底部电栅通电(AC,36V),实验时间设置5 min,分别记录小鼠潜伏期和5 min内小鼠跳下跳台受到电击的错误次数。

(4) 将多个小组的实验结果汇总起来,算出平均值,进行组间比较。

【结果】结果记录在表41-6中。

表41-6 药物对记忆的影响

鼠号	给药	潜伏期	错误次数
甲	加兰他敏+东莨菪碱		
乙	氯化钠+东莨菪碱		
丙	氯化钠		

【结果分析】

【思考题】

1. 加兰他敏药理作用及临床用途有哪些?

2. 东莨菪碱的药理作用与临床用途有哪些?

实验七 传出神经系统药物对血压的影响

【目的】观察传出神经系统药物对血压的影响,理解其临床用途。

【原理】传出神经药大多数通过激动或阻断分布于心血管上的肾上腺素受体或胆碱受体,影响心肌收缩性、血管舒缩程度和循环血量,从而升高或降低血压。

【动物】家兔1只

【器材】生物信号采集系统1套、压力换能器、兔手术台、手术器械、三通阀、动脉插管、动脉夹、注射器等

【药品】20%乌拉坦溶液、0.5%肝素溶液、生理盐水、0.01%肾上腺素溶液、0.02%去甲肾上腺素溶液、0.05%异丙肾上腺素溶液、1%盐酸酚妥拉明溶液、0.05% 盐酸普萘洛尔

【步骤】

1. 手术准备　家兔称重后，20%乌拉坦5 ml/kg耳缘静脉注射麻醉，仰卧位固定于兔手术台上。

2. 颈动脉测压系统　分离左侧或右侧的颈总动脉3～4cm，备细线2根，结扎远心端，近心端用动脉夹夹闭，中间留有2cm左右长度。在靠近结扎线处用眼科剪剪一"V"字形切口，向心方向插入充满肝素生理盐水的动脉插管，用线结扎固定，并将两结扎线残端相联结扎，以防插管脱落。放开动脉夹，将血压描记于BL-420生物信号采集处理系统上。

3. 兔耳缘静脉给药装置　由耳缘静脉入针，用胶布固定，静滴生理盐水，输液器与三通阀相连，以便给药。先描记正常血压、心率，然后依次从静脉给予下列药物，每次给药后均注入生理盐水5 ml，以冲洗管内残留药物。待血压恢复原水平或平稳后再给下一药物。观察每次给药后的血压和心率的变化并分析其变化原理。

（1）基础组：

1）0.01%肾上腺素0.1 ml/kg；

2）0.02%去甲肾上腺素0.1 ml/kg；

3）0.02%异丙肾上腺素0.1 ml/kg。

（2）酚妥拉明组：1%酚妥拉明0.1 ml/kg，缓慢注入，2 min后，重复(1)中1）、2）、3），与原效果比较，观察酚妥拉明对拟肾上腺素药物对血压作用的影响。

（3）普萘洛尔组：0.05%普萘洛尔1 ml/kg（缓慢注入约2 min以上），5 min后重复(1)中1）、2）、3），观察并分析普萘洛尔对拟肾上腺素药物对血压的影响。

【结果】结果记录在表41-7中。

表41-7　传出神经系统药物对血压的影响

组　别	药　品	血压变化情况
基础组	肾上腺素	
	去甲肾上腺素	
	异丙肾上腺素	
酚妥拉明组	肾上腺素	
	去甲肾上腺素	
	异丙肾上腺素	
普萘洛尔组	肾上腺素	
	去甲肾上腺素	
	异丙肾上腺素	

【结果分析】

【思考题】

1. 肾上腺素、去甲肾上腺素腺素、异丙肾上腺素对血压的影响有和不同之处？

2. 酚妥拉明对肾上腺素的血压有什么影响，试分析其原因。

实验八　去甲肾上腺素的缩血管作用

【目的】观察去甲肾上腺素的收缩血管作用；掌握青蛙的捉拿法及大脑和脊髓的破坏方法。

【原理】去甲肾上腺素可以激动α-受体，而皮肤黏膜、肾血管及肠系膜等内脏血管均以α-受体分布为主，故用药后可以产生相关部位血管的收缩。

【动物】青蛙1只

【器材】脊髓探针1根、蛙笼1个、蛙板1块、大头针4颗、手术剪1把、手术镊1把、滴管1个、棉花

【药品】1∶10 000 酒石酸去甲肾上腺素溶液

【步骤】取青蛙 1 只，用脊髓探针破坏大脑和脊髓后，固定四肢于蛙板上，沿腹壁的一侧剪开皮肤并剖开腹腔，找出小肠的肠系膜，用大头针固定于蛙板上，观察肠系膜血管的粗细以后，滴 1∶10 000 酒石酸去甲肾上腺素溶液 1 滴于肠系膜上，约 3 min 后再观察肠系膜的粗细变化。

【结果】结果记录在表 41-8 中。

表 41-8 去甲肾上腺素的缩血管作用

动物	用药前肠系膜状态	用药后肠系膜状态
青蛙		

【结果分析】

【思考题】

1. 去甲肾上腺素对血管的作用有哪些？作用机制是怎样的？
2. 去甲肾上腺素的不良反应有哪些？

实验九 普鲁卡因的传导麻醉作用

【目的】观察普鲁卡因的传导麻醉作用；掌握青蛙的捉拿方法，破坏动物大脑的方法。

【原理】普鲁卡因为局部麻醉药，可以在细胞膜周围阻滞 Na^+ 通道，使动作电位不能产生，从而产生麻醉作用。将普鲁卡因注射在神经干周围，阻断神经传导，使该神经所支配的区域产生传导麻醉作用。

【动物】青蛙 1 只

【器材】脊髓探针 1 根、蛙笼 1 个、蛙板 1 块、手术剪 1 把、手术镊 1 把、滴管 1 个、铁架台 1 个、铁甲 1 个、小烧杯 1 个、秒表或计时器 1 个、棉花

【药品】0.5% 盐酸溶液、2% 盐酸普鲁卡因溶液

【步骤】取青蛙 1 只，用脊髓探针破坏大脑，腹部朝下固定于蛙板上，剪开蛙大腿部的皮肤，从半膜肌处分离坐骨神经，用棉条包裹，用夹子轻轻夹住蛙下颌部，将蛙悬挂在铁架台上，用 0.5% 盐酸溶液浸蛙足趾，观察其缩腿反应，并记录时间，反射一出现立刻用水洗去蛙足上的盐酸，并拭干，如此测 3 次。然后用棉花拭干生理盐水，将 2% 盐酸普鲁卡因溶液滴于蛙腿部的棉条上，使充分接触，麻醉其坐骨神经，3 ~ 5 min 以后测缩腿反应的时间，观察有何变化？

【结果】结果记录在表 41-9 中。

表 41-9 普鲁卡因的传导麻醉作用

动物	药 物	缩腿反射出现时间	
		用药前	用药后
青蛙	2% 盐酸普鲁卡因溶液		

【结果分析】

【思考题】普鲁卡因在临床常用于哪些麻醉？其不适用于哪种麻醉？

实验十 苯巴比妥钠的抗惊厥作用

【目的】观察苯巴比妥的抗惊厥作用，理解其临床意义；掌握小鼠的腹腔注射和皮下注射法。

【原理】尼可刹米是呼吸中枢的兴奋药，过量可致广泛的中枢兴奋，导致惊厥。而苯巴比妥可以

选择性抑制脑干网状结构的上行激活系统，使大脑皮层兴奋性降低而转入抑制，稍大剂量即可引起广泛的中枢抑制，故可对抗尼可刹米引起的惊厥。

【动物】小鼠 2 只

【器材】天平 1 架、大烧杯 2 个、注射器(1 ml)3 支、针头(5#)3 个

【药品】2.5%，0.5% 苯巴比妥、生理盐水

【步骤】

(1) 取小鼠 2 只，称重，编号"甲"、"乙"，观察其正常活动。

(2) 甲鼠腹腔注射 0.5% 苯巴比妥溶液 0.1 ml/10 g，乙鼠腹腔注射生理盐水 0.1 ml/10 g。10 min 后，两鼠均皮下注射 2.5% 尼可刹米溶液 0.2 ml/10 g。观察有无惊厥发生，记录发生时间及持续时间。

【结果】结果记录在表 41-10 中。

表 41-10　苯巴比妥钠的抗惊厥作用

鼠号	体重	药物	有无惊厥及程度
甲			
乙			

【结果分析】

【思考题】苯巴比妥的临床应用有哪些？

实验十一　氯丙嗪的镇静和降温作用

【目的】观察氯丙嗪的降温作用及降温特点，理解其临床应用；掌握小鼠捉拿法、腹腔注射法、肛温测定法。

【原理】氯丙嗪可以抑制下丘脑体温调节中枢，使体温调节中枢失去对体温的调节作用，导致机体的体温随环境的温度变化而变化。在低温环境中，体温降低；在高温环境中使体温升高。

【动物】小白鼠(20 ± 2 g)3 只

【器材】天平 1 架、体温表 1 支、冰箱、注射器(1 ml)2 支、针头(5#)2 个

【药品】0.08% 氯丙嗪溶液、液体石蜡、生理盐水

【步骤】

(1) 取小鼠 3 只，称重，编号"甲"、"乙"、"丙"，左手固定小鼠，右手将涂有液体石蜡的体温表插入小鼠的肛门约 1 cm，3 min 后取出读数，隔 3 min 再测 1 次，取平均数为正常体温，并观察其正常活动。

(2) 甲乙两鼠以 0.08% 氯丙嗪溶液 0.1 ml/10 g 腹腔注射，丙鼠以生理盐水 0.1 ml/10 g 腹腔注射。

(3) 将甲丙两鼠放入冰箱，乙鼠放室温环境中。

(4) 30 min 后，如前法分别测量 3 只小鼠的体温。

【结果】结果记录在表 41-11 中。

表 41-11　氯丙嗪的安定和降温作用

鼠号	药物	条件	活动情况		体　温	
			用药前	用药后	用药前	用药后
甲						
乙						
丙						

【结果分析】

【思考题】氯丙嗪降温作用的机制、特点及临床应用如何?

实验十二 镇痛药和解热镇痛药的镇痛作用(扭体法)

【目的】观察镇痛药及解热镇痛药的镇痛作用,并理解其临床应用。

【原理】吗啡、哌替啶通过激动阿片受体产生镇痛作用,与阿片受体结合,提高痛阈值,降低机体对疼痛的反应性而出现强大的镇痛作用。对各种疼痛均有效。

安乃近为解热镇痛药,主要作用在外周,通过抑制 PGs 的合成而发挥镇痛作用,主要用于慢性钝痛,对创伤性剧痛和内脏绞痛无效。

【动物】小鼠(20 ±2 g)3 只

【器材】天平 1 架、大烧杯 3 个、注射器(1 ml)3 支、针头(5#)3 个

【药品】1% 醋酸、0.2% 哌替啶、3% 安乃近、生理盐水

【步骤】

(1) 取小鼠 2 只,称重,编号"甲"、"乙"、"丙"。

(2) 甲鼠以 0.2% 哌替啶 0.1 ml/10 g 腹腔注射,乙鼠以 3% 安乃近 0.1 ml/10 g 腹腔注射,丙鼠以生理盐水腹腔注射。

(3) 20 min 后,每鼠均以 1% 醋酸 0.1 ml/10 g 腹腔注射,观察 10 min 以内扭体反应(腹部内凹,躯干与后腿伸张,臀部高起等)发生的时间及程度。

【结果】结果记录在表 41-12 中。

表 41-12 镇痛药和解热镇痛药的镇痛作用

鼠号	药物	致痛药物	用药后反应
甲	0.2% 哌替啶	1% 醋酸	
乙	3% 安乃近	1% 醋酸	
丙	生理盐水	1% 醋酸	

【结果分析】

【思考题】解热镇痛药和镇痛药对体温影响有何不同?

实验十三 镇痛药的镇痛作用(热板法)

【目的】观察镇痛药的镇痛作用,并理解其临床应用。

【原理】利用一定的温度刺激动物躯体的某一部位以产生疼痛反应。把小鼠放在事先加热到 55℃的恒温水浴的烧杯中,以舔后足为"疼痛"反应指标,以产生痛反应所需的时间为痛阈值。通过测定给药前后痛阈值的变化而反映药物的镇痛作用。

【动物】小鼠(雌性)

【器材】恒温水浴、烧杯(800、1 000 ml)、秒表、天平、小鼠笼、1 ml 注射器。

【药品】4 mg/ml 盐酸哌替啶溶液、40 mg/ml 乙酰水杨酸溶液、生理盐水 30 mg/ml、苦味酸溶液

【步骤】

(1) 装配热刺激装置:向恒温水浴加水,使水面触及大烧杯底部。调节水浴温度为(55 ± 0.5)℃。

(2) 筛选动物:将小鼠放入烧杯内,立即启动秒表记录时间。从小鼠进入烧杯到出现舐后足的这段时间为该鼠的痛觉阈值。间隔 5 min 重测 1 次,取 2 次结果的平均数作为该鼠药前痛阈值。凡在 30s 内不舐后足者弃之。每实验小组筛选合格小鼠 6 只。

（3）分组：将6只小鼠随机分为甲、乙、丙3组，用苦味酸溶液标记编号。

（4）给药：各组动物腹腔注射下列药品10 ml/kg，并记录给药时间：

甲组：4 mg/ml盐酸哌替啶溶液；

乙组：40 mg/ml乙酰水杨酸溶液；

丙组：等容量生理盐水。

（5）给药后15 min、30 min及60 min时用上述方法测痛觉阈值1次。对60s内不舐后足的小鼠应立即取出，痛阈值则按60s计算，以免烫伤脚爪而影响下次测定。

【注意事项】

（1）小鼠以雌性为好，因雄性小鼠受热后阴囊下垂，触及大烧杯底部可致反应过敏。

（2）室温在13～18 ℃，动物对痛反应时间波动较小，实验时将温度控制在此范围内。

（3）正常小鼠一般放在热板上10～15s内出现不安、举前肢、舔前足、踢后肢、跳跃等现象，但这些动作均不作为痛指标，只有舔后足才作为疼痛的指标。

（4）痛阈提高百分率的计算公式如下：

$$\text{痛阈提高百分率}(\%)=\frac{\text{用药后痛觉反应时间(均值)}-\text{用药前痛觉反应时间(均值)}}{\text{用药前痛觉反应的时间(均值)}}\times 100\%$$

【结果】

（1）药物镇痛作用实验结果（表41-13）：

表41-13　镇痛药用药后痛阈值表

	给药前痛阈值	给药后15 min痛阈值	给药后30 min痛阈值	给药后60 min痛阈值
哌替啶				
乙酰水杨酸				
生理盐水				

（2）计算各组动物用药后15 min、30 min、60 min时的痛阈提高百分率（P）（表41-14）：

表41-14　镇痛药用药后痛阈提高百分率

	给药后15 min 痛阈提高百分率	给药后30 min 痛阈提高百分率	给药后60 min 痛阈提高百分率
哌替啶			
乙酰水杨酸			
生理盐水			

（3）以时间（min）为横坐标，痛阈值提高百分率为纵坐标，绘制各组时-效曲线。

【结果分析】

【思考题】

1. 哌替啶的药理作用有哪些？

2. 试比较镇痛药与解热镇痛药镇痛作用的异同之处。

实验十四　尼可刹米对呼吸抑制的解救

【目的】观察中枢兴奋药尼可刹米对呼吸抑制的解救；掌握家兔的捉拿法、耳缘静脉注射法。

【原理】哌替啶可以抑制呼吸中枢，降低呼吸中枢对血液中的CO_2张力的敏感性，使呼吸频率减慢，严重时可以引起呼吸衰竭甚至死亡。而尼可刹米通过兴奋延髓的呼吸中枢及兴奋外周的化学感受器，提高呼吸中枢对 CO_2 的敏感性，而使呼吸加深加快，可用于各种原因引起的中枢性呼吸抑制。

【动物】家兔 1 只

【器材】兔固定器 1 个、注射器(5 ml、10 ml)各 1 只、针头(6#)2 个、婴儿体重秤 1 个

【药品】10% 哌替啶溶液、5% 尼可刹米溶液

【步骤】

(1) 取家兔 1 只，称重，测定正常的呼吸频率，并观察其活动；

(2) 由耳缘静脉缓缓注射 10% 哌替啶溶液 1.0 ~ 2.0 ml/kg，观察呼吸情况及活动。待呼吸明显抑制后，立即由耳缘静脉缓缓注射 5% 尼可刹米溶液 1.0 ~ 2.0 ml/kg，观察呼吸及活动的变化。

注：本实验也可用生物功能系统描记呼吸曲线。

【结果】结果记录在表 41-15 中。

表 41-15　尼可刹米对吗啡中毒呼吸抑制的解救

动物	体重	呼吸情况(次/分)		
		正常	给吗啡后	给尼可刹米后
家兔				

【结果分析】

【思考题】吗啡的临床应用有哪些？其中毒的典型症状有哪些？

实验十五　利尿药的利尿作用

【目的】根据尿量的多少，观察利尿药的作用；掌握家兔捉拿法、灌胃法、插导尿管法。

【原理】呋塞米(速尿)主要作用于髓袢升支粗段髓质部和皮质部，抑制该段的 Na^{+}-K^{+}-$2Cl^{-}$ 共同转运系统，妨碍 NaCl 的再吸收，使肾脏的稀释和浓缩功能降低，排出大量近似等渗的尿液。作用强、快、短。

【动物】家兔(雄性)2 只

【器材】婴儿体重秤、兔开口器 1 个、导尿管一根、1 ml 注射器 2 只、兔解剖台 2 个、绷带 8 根、胶布、烧杯 3 个

【药品】1% 速尿溶液、生理盐水、液状石蜡、1% 丁卡因

【步骤】

(1) 取雄性家兔 2 只，称体重，编号"甲"、"乙"，按 30 ml/kg 给家兔灌水。

(2) 将家兔仰卧位固定于兔台上，尿道口滴上丁卡因(防止尿道口受刺激而红肿)，将用液状石蜡润滑的导尿管自尿道插入，当导尿管通过括约肌时管口稍向上，当见到另一端有尿液滴出时，再插入 1 ~ 2 cm(共插入 8 ~ 12 cm)，将导尿管用胶布与兔体固定，以防滑脱。

(3) 压迫兔的下腹部，排空膀胱，各导尿管下接以烧杯。

(4) 甲兔耳缘静脉注射 1% 呋塞米溶液 0.5 ml/kg，乙兔耳缘静脉注射生理盐水 0.1 ml/kg；

(5) 1 h 内每隔 15 min 记录一次尿量，观察各段时间内尿量的改变，并比较总尿量。

【结果】结果记录在表 41-16 中。

表 41-16　利尿药的利尿作用

动物	药物	开始出现尿液的时间	尿量(ml)				总尿量(ml)
			15 min	30 min	45 min	60 min	
甲兔	呋塞米溶液						
乙兔	生理盐水						

【结果分析】

【思考题】呋塞米有何药理作用与临床用途。

实验十六 强心苷对离体蛙心的作用

【目的】观察强心苷对离体蛙心的作用;掌握离体蛙心的实验操作过程。

【原理】青蛙的心脏离体后,把含有任氏液的蛙心套管插入心室,用这种人工灌流的方法保持心脏新陈代谢的顺利进行,以维持蛙心有节律地收缩和舒张。通过生物信号处理系统,记录心脏搏动情况。本实验采用离体蛙心,观察强心苷的强心作用。

【动物】青蛙

【药品】1∶15 000 毒毛花苷 K 任氏液或毒毛花苷 K 注射液(0.25 mg/ml)、任氏液、低钙任氏液。

【器材】BL-410 生物信息处理系统、张力传感器、蛙板、探针(锥子)、手术器材、注射器、蛙心套管、蛙心夹、双凹夹、铁架、万能杠杆等

【步骤】

(1) 离体蛙心的准备:

1) 破坏大脑、脊髓,仰位固定于蛙板上。

2) 剪开胸廓、心包膜,暴露心脏,结扎右主动脉(A),于左主 A 穿线备用。

3) 于左主 A 剪一"V"形小口,将有任氏液的蛙心套管插入,并在心脏收缩时通过主 A 球,转向左后方插入心室,将管内带血任氏液吸出,换 2~3 次任氏液洗净余血,结扎稳,轻提心脏,在静脉窦下方结扎其余血管,剪断,离体出心脏,用蛙心夹夹住心尖。

(2) 连接与描记:将蛙心套管固定在木试管夹上,用滴管吸去套管内血液并用任氏液连续清洗几次,直至蛙心套管内无血色。用蛙心夹夹住心尖部,与张力换能器相连接。描记一段正常心收缩曲线,观察心脏收缩振幅、心率。

(3) 按下列顺序向蛙心的套管内加药或换液,每加一药或换液后密切观察心脏的收缩幅度、心率等,并描记一段收缩曲线:

1) 换低钙任氏液

2) 换 1∶15 000 毒毛花苷 K 任氏液或毒毛花苷 K 注射液(0.25 mg/ml)约 0.2 ml(或滴至心跳加强为止)

3) 逐渐滴加 1% 氯化钙溶液 3~6 滴(或滴至心跳出现明显变化为止)。

【注意事项】

(1) 每次换液时套管内液体量应一致。

(2) 制备蛙心标本时,勿用力过大,插入过深,避免损伤心脏。

(3) 毒毛花苷 K 溶液量为参考量,应逐滴加入,作用明显时即可停药,以免过量中毒。

(4) 以低钙任氏液灌注心脏,使心肌收缩较弱,可以提高心脏对强心苷的敏感性。

【结果】取下或打印描记图形,标明实验题目,药物剂量,计算收缩曲线各段的振幅、频率,将结果记入表 41-17。

表 41-17 强心苷对离体蛙心的作用

观察指标	任氏液	低钙任氏液	毒毛花苷 K 任氏液	氯化钙溶液
心搏振幅				
心率(次/分)				
心搏节律				

【结果分析】

【思考题】

1. 强心苷对心脏有什么作用？作用机制如何？

2. 由实验结果分析强心苷的作用特点。

实验十七　药物的体外抗凝血作用

【目的】学习体外试管法观察肝素与枸橼酸钠的体外抗凝血作用;理解抗凝药的临床用途。

【原理】肝素的抗凝机制主要是作为抗凝血酶Ⅲ(AT-Ⅲ)的辅助因子,与AT-Ⅲ结合后,加速与凝血酶、Ⅸa、Ⅹa、Ⅺa、Ⅻa结合而使之失活,从而干扰凝血过程的多个环节,产生强大的体内、体外抗凝血作用。枸橼酸钠通过降低血中钙离子含量而抑制凝血过程,常用作体外抗凝剂。

【动物】家兔1只

【器材】试管(内径8 mm)、试管架、刻度吸管、恒温水浴、小玻璃棒、秒表、注射器

【药品】4 U/ml的肝素溶液、4%枸橼酸钠溶液、3%氯化钙溶液、生理盐水

【步骤】

(1) 取试管5支,分别滴加生理盐水0.1 ml,2支加入4%枸橼酸钠溶液0.1 ml,另外2支加入4 U/ml的肝素溶液0.1 ml(表41-18)。

(2) 用9号注射针头经家兔胸壁穿刺从心脏采血约5 ml,迅速向每支试管加入兔血0.9 ml,充分混匀后,置于(37±0.5)℃的恒温水浴中。

(3) 每隔30 s将试管轻轻倾斜1次,观察血液的流动性,直至将试管缓慢倒置后血液不流动为止,比较5支试管的凝血时间。

(4) 如果后4支试管不出现凝血现象,则可在第2、3试管中各加入3%氯化钙溶液2～3滴,混匀后再次观察各试管的凝血情况,并比较凝血时间。

【注意事项】

(1) 各试管口径大小必须均匀适当,因试管口径大小与凝血时间有一定关系。

(2) 心脏采血应迅速、准确,避免血液在注射器内凝固,并尽量减少组织液和气泡混入。

(3) 将兔血加入试管后,立即用小玻璃棒搅拌使之与试管内药液混匀,以免影响测定结果的准确性。搅拌时应避免产生气泡。

(4) 从采血到将试管置于恒温水浴的时间应尽量短。

(5) 恒温水浴的温度应控制好,过高或过低均可使凝血时间延长。

(6) 在倾斜试管时,动作要轻,倾斜度应尽量小(小于30°),以减少血液与管壁的接触。

(7) 注射器和试管要保持干燥、洁净,否则会加速凝血或引起溶血。

【结果】结果记录在表41-18中。

表41-18　药物的体外抗凝血作用

药物\试管	1	2	3	4	5
生理盐水	0.1 ml				
4%枸橼酸钠溶液		0.1 ml		0.1 ml	
4 U/ml的肝素溶液			0.1 ml		0.1 ml
兔血	0.9 ml	0.9 ml	0.9 ml	0.9 ml	0.9 ml
凝血时间					
3% 氯化钙溶液		2～3滴	2～3滴		
凝血时间					

【结果分析】观察各试管的凝血情况，记录并比较各试管的凝血时间。

【思考题】

1. 试比较肝素和枸橼酸钠的抗凝血作用特点。

2. 肝素应用过量引起的出血用何药对抗？为什么？

实验十八 硫酸镁导泻作用机制的分析

【目的】观察硫酸镁对肠道的作用，分析其作用机制，理解其临床应用；掌握小鼠捉拿法、灌胃法、颈椎脱臼法。

【原理】硫酸镁口服后，在肠道解离成 Mg^{2+} 和 Ca^{2+}，不易被吸收，形成高渗盐溶液从而阻止水分的吸收，并使肠壁内水分向肠腔转移，增大肠腔的容积，刺激肠壁，反射性增强肠蠕动而导泻。

硫酸镁的导泄作用强而快。

【动物】小鼠 2 只

【器材】灌胃器 2 个、剪刀 1 把、虹膜镊 2 把、米尺 1 把、蛙板 2 块

【药品】1% 卡红硫酸镁溶液、1% 卡红氯化钠溶液

【步骤】

(1) 取已饥饿 6 ~ 8 h 的小鼠 2 只，编号“甲”、“乙”。

(2) 甲鼠用 1% 卡红硫酸镁溶液 1 ml 灌胃，乙鼠用 1% 卡红氯化钠溶液 1 ml 灌胃。

(3) 40 min 后拉颈椎脱臼，立即剖开腹腔，观察两鼠的肠蠕动及膨胀情况。

(4) 分离幽门至直肠的肠系膜，将肠拉成直线，测量卡红离回盲部的距离。

(5) 剪开肠腔，观察肠内容物的性状。

【注意事项】

(1) 每鼠灌药与处死时间必须一致；

(2) 剪取肠管要尽量避免牵拉，以免影响测量长度的准确性。

【结果】结果记录在表 41-19 中。

表 41-19 硫酸镁导泻作用机制的分析

观察内容	甲鼠	乙鼠
	1% 卡红硫酸镁溶液	1% 卡红氯化钠溶液
肠蠕动情况		
肠膨胀情况		
卡红到回盲部的距离		
粪便性状		

【结果分析】

【思考题】硫酸镁导泻的机制是怎样的？

实验十九 糖皮质激素的抗炎作用

【目的】观察糖皮质激素的抗炎作用，理解其临床应用。

【原理】糖皮质激素通过稳定溶酶体膜，抑制炎症介质的合成与释放，抑制细胞因子的产生，抑制肉芽组织增生而产生强大的抗炎作用，对各种原因如生物、免疫、物理、化学等引起的炎症反应及炎症

反应的各个阶段均有抑制作用。

【动物】家兔 1 只

【器材】兔固定箱、滴管

【药品】25% 桉叶油(松节油)、0.12% 醋酸氢化可的松滴眼液、生理盐水

【步骤】

(1) 取家兔 1 只,观察两眼睑结膜和球结膜正常情况(血管粗细、色泽等)。

(2) 在左眼内滴入 0.12% 醋酸氢化可的松滴眼液 3 滴,右眼滴入生理盐水 3 滴,揉匀。10 min 后重复 1 次。

(3) 再隔 10 min 后,两眼各滴入 25% 桉叶油(松节油)1 滴。然后观察两眼的炎症反应(结膜充血、水肿等),直至现象明显。

注意:实验后应冲洗双眼,并滴入 0.12% 醋酸氢化可的松滴眼液,以保护兔眼。

【结果】结果记录在表 41-20 中。

表 41-20　糖皮质激素的抗炎作用

眼睛	药 物	给药前	给药后
左眼	0.12% 醋酸氢化可的松滴眼液		
	+25% 桉叶油		
右眼	生理盐水		
	+25% 桉叶油		

【结果分析】

【思考题】糖皮质激素的药理作用有哪些?

实验二十　链霉素的急性中毒及解救

【目的】观察链霉素的急性中毒症状,了解其解救方法。

【原理】链霉素为氨基糖苷类药物,严重不良反应可致神经肌肉接头阻断,钙剂和新斯的明因为可以增强骨骼肌的收缩,可用于该中毒反应的急救。

【动物】家兔 2 只

【器材】5 ml 注射器、人工呼吸机、橡皮导管、剪刀、婴儿磅秤、棉球

【药品】25% 硫酸链霉素溶液、10% 葡萄糖酸钙溶液、0.05% 甲基硫酸新斯的明溶液

【步骤】

(1) 取家兔 2 只,称重,编号“甲”、“乙”,观察正常情况:呼吸、翻正反射、四肢肌张力等。

(2) 甲兔耳缘静脉注射 25% 硫酸链霉素溶液 0.4 g/kg,观察其反应。当出现呼吸麻痹时,连接人工呼吸机实施人工呼吸,观察其能否恢复。

(3) 乙兔耳缘静脉注射 25% 硫酸链霉素溶液 0.4 g/kg,待呼吸麻痹后同样给予人工呼吸,同时静脉注射 10% 葡萄糖酸钙溶液 250 mg/kg 及 0.05% 甲基硫酸新斯的明溶液 0.15 mg/kg,观察其能否恢复。

注意:肌注链霉素的毒性反应,一般用药 10 min 后才出现,并逐渐加重。

【结果】结果记录在表 41-21 中。

表 41-21 链霉素的急性中毒及解救

兔号	操作步骤	尿量(ml)		
		呼吸情况	翻正反射	四肢肌张力
甲	给药前			
	给链霉素后			
乙	给药前			
	给链霉素后			
	给葡萄糖酸钙及新斯的明后			

【结果分析】

【思考题】链霉素的急性中毒有哪些表现？应如何解救？

实验二十一 细菌对抗菌药的敏感性测定

【目的】了解药物敏感性试验的方法，并理解其在临床中的重要意义。

【原理】抗菌药是指对病原菌具有抑制或杀灭作用的药物，广泛用于防治感染性疾病。实践证明，有些细菌对某些抗菌药已失去原有的敏感性，即形成了耐药性，为了及时有效的正确治疗，可从患者体内分离出致病菌，进行药物敏感性测定，选择最敏感的药物进行治疗，以提高疗效。

【菌种】金黄色葡萄球菌与大肠埃希菌

【器材】普通琼脂平板培养基、小镊子、直尺

【药品】抗生素干燥滤纸片（青霉素 2 U/片，链霉素、氯霉素、庆大霉素均含 10 μg/片）

【步骤】

(1) 取琼脂平板 2 块，用蜡笔在皿底部均分四部分，并注明 4 种抗生素及菌别的标记。

(2) 用接种环取上两种菌液各两环，置于相应培养基上，用平行划线法均匀的密涂于培养基表面；

(3) 用无菌镊子取上述四种抗生素滤纸片，轻轻贴于两个培养基对应区域内，用镊子稍压使之贴紧。

(4) 皿底向上放于 37℃ 温箱中，培养 18 ~ 24 h。

(5) 观察并测量抑菌环直径的大小，以判定敏感程度。

【注意事项】

(1) 每取一药纸片时，均需将镊子火焰灭菌；

(2) 本试验涉及致病菌，实验操作人员应注意采取防护措施，尤其是皮肤有伤口者。

【结果】结果记录在表 41-22 中。

表 41-22 细菌对抗菌药的敏感性测定

药物\菌别	金黄色葡萄球菌	大肠埃希菌
青霉素		
链霉素		
氯霉素		
庆大霉素		

结果判定方法如下：

(1) 细菌对药物敏感时，在该药周围无细菌生长（该区称抑菌环）。

（2）细菌对药物不敏感时，药纸片周围有细菌生长。

一般认为：抑菌环直径 6 ~ 10 mm 为低度敏感；抑菌环直径 10 ~ 15 mm 为中度敏感；抑菌环直径 15 mm 以上为高度敏感。

【结果分析】以上药物中哪种对金黄色葡萄球菌最敏感？哪种对大肠埃希菌最敏感？分析在临床上的意义。

【思考题】

1. 青霉素的抗菌谱如何？

2. 临床上抗菌药如何合理应用？

实验二十二 咖啡因对计算能力及心率的影响

【目的】熟悉咖啡因对人体计算能力及心率的影响并理解其临床用途。

【原理】咖啡因为大脑皮层兴奋药，应用后可以使人精神振奋，工作效率提高。

【对象】自愿参加的学生

【材料】速溶咖啡、计算器、计时器、一次性纸杯

【步骤】

（1）同学领到计算纸，作好计算前的准备工作。

（2）教师讲解实验注意事项：

1）计算方法：将相邻 2 个数分别相加，其结果（保留 1 位有效数字）写在相邻 2 个数的上方（题目临时出）。

2）每一个循环的均为 15 min，其过程为：首先集合；第三分钟开始计算；计算 1 min，休息 1 min，计算 3 次，休息 3 次；于第 9 分钟计 1min 心率；之后休息 5 min。流程如下：

1	2	3	4	5	6	7	8	9	10	11	12	13	14	15
集合	计算	休息	计算	休息	计算	休息	计心率	休息						

3）计算速度和心率的记录方式：将每一循环的 3 次计算速度（按计算多少位数计）和 1 次心率填到计算纸右侧的相应位置。并于全部 6 个循环计算完毕后，将喝饮料前后计算速度和心率的均值求出填好。

4）计算注意事项：① 发令后开始计算，时间到，立即停止计算；② 实验开始后，一定尽全力进行计算；③ 中间对计算结果不能修改，否则统计时按错误计算。

（3）同学练习 3 次，每次计算 1 min，之后适当休息。

（4）正式开始计算：

1）喝饮料前计算 3 个循环。

2）喝饮料。

3）喝饮料后再计算 3 个循环。

（5）教师揭盲。

（6）在计算纸的左上角写好：班级、性别、杯号、所喝饮料对计算速度有无影响以及自己为实验组或是对照组。

（7）上交计算表，打乱次序后返给同学。

（8）每一名同学统计其他学生的计算错误数和错误率。错误数统计时可以一个人或多人合作进行（一人念计算结果，其他同学核对自己的计算纸，如出现不同，必是一人有错误），将每次计算的错误数填好，并求出喝饮料前后的错误总数。然后用错误总数除以计算的总次数，得出喝饮料前后的错

误率。

【结果】结果记录在表41-23中。

表41-23　咖啡因对计算能力及心率的影响

班级	性别	组别	所喝饮料对计算速度有无影响	喝饮料前			喝饮料后		
				计算速度	心率	错误率	计算速度	心率	错误率

注:错误率=错误总数/计算总次数

【注意事项】

(1) 同学为自愿参加原则,凡本人对咖啡因过敏或不愿参加者可以不喝饮料,但需来上课并参与计算。

(2) 在实验前3 d,请同学们注意避免喝一切含咖啡因的饮料(咖啡、可乐、雪碧、茶叶等),否则将影响结果。

(3) 请同学每人自备一支书写流利的圆珠笔或钢笔,同时将计算器带来。

【思考题】咖啡因对中枢的作用及临床用途。

实验二十三　烟碱对小鼠的急性毒性作用

【目的】本实验通过观察烟碱对小鼠的毒性作用,说明吸烟对人体的危害。

【目的和原理】烟草在燃烧过程中可产生多种化学毒性物质,主要是烟碱(尼古丁),可作用于机体的神经和其他组织,产生急性和慢性毒性作用。

【动物】小鼠2只(体重18~24 g)

【器材】水烟斗1个、1 ml注射器2个、10 ml注射器1个、10 ml量筒1个、普通天平1架、鼠罩2个

【药品】香烟2支、生理盐水

【步骤】取蒸馏水2 ml,置于水烟斗内,将香烟插于水烟斗上,分别点燃2支香烟用注射器抽吸,此时烟内毒物溶于水中。然后取小鼠2只称其体重,观察其正常活动,一鼠由腹腔注射烟斗内的液体0.2 ml/10 g,另一鼠由腹腔注射生理盐水0.2 ml/10 g作对照,放入鼠罩内,观察两鼠有何不同反应。

【结果】结果记录在表41-24中。

表41-24　烟碱对小鼠的急性毒性作用

动物	体重(g)	药物	观察结果
1号		吸烟后液体	
2号		生理盐水	

【结果分析】

【思考题】吸烟对人体有何危害?

附录

药物的一般知识及处方

一、药物的名称

（一）通用名

1. 国际非专利名(INN)　也称为通用名称，由 WHO 制定的一种原料药或活性成分的唯一名称。

2. 中国药品通用名称(CADN)　是中国法定的药物名称，由国家药典委员会负责制定，是同一种成分或相同配方组成的药品在中国境内的通用名称，具有强制性和约束性。因此，凡上市流通的药品必须标注其通用名称，如硝苯地平、吗啡、尼可刹米等。

（二）商品名

商品名，也称专用名，是药品生产企业为其产品注册的商标名称，如硝苯地平有一商品名叫拜新同。有时一个成分完全相同、通用名称也一样的药品却同时拥有多个商品名，如罗红霉素就有亚力希、严迪等 10 多个商品名。

（三）化学名

化学名是根据药品的化学成分的结构确定的名称。硝苯地平，其化学名称为：2，6-二甲基-4-(2-硝基苯基)-1，4-二氢-3，5-吡啶二甲酸二甲酯。

二、药物的剂型

（一）剂型的概念

剂型是为适应诊断、治疗或预防疾病的需要而制备的不同给药形式，是临床使用的最终形式。剂型是药物的传递体，将药物输送到体内发挥疗效。一般来说一种药物可以制备多种剂型，药理作用相同；但给药途径不同也可能产生不同的疗效，临床上应根据药物的性质、不同的治疗目的选择合理的剂型与给药方式。

（二）药物剂型的分类

1. 按给药途径分类　这种分类方法将给药途径相同的剂型作为一类，与临床使用密切相关。

(1) 经胃肠道给药剂型：是指药物制剂经口服用后进入胃肠道，起局部或经吸收而发挥全身作用的剂型，如常用的散剂、片剂、颗粒剂、胶囊剂、溶液剂、乳剂、混悬剂等。容易受胃肠道中的酸或酶破坏的药物一般不能采用这类简单剂型。口腔黏膜吸收的剂型不属于胃肠道给药剂型。

(2) 非经胃肠道给药剂型：是指除口服给药途径以外的所有其他剂型，这些剂型可在给药部位起局部作用或被吸收后发挥全身作用：

1）注射给药剂型：如注射剂，包括静脉注射、肌内注射、皮下注射、皮内注射及腔内注射等多种注射途径。

2）呼吸道给药剂型：如喷雾剂、气雾剂、粉雾剂等。

3）皮肤给药剂型：如外用溶液剂、洗剂、搽剂、软膏剂、硬膏剂、糊剂、贴剂等。

4）黏膜给药剂型：如滴眼剂、滴鼻剂、眼用软膏剂、含漱剂、舌下片剂、粘贴片及贴膜剂等。

5）腔道给药剂型：如栓剂、气雾剂、泡腾片、滴剂及滴丸剂等，用于直肠、阴道、尿道、鼻腔、耳道等。

2. 按形态分类　将药物剂型按物质形态分类，即：

（1）液体剂型：如芳香水剂、溶液剂、注射剂、合剂、洗剂、搽剂等。

（2）气体剂型：如气雾剂、喷雾剂等。

（3）固体剂型：如散剂、丸剂、片剂、膜剂等。

（4）半固体剂型：如软膏剂、栓剂、糊剂等。

3. 新剂型　从20世纪70年代开始，药物剂型迅速发展，产生了具有高效、速效及长效和剂量小、副作用小等特点的一类新型制剂。

（1）缓释制剂：指用药后能在较长时间内持续释放药物，以达到长效目的的制剂。

（2）控释制剂：指药物能在预定的时间内，自动地以所需要的预定速度释放，使血药浓度长时间恒定维持在有效浓度范围内的制剂。

（3）靶向制剂：指借助载体将药物通过局部给药或通过全身血液循环，选择性地浓集定位于靶点发挥作用的给药系统。

其他还有缓慢释放药物、起储存作用的储库注射剂及皮下植入制剂。

三、药物的分类管理

（一）处方药与非处方药

1. 处方药（POM药）　是指必须经凭执业医师和执业助理医师处方方可购买、调配和使用的药品，如阿莫西林胶囊、地塞米松注射液等。

2. 非处方药（OTC药）　是指由国家药品监督管理部门公布的，不需要凭执业医师和执业助理医师处方，消费者可以自行判断、购买和使用的药品。根据药品的安全性，非处方药分为甲、乙两类。非处方药专有标识图案为椭圆形背景下的OTC 3个英文字母，其颜色分为红和绿两种，红色专有标识用于甲类非处方药，绿色专有标识用于乙类非处方药。如“布洛芬缓释胶囊”即为甲类非处方药，皮肤用药“尿素乳膏”为乙类非处方药。

（二）特殊管理药品

特殊管理药品是指根据《中华人民共和国药品管理办法》实行特殊管理的一类药品，包括麻醉药品、精神药品、医疗用毒性药品、放射性药品等。

（1）麻醉药品是指具有依赖性潜力的药品，滥用或不合理使用易产生身体依赖性和精神依赖性。国家管制的麻醉药品包括：阿片类、可卡因类、可待因类、大麻类和合成麻醉药类及卫生部指定的其他易成瘾癖的药品，药用原植物及其制剂等，麻醉药品与麻醉药（剂）不同，麻醉药（剂）是指医疗上用于全身麻醉和局部麻醉的药品，如乙醚、氯仿或普鲁卡因、利多卡因等，这些药品在药理上虽具有麻醉作用，但不具有依赖性潜力。镇痛药吗啡、哌替啶均为麻醉药品。

（2）精神药品系指直接作用于中枢神经系统，使之兴奋或抑制，具有依赖性潜力，滥用或不合理使用能产生药物精神依赖性的药品。依据精神药品依赖性潜力和危害人体健康的程度，分为第一类和第二类管理。如：哌醋甲酯、三唑仑属于第一类精神药品；地西泮、喷他佐辛属于第二类精神药品。

（3）医疗用毒性药品（以下简称毒性药品），系指毒性剧烈、治疗剂量与中毒剂量相近，使用不当会致人中毒或死亡的药品，如毛果芸香碱、水杨酸毒扁豆碱、洋地黄毒苷（仅指原料药，不包含制剂。）

（4）放射性药品是指用于临床诊断或者治疗的放射性核素制剂或者其标记药物。

四、药品的储存

（一）药品的批号

用于识别“批”的一组数字或字母加数字。在规定限度内具有同一性质和质量，并在同一连续生产周期中生产出来的一定数量的药品为一批。用以追溯和审查该批药品的生产历史。

药品的批号一般按照药品的生产日期的年、月、日标出。一般采用6位数字表示，如某药生产日期为2008年3月15日，则批号可编为080315。

（二）药品的有效期

有效期是指在规定的储存条件下，能够保持药物安全有效使用的期限。有效期标注为“至××××年××月”，表示该药品可使用至该月前一月的最后一天。例如，有效期至2008年08月，则表示药品可使用的最后期限是2008年07月31日,但8月1日即无效。有的药物只标明“有效期×年”,则可从药品的批号推算出有效期,如某药的批号为080315,同时表明“有效期2年”,则表示该药可使用至2010年3月14日。

(三)药品储存注意事项

(1)室温保管的常用药物,应防受热、受潮、阳光直射。需冷藏的药品应放冰箱保存,但必须注意低温保存的温度要求,防止温度过低发生冰冻。

(2)药品上应该有明显的标签,没标签或模糊不清的不可使用。

(3)定期检查药品的使用期限和质量,有使用期限的药品应按“先产先出,近期先出”的原则,绝对不能使用过期的药品;发现药品变色、霉变、色斑等应拒绝使用。

五、处方结构及示例

(一)处方的定义

处方是指由注册的执业医师和执业助理医师在诊疗活动中为患者开具的、由取得药学专业技术职务任职资格的药学专业技术人员审核、调配、核对,并作为患者用药凭证的医疗文书。处方包括医疗机构病区用药医嘱单。

(二)处方的结构

1. 前记　包括医疗机构名称、费别、患者姓名、性别、年龄、门诊或住院病历号,科别或病区和床位号、临床诊断、开具日期等。可添列特殊要求的项目。

麻醉药品和第一类精神药品处方还应当包括患者身份证明编号,代办人姓名、身份证明编号。

2. 正文　以Rp或R(拉丁文Recipe“请取”的缩写)标示,分列药品名称、剂型、规格、数量、用法用量。

3. 后记　医师签名或者加盖专用签章,药品金额以及审核、调配,核对、发药药师签名或者加盖专用签章。

(三)处方的颜色

(1)普通处方的印刷用纸为白色。

(2)急诊处方印刷用纸为淡黄色,右上角标注“急诊”。

(3)儿科处方印刷用纸为淡绿色,右上角标注“儿科”。

(4)麻醉药品和一类精神药品处方印刷用纸为淡红色,右上角标注“麻、精一”。

(5)第二类精神药品处方印刷用纸为白色,右上角标注“精二”。

(四)处方书写规则

(1)患者一般情况、临床诊断填写清晰、完整,并与病历记载相一致。

(2)每张处方限于一名患者的用药。

(3)字迹清楚,不得涂改;如需修改,应当在修改处签名并注明修改日期。

(4)药品名称应当使用规范的中文名称书写,没有中文名称的可以使用规范的英文名称书写;医疗机构或者医师、药师不得自行编制药品缩写名称或者使用代号;书写药品名称、剂量、规格、用法、用量要准确规范,药品用法可用规范的中文、英文、拉丁文或者缩写体书写,但不得使用“遵医嘱”、“自用”等含糊不清字句。

药品剂量与数量用阿拉伯数字书写。剂量应当使用法定剂量单位:重量以克(g)、毫克(mg)、微克(μg)、纳克(ng)为单位;容量以升(L)、毫升(ml)为单位;国际单位(IU)、单位(U);中药饮片以克(g)为单位。

片剂、丸剂、胶囊剂、颗粒剂分别以片、丸、粒、袋为单位;溶液剂以支、瓶为单位;软膏及乳膏剂以支、盒为单位;注射剂以支、瓶为单位,应当注明含量;中药饮片以剂为单位。

(5)患者年龄应当填写实足年龄,新生儿、婴幼儿写日、月龄,必要时要注明体重。

(6)西药和中成药可以分别开具处方,也可以开具一张处方,中药饮片应当单独开具处方。

(7)开具西药、中成药处方,每一种药品应当另起一行,每张处方不得超过5种药品。

(8)中药饮片处方的书写,一般应当按照“君、臣、佐、使”的顺序排列;调剂、煎煮的特殊要求注明在药品右上方,并加括号,如布包、先煎、后下等;对饮片的产地、炮制有特殊要求的,应当在药品名称之前写明。

(9)药品用法用量应当按照药品说明书规定的常规用法用量使用,特殊情况需要超剂量使用时,应当注明原因并再次签名。

(10)除特殊情况外,应当注明临床诊断。

(11)开具处方后的空白处划一斜线以示处方完毕。

(12) 处方医师的签名式样和专用签章应当与院内药学部门留样备查的式样相一致，不得任意改动，否则应当重新登记留样备案。

（五）处方中药物用量规定

(1) 处方一般不得超过 7 d 用量；急诊处方一般不得超过 3 d 用量；对于某些慢性病、老年病或特殊情况，处方用量可适当延长，但医师应当注明理由。

(2) 为门（急）诊患者开具的麻醉药品注射剂，每张处方为一次常用量；控缓释制剂，每张处方不得超过 7 d 常用量；其他剂型，每张处方不得超过 3 d 常用量。

第一类精神药品注射剂，每张处方为一次常用量；控缓释制剂，每张处方不得超过 7 d 常用量；其他剂型，每张处方不得超过 3 d 常用量。哌醋甲酯用于治疗儿童多动症时，每张处方不得超过 15 d 常用量。

第二类精神药品一般每张处方不得超过 7 d 常用量；对于慢性病或某些特殊情况的患者，处方用量可以适当延长，医师应当注明理由。

(3) 为门（急）诊癌症疼痛患者和中、重度慢性疼痛患者开具的麻醉药品、第一类精神药品注射剂，每张处方不得超过 3 d 常用量；控缓释制剂，每张处方不得超过 15 d 常用量；其他剂型，每张处方不得超过 7 d 常用量。

（六）处方中常用的缩写

如附表 1 所示。

附表 1　常用处方缩写

缩写词	中　文	缩写词	中　文
q. d.	每日 1 次	h. s.	睡时
b. i. d.	每日 2 次	a. m.	上午
t. i. d.	每日 3 次	p. m.	下午
q. i. d.	每日 4 次	a. c.	饭前
q. h.	每小时 1 次	p. c.	饭后
q. 4 h	每 4 hl 次	p. o. 或 o. s.	口服
q. 2d	每 2 dl 次	i. h.	皮下注射
pr. dos	顿服，1 次量	i. m.	肌内注射
prn	必要时	i. v.	静脉注射
sos	需要时	iv. gtt.	静脉滴注
stat！或 st！	立即	cito！	急速的
Sig 或 s	用法	c. o.	复方的
cap	胶囊剂	tab	片剂
Inj	注射剂	NS	生理盐水

（七）处方示例

如附表 2、3 所示。

附表 2　××××× 医院

普通处方笺

姓名	李明	性别	男	年龄	50 岁	科别	内科	日期	08 年 02 月 01 日
诊断	肺结核	费别	自费	病房		床号	门诊号/住院号		

R

Tab.	Isoniazid	0.1 g × 21
Sig.	0.1 g	t. i. d.　p. c.
Tab.	VitaminB_6	20.0 mg × 21
Sig.	20.0 mg	t. i. d.　p. c.

医师 ________ 审核 ________ 调剂 ________ 核对 ________ 发药 ________

药费 ________

附表 3 ×××××医院

普通处方签

姓名	李明	性别	男	年龄	50 岁	科别	内科	日期	08 年 02 月 01 日
诊断	肺结核	费别	自费	病房		床号	门诊号/住院号		

R

异烟肼片	0.1 g×21	
Sig.	0.1 g	一日 3 次 饭后服
维生素 B_6 片	20.0 mg×21	
Sig.	20.0 mg	一日 3 次 饭后服

医师 ________ 审核 ________ 调剂 ________ 核对________ 发药 ________

药费 ________

主要参考文献

1. 杨宝峰. 药理学(第 6 版). 北京:人民卫生出版社,2003
2. 陈新谦. 新编药物学(第 16 版). 北京:人民卫生出版社,2007
3. 刘皋林. 新编药物治疗学. 北京:人民卫生出版社,2007
4. 丁全福. 药理学(第 4 版). 北京:人民卫生出版社,2001
5. 徐叔云. 临床药理学(第 3 版). 北京:人民卫生出版社,2002
6. 刘志萍. 药理学. 武汉:湖北科学技术出版社,2008